中等职业教育规划教材

供中等卫生职业教育各专业使用

病理学基础

（第2版）

主　编　许煜和　黄光明

副主编　张丽华　张国江　李晓杰

编　者　（按姓氏拼音排序）

陈　刚（新疆伊犁哈萨克自治州友谊医院）
贺　玲（秦皇岛市卫生学校）
黄光明（玉林市卫生学校）
黄海珊（百色市民族卫生学校）
蒋异娜（桂林市卫生学校）
李晓杰（鞍山师范学院附属卫生学校）
买买提·米音（新疆巴州卫生学校）
田　玮（廊坊卫生职业学院）
田晓露（红河州卫生职业学院）
夏慧慧（吕梁市卫生学校）
徐雪冬（清远职业技术学院护理学院）
许煜和（新疆伊宁卫生学校）
张国江（毕节医学高等专科学校）
张丽华（朝阳市卫生学校）

科学出版社

北　京

内 容 简 介

本书为中等职业教育规划教材之一,包括病理解剖学及病理生理学的课程内容,病理解剖学部分侧重从形态学方面阐述疾病的发生发展规律,病理生理学则主要从代谢和功能方面阐述疾病发生的本质。为激发学生的学习兴趣,活跃思维,突出实用性,非正文部分设有情境案例及分析、临床链接、情境对话、考点、记忆板及自测题,既点拨执业考试要点、突出需知晓并掌握的基本概念,又有利于学生记忆和理解病理学知识与临床的联系。书中配有典型病变彩色图片,使教学过程变得生动、直观,书后附有实验指导、教学基本要求,并配有教材内容PPT课件。

本书适于中等卫生职业教育各专业使用。

图书在版编目(CIP)数据

病理学基础 / 许煜和,黄光明主编. —2版. —北京:科学出版社,2015.12
中等职业教育规划教材
ISBN 978-7-03-046134-6

Ⅰ.病…　Ⅱ.①许…　②黄…　Ⅲ.病理学-中等专业学校-教材
Ⅳ.R36

中国版本图书馆CIP数据核字(2015)第255883号

责任编辑:丁海燕 / 责任校对:胡小洁
责任印制:赵　博 / 封面设计:金舵手世纪

科学出版社 出版
北京东黄城根北街16号
邮政编码:100717
http://www.sciencep.com

北京汇瑞嘉合文化发展有限公司 印刷
科学出版社发行　各地新华书店经销

*

2011年2月第 一 版　开本:787×1092　1/16
2015年12月第 二 版　印张:11 1/2
2020年12月第二十次印刷　字数:284 000

定价:45.80元

(如有印装质量问题,我社负责调换)

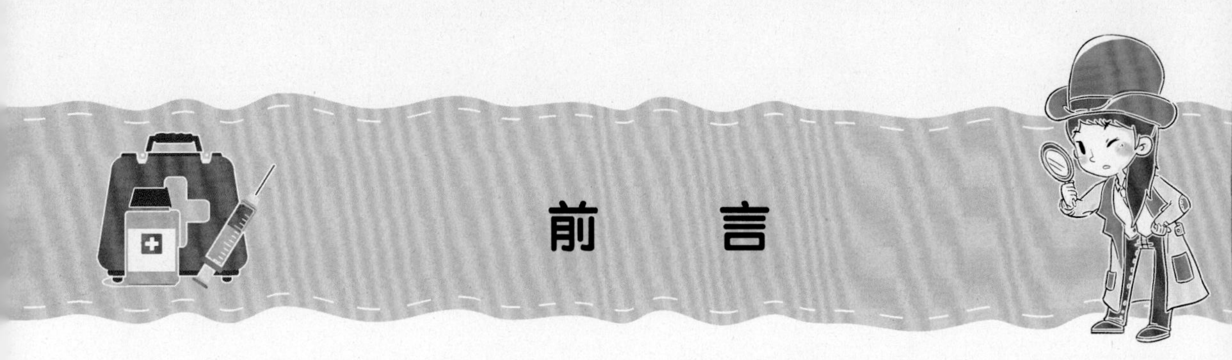

前　言

本书为中等职业教育规划教材之一，教材内容以卫生职业教育教学改革和发展趋势特点为先导，以发展技能为核心，以突出实用性为目的，并适应护士执业资格考试大纲要求，将相应的知识点和护士执业标准中规定的内容提炼入教材，通过临床情境案例、情境对话、大体标本和病理切片插图真实直观反映了所需的病理专业基础知识，并阐明了病理学与临床、护理及相关医学专业的内在联系。

本书由理论和实验指导两部分内容组成，理论部分为16章，实验内容为9项，教学时数建议安排54学时，其中理论教学44学时，实验教学10学时。

本书适当插入了引言、临床链接、考点、情境案例及诊断分析、情境对话、记忆板及自测题。既开启学生学习该门课程的兴趣，又融入了考纲知识点，通过情境案例及诊断分析，引导学生融会贯通必需的课程知识，通过记忆板和自测题，为学生归类了总结性与比较性内容，为自主学习提供了方便。书后附有教学基本要求，并配有教材内容PPT课件。

在本书编写过程中，参编组成员齐心协力、团结协作，付出了心血，在此一并表示最诚挚的感谢。由于受时间和编写能力所限，书中难免有不足之处，敬请同行专家、师生和读者批评指正。

编　者

2015年2月

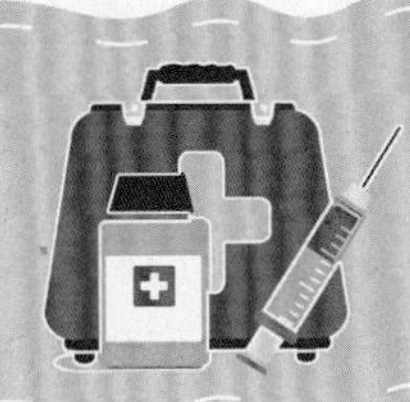

目　录

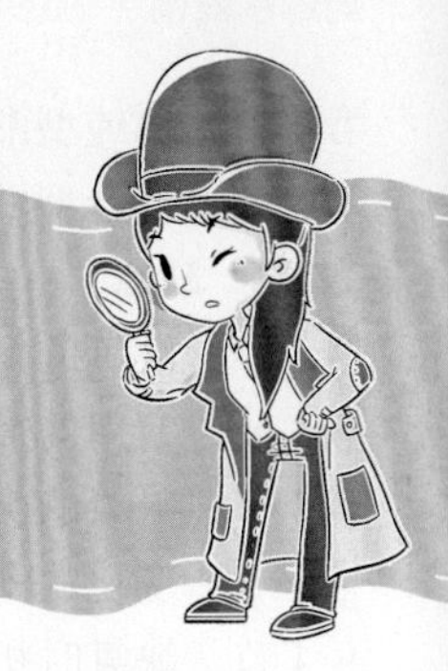

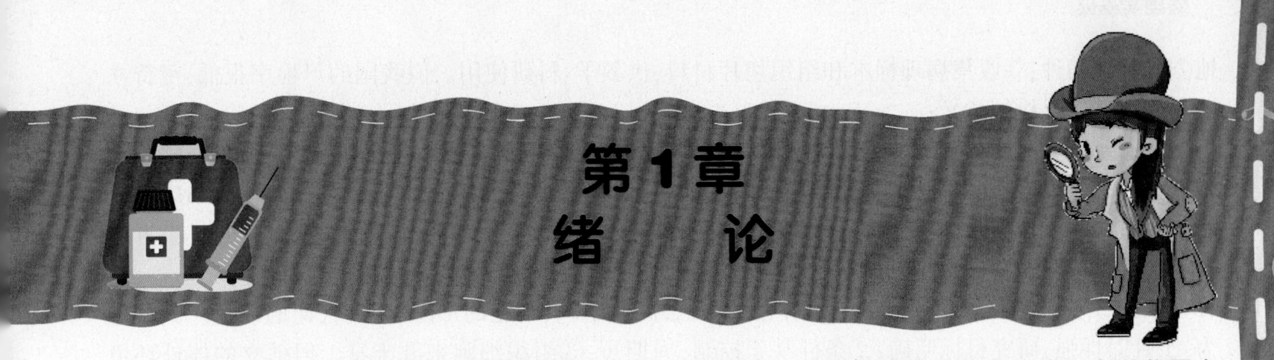

第1章 绪论

病理学在医学中被形象地喻为“桥梁学科”和“权威诊断”，它研究疾病的哪些内容？有哪些研究方法？通过以下知识的学习，你将得到答案。

病理学(pathology)是研究疾病的病因、发病机制、病理变化及转归的基础医学学科。通过学习来认识和掌握疾病的发生发展规律，阐明和揭示疾病的本质，为正确诊治和预防疾病提供理论依据。

第1节　病理学的内容与任务

根据研究和实验观察角度的不同，病理学又分为病理解剖学和病理生理学。病理解剖学侧重从形态和结构方面研究疾病的发生发展规律；病理生理学则主要从功能和代谢方面研究疾病发生的本质。两者联系紧密，相辅相成。

病理学的主要任务是阐明疾病发生的原因；在病因作用下导致疾病发生和发展的发病机制；在疾病发生、发展过程中，机体的功能、代谢和形态结构的改变，以及疾病的转归等。

临床链接：病理学发展简史

古希腊名医希波克拉底(Hippocrates，公元前460～前370)，首创体液病理学。1761年，意大利的莫尔加尼(Morgani，1682～1771)医生编写出《疾病的部位和原因》一书，提出了器官病理学的概念。19世纪初，维也纳的Rokitansky完成了《病理解剖学》巨著。19世纪中叶，德国病理学家魏尔啸(Virchow，1821～1902)创立了细胞病理学，并于1858年出版了《细胞病理学》一书。经过近一个半世纪的探索研究和不断完善，相继形成了许多新的分支学科。

病理学是一门沟通基础医学和临床医学的桥梁学科。病理学既以解剖学、生理学、组织胚胎学、生物化学、微生物学、免疫学及寄生虫学为基础，又与临床密切相关，病理诊断的准确性和客观性是其他诊断方法所无法替代的。活体组织检查是迄今诊断疾病的最可靠方法，细胞学检查对诊断早期肿瘤起到重要作用，尸体解剖能对患者死因和诊断作出终极回答。随着临床实践研究课题的不断进展，病理学的发展将与临床医学的进展相互促进、共同提高。

第2节　病理学的研究方法

病理学十分重视对患者机体各器官、组织形态结构和功能代谢变化的研究，主要有以下几种研究方法。

1. 活体组织检查　活体组织检查简称活检，即采用手术切取、钳取、穿刺病变组织，进行形态学观察，作出病理诊断，如对肝、脾、骨髓和淋巴结的穿刺活检。其特点包括：①组织新鲜，可供多种研究方法选用(如免疫组化、组织培养等)；②诊断及时，手术中可做冷冻快速诊断，以供医生确定最佳手术治疗方案；③确定疾病性质，指导疾病治疗和判断预后。活检虽然取材新鲜，但受取材准确性等因素的影响。

2. 尸体解剖　尸体解剖简称尸检，即对死者的遗体进行病理解剖，全面检查各系统、器官、组织的病理变化。其特点为：①确定诊断，查明死因，总结经验，提高诊治水平；②及时发现和诊断传染病、地方病和新病种；③收集病理标本和组织切片材料，供教学、科研使用。但我国的尸检率很低，亟待立法和大力宣传尸检的意义。

3. 细胞学检查　细胞学检查又称脱落细胞学检查，即采用刮取或收集黏膜、浆膜表面脱落的细胞进行形态学观察，作出细胞学诊断，主要用于肺癌、食管癌、子宫颈癌等肿瘤的诊断，例如，临床上常用的阴道涂片或子宫颈刮片，痰涂片及食管拉网等方法。其特点为：①操作简便，快捷易做；②患者痛苦小，且节省开支，易接受；③适用于大样本人群健康普查。但有时需要活检进一步证实。

4. 组织和细胞培养　应用细胞培养技术，观察离体组织、细胞的形态、功能代谢的改变。其特点为：①针对性强，研究目标明确；②条件易于控制，周期短；③组织细胞来源丰富。但孤立的体外环境与复杂的体内整体环境有很大不同，故不能将体外研究成果与体内过程等同看待。

5. 动物实验　在实验动物体内复制人类疾病模型。其特点为：①根据需要，可进行任何方式的观察研究，或与人体疾病进行对照研究；②可进行多次重复验证，积累资料，供医学研究。动物实验所得结论可供研究人体疾病参考。

第3节　病理学的观察方法

1. 大体观察　大体观察是指用肉眼或借助放大镜、量尺等辅助工具，对所检标本的大小、形状、色泽、质量、质地、表面、界限及切面、病灶特征及硬度等进行细致观察及检测。

2. 组织学和细胞学观察　用光学显微镜对切片或涂片进行观察，研究组织和细胞变化特征，是病理学研究和诊断的最基本方法。

3. 超微结构观察　运用电子显微镜（透射电子显微镜或扫描电子显微镜）对组织和细胞超微结构进行观察，可从亚细胞和分子水平上了解组织细胞的病理变化，加深对疾病本质的认识和理解。

4. 组织和细胞化学观察　利用某些能与细胞中的化学成分进行“特异性”结合的试剂，显示组织细胞的某些成分（如蛋白质、酶类等）的变化，对疾病的诊断有一定参考价值。

5. 免疫组织化学观察　应用抗原抗体特异性结合原理，在光学显微镜下原位检测待检抗原（抗体），并可进行定性、定量和定位的研究。临床上常用于肿瘤的诊断和鉴别。

考点：病理学研究和诊断的最基本方法

第4节　病理学的学习方法

（1）理论联系实践，重视实验课学习。通过大体标本、组织切片和动物实验的观察，使感性认识和理性认识有机结合，使理论得到验证。

（2）明确功能、代谢与形态之间的关系。在疾病发生发展过程中，机体常发生功能、代谢和形态的改变，三者互相联系、互相影响、互为因果。

（3）学会动态认识疾病，注意局部与整体的关系。在一定时限观察的标本、组织切片及患者症状，只是疾病某一时段的病变和表现，因此要学会动态观察疾病的发生发展，同时正确认识局部与整体的关系。

（4）重视病理学与基础医学、临床医学及本专业的关系。掌握本专业必备理论与实践知识，提高实验技能，不断培养理论联系临床实际的能力。

记忆板

①活体组织检查——确定诊断；②尸体解剖——查明死因；③细胞学检查——某些肿瘤的诊断；④组织细胞培养——研究离体组织细胞；⑤动物实验——复制人类疾病模型。

自 测 题

一、名词解释

1. 病理学　2. 活体组织检查

二、填空题

1. 病理学的主要研究方法有________、________、________、________、________五种。

2. 病理学的主要观察方法有________、________、________、________、________五种。

三、单项选择题

1. 病理学的主要任务是

A．研究疾病的病因、发病机制

B. 研究疾病的病理变化和转归

C. 认识和掌握疾病发生发展规律

D. 阐明并揭示疾病的本质

E. 以上均是

2. 宫颈涂片属于以下哪一种病理学研究方法

A. 组织培养　　B. 活检

C. 细胞学检查　　D. 细胞培养

E. 免疫组化检查

3. 侧重功能、代谢变化研究疾病发生发展规律的学科是

A. 生理学　　B. 病理解剖学

C. 病理生理学　　D. 解剖学

E. 药理学

4. 迄今为止诊断疾病最可靠的方法是

A. 脱落细胞学检查　　B．活体组织检查

C. 尸体解剖　　D. 动物实验

E. 细胞培养

四、简答题

为什么说病理学是一门桥梁学科？

五、情境案例讨论

病历摘要：某区妇幼保健机构在对辖区内女性“两癌”(乳腺癌、子宫颈癌)普查时，采用了宫颈刮片的方法对宫颈癌进行筛查，收到了良好效果。

问题：

1. 宫颈刮片属于哪种病理学研究方法？

2. 该研究方法有哪些特点？

(张丽华)

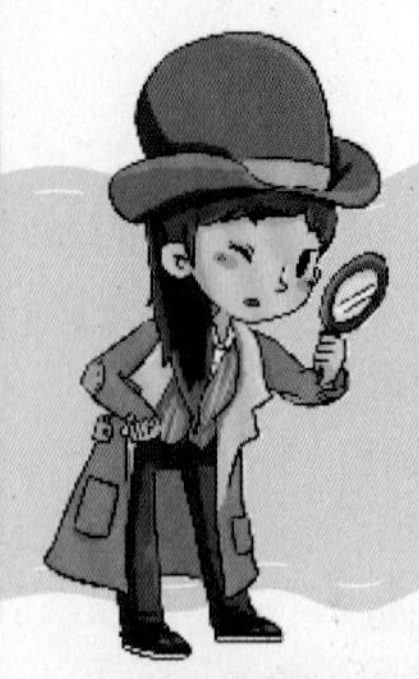

第2章 疾病概论

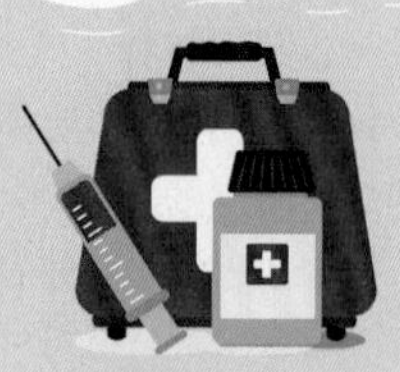

生老病死是生活中常见的现象,如何界定健康和疾病?人为什么会生病和衰老?疾病又是如何发生、发展的?通过下面的学习,你会有所了解。

第1节 健康与疾病

健康和疾病是生命过程中的两种对立形式,正确认识健康与疾病的概念,了解并掌握疾病发生发展机制与规律,认识疾病的本质,可为临床诊治和护理提供理论依据。

情境案例 2-1

44岁的李先生是一名外企高管,平时工作压力较大,经常熬夜,一直以来休息不好。最近感觉疲乏无力、焦虑,睡眠差,爱做梦,总梦见自己不能完成工作,记忆力下降,工作效率低,有时候头晕,近日到医院就诊,未发现阳性体征。

一、健康的概念

世界卫生组织(World Health Organization,WHO)关于健康的定义是:"健康不仅是身体上没有疾病和病痛,还要在躯体上、精神上和社会适应或交往上都处于完好状态。"这一定义反映的是把健康与生物因素、心理因素及社会因素相结合的现代医学模式。从生物-心理-社会医学模式的角度看,健康不仅要有健全的体魄,还需要有良好的心理状态和社会适应能力。

二、疾病的概念

疾病(disease)是指在致病因素作用下,因机体自稳调节紊乱而发生的异常生命活动过程。疾病的发生常可引起体内一系列形态结构和功能代谢的改变,患者出现各种症状和体征,对环境和社会的适应能力下降。

三、亚健康的概念

亚健康(sub-health)是介于健康与疾病之间的一种生理功能低下状态。亚健康主要有以下几种表现形式。①躯体性亚健康状态:主要表现为疲乏无力、精神不振、工作效率低等。②心理性亚健康状态:主要表现为焦虑、烦躁、易怒、睡眠不佳,严重者可伴有胃痛、心悸等。③人际交往性亚健康状态:主要表现为与社会成员的关系不稳定,心理距离变大,产生被社会抛弃和遗忘的孤独感。

亚健康状态是一种特殊的、短暂的阶段,它既可以恢复到健康状态,又可以进一步发展为各种疾病。

情境案例 2-1 诊断分析

李先生长期处于一种工作压力大而且疲劳的状态,有明显不适,在医院未查出明确的疾病,应该诊断为亚健康状态。如果适当休息,减轻压力,可以恢复健康,否则,如果任其发展下去,就有可能发生高血压等疾病。

第2节 病因学概论

一、疾病发生的原因

疾病发生的原因简称病因，又称为致病因素，是指引起疾病必不可少的、决定疾病特异性的因素。病因种类很多，常见病因类型和致病特点见表2-1。

表2-1 病因类型及致病特点

类型	病因	致病特点
生物因素	病原微生物（细菌、病毒、真菌、立克次体、螺旋体、衣原体）和寄生虫，最常见	有特定的侵入途径及特定的损害部位，与机体的感受性及免疫防御功能有关
物理因素	机械力、温度、大气压、电离辐射、噪声等	与作用强度、时间和部位有关
化学因素	强酸、强碱、重金属盐类、有机磷农药、化学毒物和某些药物等	与性质、浓度、剂量、作用时间有关，多数对机体作用部位有选择性
营养因素	糖、脂肪、蛋白质、水、氧气、无机盐、维生素及微量元素	缺乏或过多均可导致疾病，如营养不良、软骨病、贫血、夜盲症及脂血症等
遗传因素	遗传物质改变（基因突变或染色体畸变）	遗传性疾病或遗传易感性，如唐氏综合征、血友病、白化病、精神分裂症等
先天因素	风疹病毒等致畸病毒或理化因素等	损害胎儿发育如先天性心脏病
免疫因素	免疫功能先天不足、后天低下，免疫缺陷	变态反应、免疫缺陷病、自身免疫性疾病如荨麻疹、艾滋病、系统性红斑狼疮
心理及社会因素	紧张、忧虑、抑郁、悲伤、恐惧等	应激性疾病、变态人格、身心疾病等，如原发性高血压、神经衰弱症等

二、疾病发生的条件

疾病发生的条件是指能促进或减缓疾病发生的机体内外因素。条件本身不引起疾病，但可影响病因对机体的作用。例如，结核杆菌是结核病的病因，但机体感染结核杆菌不一定都引起结核病，只有在营养不良、过度劳累等机体抵抗力减弱的条件下，机体才会发生结核病。因此，病因常在一定条件下致病。可以通过改变致病条件来延缓或阻止疾病的发生。但原因和条件在不同疾病中可以互相转化，如寒冷是上呼吸道感染的条件，却是冻伤的原因。

第3节 疾病发生发展的一般规律

情境案例2-2

男青年小李骑自行车被汽车撞倒后感觉左上腹痛并逐渐发展成全腹痛，心慌并出现口渴、头晕，不能行走。站立时，头晕加剧，被路人紧急送到医院，确诊为脾破裂出血，失血性休克，立刻输血输液急诊手术，术后康复。

不同的疾病，在其发展过程中既有其本身的独特规律，又有共同的一般规律，主要体现在以下方面。

一、损伤与抗损伤

致病因素作用于机体，可引起机体的损伤性变化，同时机体应激调动各种防御和代偿功能来对抗损伤性反应。损伤与抗损伤反应贯穿于疾病的始终，并影响疾病的发展和转归。例如，烧伤时可引起皮肤、组织坏死，体液大量渗出导致循环血量减少、血压下降等损伤性反应。与此同时，体内出现白细胞增加、微动脉收缩、心率加快、心排血量增加等抗损伤性反应。当抗损伤反应占优势并得到及时治疗时，则病情逐步好转或康复。当损伤占优势又无有效的治疗时，往往病情不断恶化甚至死亡。

在不同疾病中损伤与抗损伤的斗争不尽相同，也就构成了不同的临床表现，在疾病防治中要尽量增强抗损伤反应而减轻和消除损伤反应。

二、因果转化

因果转化是指在疾病发生发展过程中，原始致病因素作用于机体而产生的某些变化，在一定条件下又作为新的原因引起另一些变化，出现原因与结果的互相转化。因果转化可导致疾病向两个方向发展。①良性循环：通过机体对原始病因的代偿反应和适当治疗，病情减轻，逐渐康复。因此，如能及早采取措施在疾病发展环节上阻止恶性循环，同时建立良性循环，即可使疾病朝有利于康复的方向发展。②恶性循环：机体的损伤不断加重，病情进行性恶化。情境案例2-2说明，由于患者得到及时正确的救治，病情好转。否则，如果不及时止血和输血输液，患者病情逐渐加重，将会出现严重后果。

情境案例2-2诊断分析

患者脾破裂大出血引起失血性休克，因及时手术止血、输血输液使休克逆转，阻止了疾病的进一步恶化。

三、局部与整体

任何疾病都可以表现出局部病变和全身性反应，局部病变可通过神经-体液途径影响整体，而机体的全身功能状态则可影响局部病变的发展与转归。正确认识局部与整体的相互关系对疾病的诊治具有重要意义。

考点：疾病过程中的一般规律

第4节　疾病的经过与转归

情境案例2-3

王先生患高血压20余年，看电视时突感头晕，出冷汗，之后昏迷，家人将其急送医院。经体检和CT检查，诊断为脑干出血，给予药物治疗。第2天呼吸、心跳突然停止，深度昏迷，经使用呼吸机、心脏起搏器和药物抢救后，心率恢复到130~140次/分，但瞳孔始终散大，经检查，脑电波消失、脑血流停止。

疾病都有一个发生发展和转归过程，一般可分为以下4个阶段。

1. 潜伏期　潜伏期是指从病因入侵到最初症状出现前的时期。此期患者没有临床症状，不易发觉。对确定或怀疑发生传染病的个体可及早隔离。

2. 前驱期　前驱期是指潜伏期后到开始出现典型症状前的时期。此期出现的症状多无特异性，如全身不适、疲乏无力等，容易被忽视，及时发现有利于疾病的早期诊断和治疗。

3. 症状明显期　症状明显期是指出现特征性症状的时期。临床上常以此期的症状和体征作为诊断疾病的重要依据。

4. 转归期　转归期是指疾病的终结期。

疾病的转归主要取决于机体损伤与抗损伤反应的力量对比，正确而及时地治疗可影响疾病的转归。疾病的转归有康复和死亡两种形式。

(1) 康复：康复分为完全康复和不完全康复两种。完全康复是指疾病时所发生的损伤性变化完全消失，机体的自稳调节恢复正常。不完全康复是指疾病所致的损伤性变化得到控制，主要症状和体征消失，但机体的功能、代谢和形态结构并未完全恢复正常，而是通过代偿机制来维持相对正常的生命活动，有时可留有后遗症。

(2) 死亡：死亡是指生命活动的终止，也是生命的必然结局。长期以来，一直把心跳、呼吸的永久性停止作为死亡的标志。根据传统的观念，死亡是一个过程，包括濒死期、临床死亡期与生物学死亡期。但是近年来，随着复苏技术的普及和提高，以及器官移植的开展，对死亡有了新认识。目前，一般认为死亡是指机体作为一个整体功能的永久停止，但是并不意味着各器官、组织同时均死亡。因此，近年来提出了脑死亡的概念。脑干以上全脑功能发生不可逆的永久性停止称为脑死亡，脑死亡是判断死亡的重要标志。

脑死亡一般符合以下标准：①自主呼吸停止，这是脑死亡的首要指标；②不可逆性深昏迷和大脑无反应；③脑电波消失，呈平直线；④脑干神经反射消失，瞳孔散大或固定；⑤脑血液循环完全停止。

脑死亡一旦确立，就意味着在法律上已经具备死亡的合法依据，可帮助医务人员确定终止复苏抢救的界限。此外，脑死亡后各器官、组织并非同时死亡，也为器官移植创造了良好的时机和合法的根据，但宣告脑死亡需慎重。

情境案例2-3诊断分析

患者王先生出现自主呼吸停止、深度昏迷，瞳孔始终散大，经检查，脑电波消失、脑血流停止，诊断为脑死亡，可终止救治。

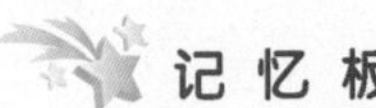

记忆板

口诀：脑死亡标准

自主呼吸止，昏迷不可逆；大脑无反应，脑电波平直；瞳孔散而大，脑血流停止。

第5节 衰老与疾病的关系

机体的器官、组织随着年龄的增长，表现出功能、适应性和抵抗力的减退，这种人类生命的必然过程称为衰老。衰老与疾病的发生有着密切关系。

一、衰老的原因和机体的变化

（一）衰老的原因

衰老过程受多种因素影响，促进机体衰老的因素主要有：①社会因素；②疾病，一些慢性疾病对人体组织、器官的损害可造成人体的老化；③营养不足或营养不当；④缺乏体力劳动；⑤其他因素，如环境温度、太阳辐射、海拔、各种污染等。

（二）衰老时机体的变化

(1) 神经-内分泌系统功能减退，调节机体内环境稳定的机制和能力下降，使许多生理、生化指标和体液、血压、血脂、血糖、体液pH、离子浓度不能维持在相对恒定的水平，是许多老年性疾病发生的原因。

(2) 机体各个系统脏器储备功能减退，应对各种紧急情况的反应能力降低，致使疾病易感性增高。

(3) 机体防御、免疫功能减退，使机体抵抗力减弱，因而老年人易患感染性疾病，并导致肿瘤发病率增高。

(4) 各器官功能衰退和代谢减慢，使机体对外界和体内环境改变的适应能力下降，表现为易疲劳、思维迟缓、运动的灵活性和准确性下降。

二、衰老与疾病

衰老过程引起机体各器官退行性变，使器官对环境的适应能力减弱，容易发生各种疾病，如心、脑血管疾病，恶性肿瘤，糖尿病，呼吸系统感染等，并在发病和病程中表现出以下特点。

(一) 临床表现不典型

由于老年人机体反应性降低,故起病大多隐匿,临床症状和体征多不典型,如严重感染时只有低热,甚至不发热,很少出现高热,易造成漏诊和误诊。

(二) 多种疾病同时存在

老年人常患有多种疾病,累及多个器官,如高血压与冠心病、心血管疾病与脑血管疾病并存,可出现一种疾病改变、掩盖或干扰另一种疾病的现象,使临床诊断和鉴别诊断变得更为复杂。

(三) 容易发生并发症和病程进展快

老年人患病时易出现嗜睡、昏迷、躁动或精神错乱等神经、精神系统的并发症,并因活动能力减低或长期卧床等并发肺部感染、血栓形成、栓塞与运动障碍、肌肉失用性萎缩、压疮等。由于器官功能和内环境稳定性减退,一旦发生疾病,病情迅速进展和恶化。

考点:老年性疾病的发病及病程特点

情境对话

学生:老师,一般家庭都常备抗生素药物,是因为细菌是最常见的生物性致病因素吧?

老师:是的,尽管生物性因素是最常见的致病因素,但不一定致病。

学生:那是为什么呀?

老师:这与机体抵抗力有一定关系,当机体感染受损伤时会动员自身各种防御和代偿功能进行抗损伤,不一定发病,如抵抗力下降,生物性因素乘虚而入是可致病的,如及时正确使用抗生素治疗可阻止感染性疾病的发展,但值得注意的是,不可过分依赖抗生素的功效而忽视了人体内在的因素,否则会影响临床确诊,延误治疗,甚至产生严重的后果。

学生:喔,这里面蕴含的知识还真不少。

老师:以后遇到各类患者,还得注意机体局部和整体的关系,不能头痛医头、脚痛医脚……

学生:我懂了,老师,只有好好学习理论知识,掌握疾病发生发展过程中的规律,才能很好地指导和参与临床实践。谢谢老师……

自 测 题

一、名词解释

1. 健康 2. 疾病 3. 脑死亡 4. 衰老

二、填空题

1. 疾病的转归有________、________两种形式。
2. 老年性疾病在发病和病程上具有________、________、________的特点。

三、单项选择题

1. 最常见的致病因素是
   A. 生物因素 B. 理化因素
   C. 先天因素 D. 遗传因素
   E. 免疫因素
2. 下列哪项不能作为脑死亡的标准
   A. 自主呼吸停止 B. 心脏停搏
   C. 脑电波消失 D. 脑神经反射消失
   E. 不可逆性昏迷
3. 老年人易患感染性疾病和肿瘤发病率高的主要原因是
   A. 神经内分泌系统功能减退
   B. 机体器官储备功能减退
   C. 机体防御、免疫功能减退
   D. 各器官功能衰退
   E. 各器官功能代谢减慢
4. 判断不完全康复的依据是
   A. 病因消除 B. 症状完全消退
   C. 功能恢复 D. 活动协调
   E. 疾病时的损伤性变化得到控制
5. 临床上疾病诊断依据主要取决于下列哪期
   A. 潜伏期 B. 前驱期
   C. 症状明显期 D. 转归期
   E. 以上都不是

四、简答题

1. 引起疾病的常见原因主要有哪些?
2. 在疾病发生发展中的一般规律主要有哪几个方面?

(张丽华)

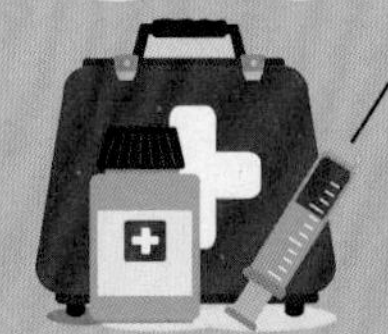

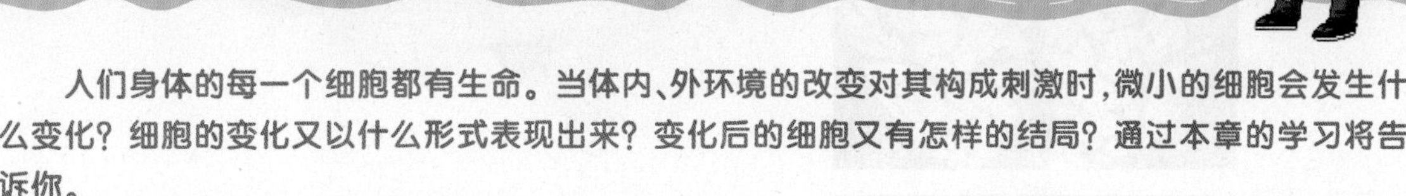

第3章 细胞和组织的适应、损伤与修复

人们身体的每一个细胞都有生命。当体内、外环境的改变对其构成刺激时，微小的细胞会发生什么变化？细胞的变化又以什么形式表现出来？变化后的细胞又有怎样的结局？通过本章的学习将告诉你。

人体是由无数的细胞构成的，这些细胞要维持正常的生命活动，必须要有适宜的内、外环境。内、外环境的变化必然会对机体造成不良刺激，引起组织、细胞发生一系列形态结构、功能和代谢的异常变化。不良刺激较弱时，组织、细胞能耐受刺激，并为维持相对正常的生命活动发生各种变化，即适应性变化；不良刺激较强时，超过了组织、细胞的耐受能力，组织、细胞便会发生不同程度的损伤性变化；损伤发生后，机体为修补恢复损伤所形成的组织缺损而发生的变化，称为修复。

第1节 细胞和组织的适应

适应（adaptation）是指机体局部组织、细胞对内外环境变化的刺激所发生的非损伤性应答。适应在形态上表现为萎缩、肥大、增生和化生。这类变化主要发生于各种慢性疾病。

情境案例 3-1

一38岁男子对医生诉说一年来时常胃痛，上腹饱胀不适，经常打嗝，饮食量大幅减少，稍微吃点东西就会引起腹胀和乏力。询问病史得知其职业为长途汽车司机，平常饮食较无规律。体检见其体形消瘦，说话声音小，上腹剑突下有轻度压痛，未触及肿块。胃镜检查发现胃窦部胃黏膜较薄，呈灰白色，表面附灰褐色黏液，活检见胃黏膜固有层腺体数目减少，部分腺上皮内可见杯状细胞。

一、萎　缩

萎缩（atrophy）是发育正常的器官、组织、细胞的体积缩小（图3-1）。萎缩的器官、组织、细胞的体积缩小，并常伴有实质细胞的数目减少。

（一）原因和分类

萎缩可分为生理性萎缩和病理性萎缩。

1. 生理性萎缩　生理性萎缩如青春期后胸腺萎缩，更年期后卵巢和子宫的萎缩等。

2. 病理性萎缩　根据原因不同，病理性萎缩又可分为以下5种。

（1）营养不良性萎缩：全身营养不良性萎缩又称消瘦，常见于恶性肿瘤晚期、慢性消耗性疾病（如严重肺结核）、消化道梗阻、长期饥饿等。全身性萎缩最先出现于脂肪组织，其次是肌肉、脾、肝、肾等，心、脑萎缩发生最晚。局部营养不良性萎缩常见于局部缺血，如脑动脉粥样硬化引起的脑萎缩。

（2）压迫性萎缩：组织与器官长期受压后引起的萎缩，如尿路梗阻时肾盂积水压迫肾，可引起肾实质萎缩。

（3）失用性萎缩：运动器官长期不活动，功能及代谢降低导致萎缩，如骨折后肢体长期固定引起的肌肉萎缩。

（4）神经性萎缩：运动神经元或轴突损伤引起所支配器官的萎缩，如脊髓灰质炎患者下肢的肌肉萎缩。

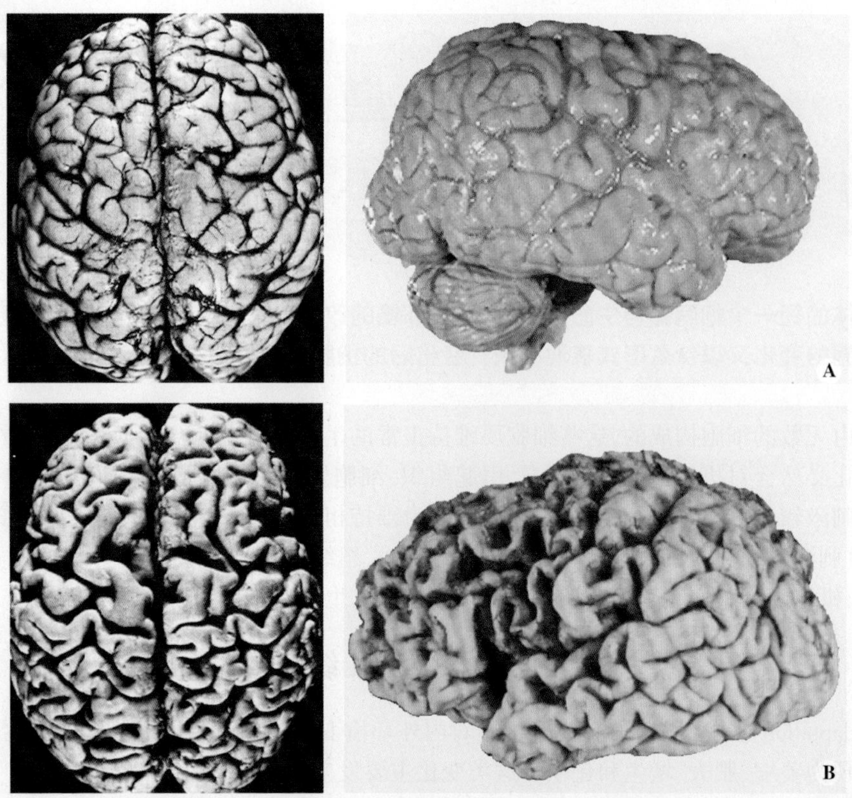

图 3-1 正常脑与萎缩脑

A. 正常脑;B. 萎缩脑

(5) 内分泌性萎缩:由于内分泌腺功能下降引起的靶器官萎缩,如垂体功能低下引起的肾上腺、甲状腺及性腺的萎缩。

考点:萎缩的概念,病理性萎缩的类型

(二) 病理变化

肉眼观,萎缩的器官或组织体积缩小,被膜皱缩,质地变硬,颜色变暗,失去光泽。镜下观,萎缩器官或组织内实质细胞体积缩小,数目减少。间质纤维组织相对增生,甚至造成器官和组织体积的增大(假性肥大)。萎缩的细胞、组织及器官物质代谢水平降低,功能减退。

(三) 结局

萎缩是一种可逆性变化。及时去除病因后,萎缩组织、器官的结构和功能可逐渐恢复正常;若病因持续存在,萎缩细胞逐渐衰老、死亡后不能及时更新,最终导致组织、器官的功能逐渐丧失。

知识拓展

阿尔茨海默病

阿尔茨海默病(Alzheimer's disease,AD)是老年痴呆病的一种类型,由德国阿尔茨海默医生首次描述,多发生于中年或老年的早期,病理改变主要为大脑皮质弥漫性萎缩,脑沟增宽,脑回变窄,脑室扩大,神经元大量减少。症状是短期记忆力丧失,认知能力退化,逐渐变得呆傻,以致生活不能自理。据专家估计,我国阿尔茨海默病患病人数已超过500万,随着人口老龄化进程的加快,数字将更为庞大。60岁以上的老年人群中,年龄每增加5岁,本病的患病危险就可增加1.85倍。阿尔茨海默病已成为21世纪威胁人类的严重疾病之一。

二、肥　大

肥大(hypertrophy)是指细胞、组织和器官的体积增大。

肥大的器官、组织内实质细胞体积增大,常伴有细胞数目增多。肥大细胞、组织的代谢水平增高,器官功能相应增强。内分泌性肥大则是内分泌功能紊乱的外在表现,常伴随机体的代谢紊乱。

(一) 类型

肥大可分为生理性肥大与病理性肥大两种。

1. 生理性肥大　生理性肥大是指生理状态下发生的肥大,如妊娠期子宫、哺乳期乳腺及运动员肌肉的肥大均属于生理性肥大。

2. 病理性肥大　病理性肥大分为以下两种类型。

(1) 代偿性肥大:因器官的功能负荷加重引起的肥大。例如,高血压时,左心室后负荷加重,左心室心肌发生的向心性肥大(图 3-2);一侧肾切除后,另一侧肾代偿性肥大。

(2) 内分泌性肥大:因激素分泌失调引起的靶器官肥大,如肝硬化患者的乳腺肥大。

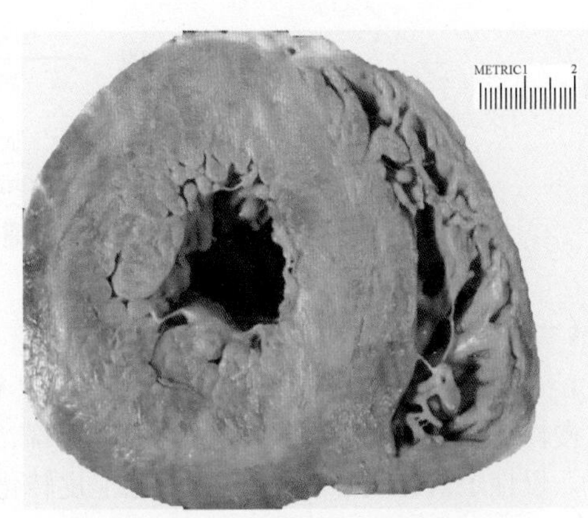

图 3-2　原发性高血压左心室向心性肥大

(二) 后果

如能去除病因,肥大的细胞、组织和器官可恢复正常;代偿性肥大如因器官功能负荷持续加重,超过了肥大可代偿的限度,最终将导致器官功能衰竭。例如,高血压早期,左心室发生的代偿性肥大经有效控制后血压可恢复正常,若血压持续升高则可发展为左心衰竭。内分泌性肥大如不能及时消除病因,常引起相应器官的功能、代谢紊乱。

三、增　生

增生(hyperplasia)是指组织、器官内细胞数目增多。常导致组织、器官的体积增大,肿瘤性增生往往会形成肿块。增生多发生于再生能力强的组织,如上皮组织和结缔组织等。

(一) 类型

1. 生理性增生　生理性增生是指在正常生理情况下发生的增生,如女性青春期和哺乳期的乳腺上皮增生、育龄期女性子宫内膜增生。

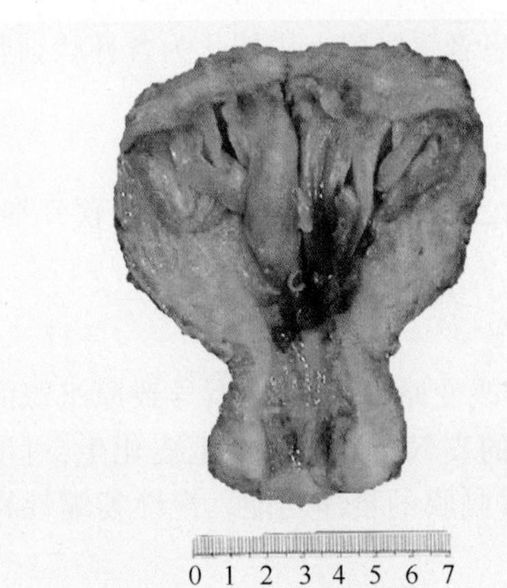

图 3-3　子宫内膜增生

2. 病理性增生

(1) 代偿性增生:常伴代偿性肥大,如部分肝切除后剩余肝细胞的增生。

(2) 内分泌性增生:由激素分泌功能异常旺盛引起的增生,如青春期和更年期妇女雌激素分泌过多所致的子宫内膜增生(图 3-3),老年男性雄激素分泌过多时可引起前列腺增生。

(3) 再生性增生:组织损伤后为修补缺损而进行的增生,如创伤的愈合、慢性炎症时的增生。

(4) 肿瘤性增生:其特点为细胞的增生不受机体调控,处于相对无限制状态;增生细胞形态及其组织结构具有与正常成熟组织不同的特点;去除刺激因素后,细胞仍能继续增生。

（二）后果

多数增生在去除刺激因素后可自然停止，并恢复正常。但特殊体质者或刺激因素持续存在时，过度增生则可破坏原有器官、组织的结构和功能，如创伤愈合过程中过度纤维增生可形成瘢痕疙瘩，实质器官内纤维组织过度增生则引起器官硬化，结构破坏。若细胞增生过度并失去控制，则可演变成肿瘤。

四、化　　生

化生（metaplasia）是指一种成熟细胞或组织因受某些因素的长期刺激而转化为另一种成熟细胞或组织的过程。化生不是成熟细胞间的直接转化，而是由具有多向分化潜能的幼稚细胞为适应环境变化，在其增殖分化过程中发生的异向转化（图 3-4）。化生只在同源细胞间进行，常见于再生能力较强的组织。

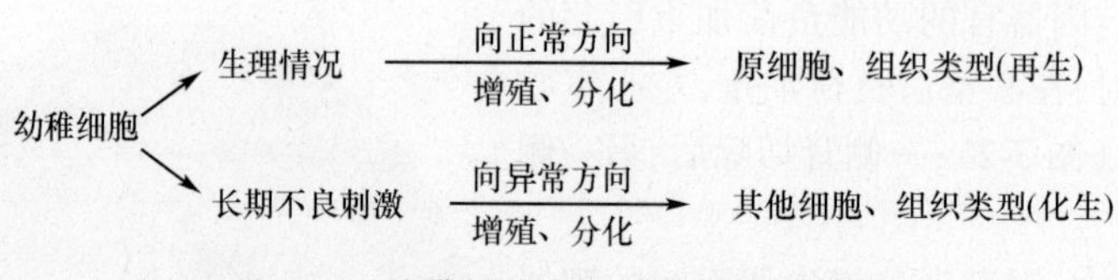

图 3-4　幼稚细胞在不同条件下的转化

（一）类型

1. 鳞状上皮化生（鳞化）　鳞状上皮化生（鳞化）常见于气管和支气管黏膜（图 3-5）、子宫颈管腺体。慢性支气管炎患者因长期吸烟刺激，气管、支气管黏膜的假复层纤毛柱状上皮可转化为复层鳞状上皮。慢性子宫颈炎患者，子宫颈管腺上皮转化为复层鳞状上皮，称为子宫颈腺体鳞状上皮化生。

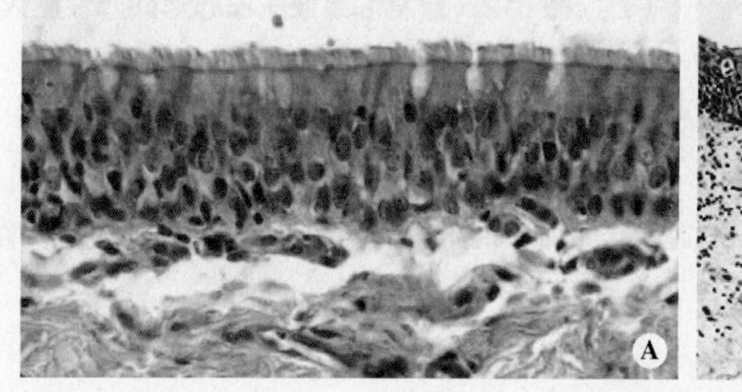

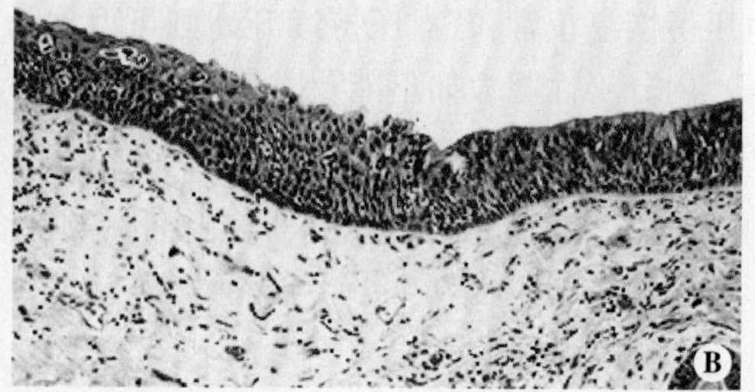

图 3-5　支气黏膜上皮的鳞状上皮化生

A. 正常气管黏膜上皮；B. 支气管黏膜鳞状上皮化生

2. 肠上皮化生（肠化）　肠上皮化生（肠化）见于慢性胃炎，患者胃黏膜上皮转化为含杯状细胞及潘氏细胞的肠黏膜上皮（图 3-6）。

考点：化生的概念、临床常见化生

3. 间叶组织化生　间叶组织中幼稚的成纤维细胞在损伤后，可转变为成骨细胞或成软骨细胞，称为骨或软骨化生。

（二）化生对机体的影响

化生可增强局部组织对某些刺激的耐受能力，但化生必然会改变原组织的结构，导致原组织的功能削弱或丧失，部分化生还可能发生癌变。例如，长期吸烟引起的支气管黏膜鳞状上皮化生，可增强黏膜局部对烟雾刺激的耐受能力，但化生后的组织不再保持正常黏膜的自净功能。慢性萎缩性胃炎时胃黏膜发生肠上皮化生则可能进展为胃癌。

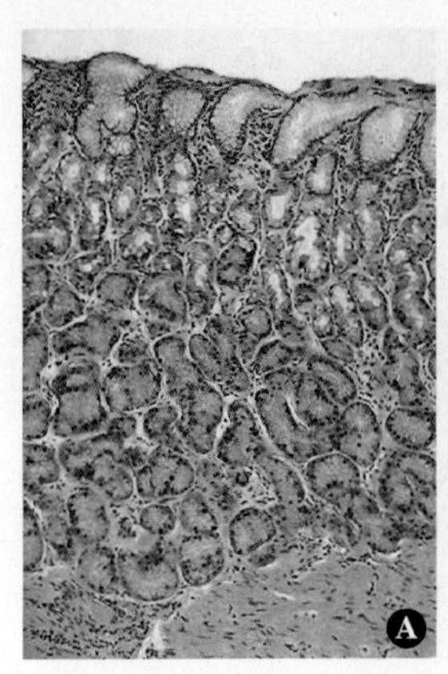
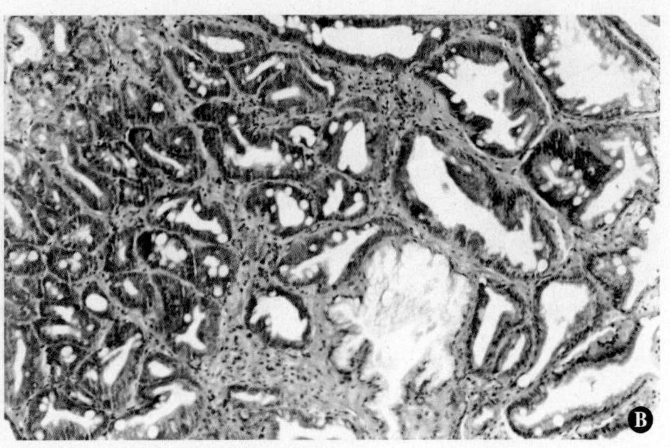

图 3-6　胃黏膜的肠上皮化生

A. 正常胃黏膜；B. 胃黏膜肠上皮化生

情境案例 3-1 诊断分析

①患者体形消瘦、乏力的原因是全身营养不良性萎缩。②患者因长期不规律饮食，造成胃黏膜腺体的失用性萎缩，消化酶分泌不足，以致胃消化功能减退；③胃黏膜为适应长期慢性炎症刺激，而发生肠上皮化生。

诊断结论：慢性萎缩性胃炎；营养不良。

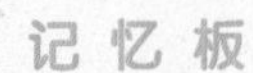

记忆板

适应在形态上表现为萎缩、肥大、增生和化生。

萎缩是指发育正常的器官、组织、细胞的体积缩小。

肥大是指细胞、组织和器官的体积增大。

增生是指组织、器官内细胞数目增多。

化生是指一种成熟细胞或组织因受某些因素的长期刺激转化为另一种成熟细胞或组织的过程。

第 2 节　细胞和组织的损伤

机体遭受不能耐受的有害刺激后，因细胞物质代谢障碍而导致细胞和细胞间质出现的形态结构和功能的改变，称为损伤（injury）。损伤性变化包括变性（较轻，可逆性损伤）和细胞死亡（严重，不可逆性损伤）。凡能引起疾病的各种内外刺激因素都可引起损伤。

一、可逆性损伤——变性

变性（degeneration）是指由于物质代谢障碍，细胞或细胞间质内出现异常物质或正常物质的数量显著增多的形态变化。变性的种类很多，常见的有以下几类。

（一）细胞水肿

细胞水肿是指细胞内水、钠含量增多，又称水变性。常是细胞损伤后最早的改变，多见于肝、肾、心等线粒体丰富的实质性器官。

1. 原因和发生机制　感染、中毒、缺氧、高热等原因使细胞内线粒体受损，ATP 生成减少，细胞膜 Na^+-K^+泵功能降低，引起细胞内水、钠增多。

2. 病理变化　肉眼观，病变器官体积增大，包膜紧张，切面隆起，边缘外翻，颜色变淡。镜下观，病变较轻时，细胞体积增大，胞质内出现红染的细颗粒状物（图 3-7）。进一步发展，细胞体积显著增大，胞质疏松透明，呈气球样变，常见于病毒性肝炎。

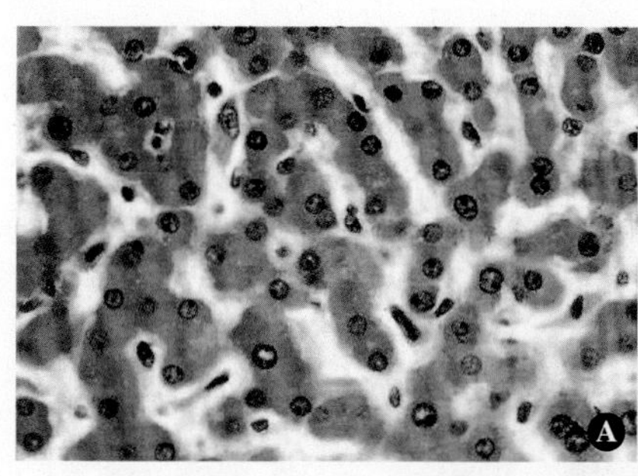
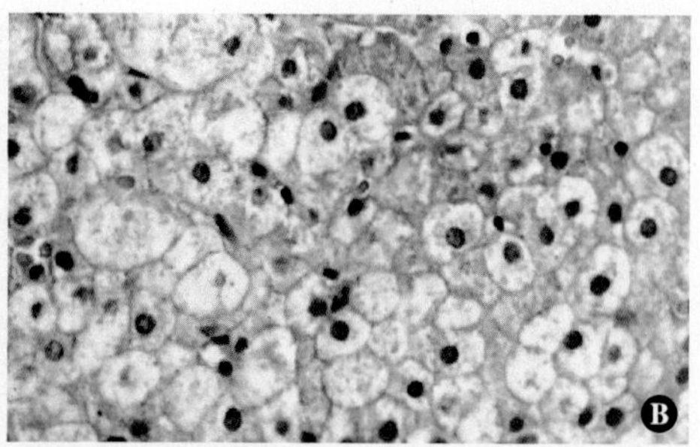

图 3-7 正常肝组织及肝细胞水肿

A. 正常肝细胞；B. 肝细胞水肿（光镜结构图）

3. 影响和后果 病变的组织、器官功能降低。细胞水肿的病因去除后，多数可恢复正常形态；如病因持续存在，严重的细胞水肿也可发展为细胞死亡。

（二）脂肪变性

脂肪变性是指非脂肪细胞内出现异常的脂肪滴。

1. 原因和部位 脂肪变性与感染、中毒、酗酒、缺氧、营养不良、糖尿病及肥胖等因素有关。上述因素可导致中性脂肪在细胞内转化、利用和运输等过程发生障碍。脂肪变性常见于肝细胞、心肌细胞、肾小管上皮细胞等实质细胞，其中最常见的是肝细胞。

考点：脂肪变性常见器官

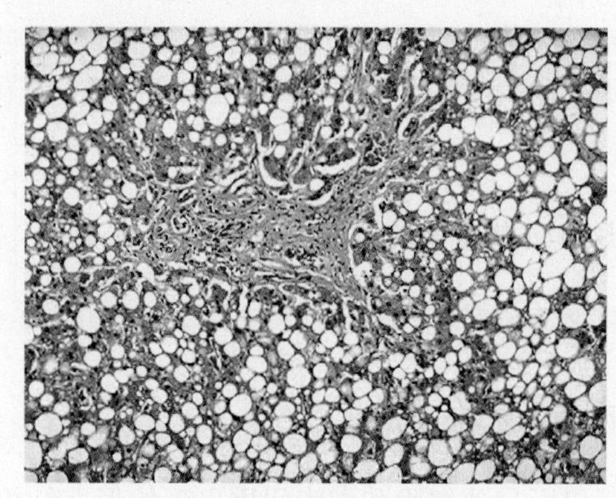

图 3-8 肝脂肪变性

2. 病理变化 肉眼观，病变器官体积增大，包膜紧张，边缘钝圆，质软，淡黄色，切面有油腻感。镜下观，见细胞质内有大小不等的脂肪空泡[脂肪滴在苏木精-伊红染色（HE 染色）制片的过程中被有机溶剂溶解而呈空泡状]，细胞核可被脂肪滴推挤到细胞的一侧（图 3-8）。显著弥漫性肝脂肪变性，称为脂肪肝。长期肝脂肪变性，肝细胞可逐渐坏死，继而引起肝内纤维组织广泛增生而发展为肝硬化。

（三）玻璃样变性

玻璃样变性又称透明变性，是指细胞或细胞间质内出现均质、红染及半透明的蛋白样物质。常发生于结缔组织和血管壁，也可见于细胞内。

1. 结缔组织玻璃样变 结缔组织玻璃样变常见于瘢痕组织、高血压、慢性肾小球肾炎的纤维化肾小球，动脉粥样硬化时动脉内膜纤维脂质斑块的纤维帽等处。肉眼观，呈灰白色、半透明，质地坚韧，缺乏弹性。镜下观，组织内纤维细胞少，由粗大的胶原纤维互相融合成为红染、均质无结构的梁状、带状或块状，失去纤维性结构。

知识拓展

脂 肪 肝

正常时，肝脏脂肪含量约占整个肝脏质量的 5%。当肝脏内脂肪含量超过 5% 时被界定为轻度脂肪肝，脂肪含量超过 10% 时为中度脂肪肝，超过 25% 为重度脂肪肝。脂肪肝是隐源性肝硬化的常见原因。

脂肪肝的病因主要有：①营养过度，肥胖；②代谢异常，如糖尿病；③化学物质、药物对肝的损伤，包括乙醇对肝的损伤；④内分泌障碍，如甲状腺功能障碍、库欣综合征等；⑤其他，如营养失调、感染等。一般而言，脂肪肝属于可逆性疾病，早期诊断并及时治疗可恢复正常。

2. 细动脉壁玻璃样变　细动脉壁玻璃样变多见于缓进型高血压和糖尿病时的肾、脾、脑等脏器的细动脉管壁（图 3-9）。缓进型高血压时，全身细动脉持续痉挛，导致血管内膜缺血受损，通透性增高，血浆蛋白渗入内膜下，形成玻璃样变，病变可使细动脉管壁增厚变硬、管腔狭窄、弹性减弱、脆性增加。

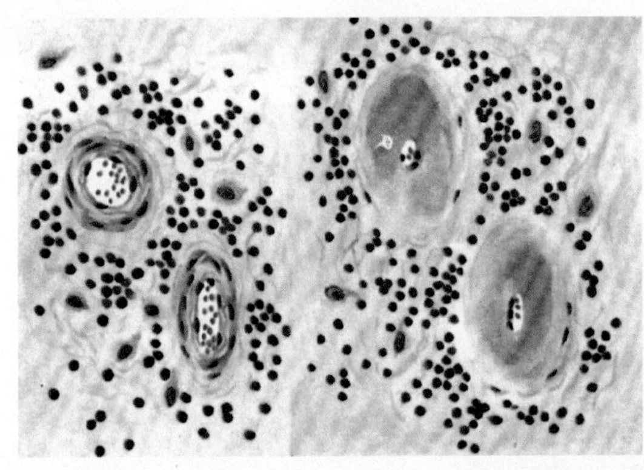
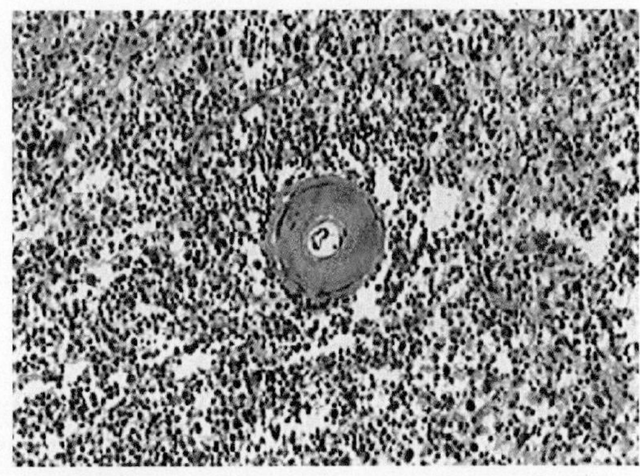

图 3-9　小动脉玻璃样变

3. 细胞内玻璃样变　细胞内玻璃样变是指细胞内过多的蛋白质聚集，表现为细胞内出现大小不等的均质红染圆形小体。常见于伴有大量蛋白尿的肾脏疾病，出现于肾小管上皮细胞内。

考点：玻璃样变性的常见部位

情境案例 3-2

一位 72 岁老太太半年前自觉右下肢小腿以下冰凉、麻刺感，按摩后稍有缓解，步行过程中时常疼痛，休息后可缓解。1 个月前渐感右足趾末端麻木、疼痛。体检时见其右下肢跛行，右足 5 个足趾末端至根部均见局部皮肤皱缩，呈黑褐色，较干燥；足趾根部至小腿下段皮肤苍白，皮温降低，感觉迟钝。询问病史得知其患有Ⅱ型糖尿病已 6 年。

二、不可逆性损伤——细胞死亡

细胞死亡有坏死和凋亡两种形式。坏死是细胞遭受严重损伤，累及细胞核而发生的细胞代谢停止、结构破坏和功能丧失等不可逆性变化。凋亡是指基因调控下的细胞的自我消亡，既可见于生理情况下，又可见于病理过程中。

（一）坏死

活体内局部组织、细胞遭受严重损伤后的死亡称为坏死（necrosis）。坏死组织、细胞的代谢停止，功能丧失。坏死可由变性逐渐发展而来，当致病因素特别强烈时，也可直接导致坏死的发生。

1. 坏死的镜下形态

（1）细胞核的改变：是细胞坏死在显微镜下的主要形态学标志。表现为：①核固缩，细胞核内染色质浓缩，染色变深，核体积缩小；②核碎裂，细胞核核膜破裂，核染色质崩解为小碎片，分散在胞质内；③核溶解，染色质分解，染色变淡，结构模糊，只见到核的轮廓或轮廓也完全消失。

（2）细胞质的改变：呈强嗜酸性染色的细颗粒状或均质状，最终完全溶解消失。细胞膜也随之破裂。某些器官实质细胞的细胞质崩解后，细胞内的特殊酶类物质可释放出来，并进入血液循环，因此，临床上血清酶学检查可辅助诊断某些疾病，如心肌坏死后的心肌酶检查、肝病患者的转氨酶检查。

（3）间质的改变：基质崩解，胶原纤维肿胀、断裂或液化。

最后，坏死组织崩解为一片红染、模糊的颗粒状无结构物质。

考点：坏死的定义及镜下形态

2. 坏死的类型及形态特征

(1) 凝固性坏死:坏死组织较干燥、质实,呈灰白色或黄白色,与正常组织间界限明显(图 3-10)。常见于心、肾、脾等器官的缺血性坏死。镜下,细胞核及细胞质结构消失,细胞及其组织结构的轮廓完整,坏死区周围形成充血、出血和炎症反应带。

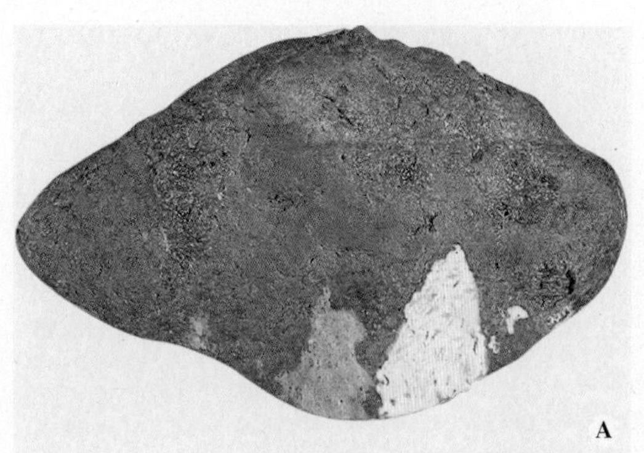

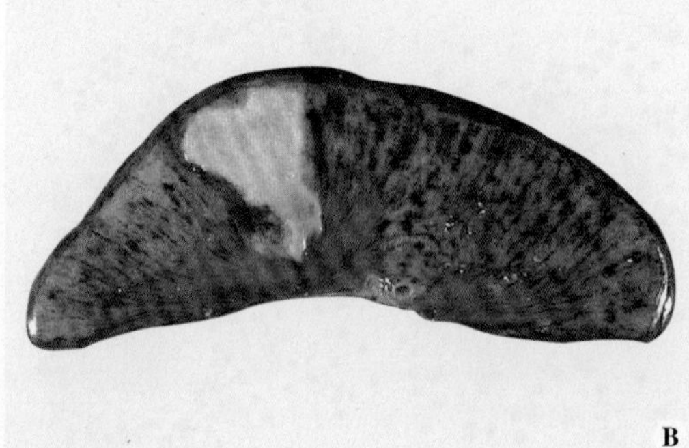

图 3-10 凝固性坏死

A. 脾梗死;B. 肾梗死

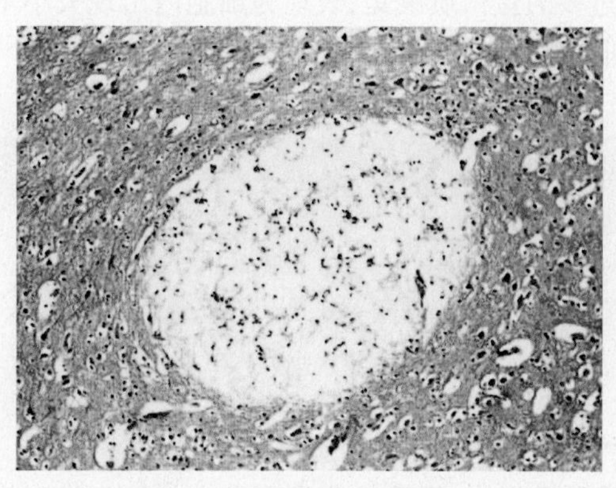

图 3-11 脑组织液化性坏死

干酪样坏死是凝固性坏死的特殊类型,主要见于结核病病变组织。其大体形态特点是坏死组织分解彻底,质地松软,因其中含较多的脂质而呈黄色,状似干酪。镜下见坏死物为红染的无结构细颗粒物,组织轮廓消失。

(2) 液化性坏死:组织坏死后溶解、液化并形成腔隙,称为液化性坏死。常发生于蛋白质含量少、脂质成分较多(如脑、脂肪组织)或坏死后可释放较多蛋白酶(如胰腺)的组织。液化性坏死常见于脑梗死、各种化脓性炎症、急性坏死性胰腺炎、外伤性乳腺脓肿、阿米巴肝脓肿等疾病。其中,脑组织的液化性坏死又称为脑软化(图 3-11)。坏死区因组织密度较正常时低,可通过影像学检查来确认。

(3) 坏疽(gangrene):是指因腐败菌感染而呈特殊颜色改变的较大范围组织坏死。由于腐败菌分解坏死组织产生的 H_2S,与红细胞破坏后释放出来的 Fe^{2+} 反应,形成黑色的硫化亚铁,因而坏死组织常呈黑色改变。根据形态特点不同,坏疽又分为以下 3 种。

1) 干性坏疽:多发生于四肢末端(图 3-12)。其特点是坏死组织干燥皱缩、呈黑色;与正常组织间界限清楚。病变进展缓慢,毒素吸收少,全身中毒症状较轻。

2) 湿性坏疽:多发生于与外界相通的内脏(阑尾、胆囊、子宫、肺等),也可发生于淤血的肢体。其特点是坏死组织较湿润,质软、肿胀,腐败菌感染严重,呈暗绿色或污黑色,有恶臭,与正常组织间无明显界限。组织内的各种毒性产物及细菌毒素被吸收后,可引起明显的全身中毒症状。

3) 气性坏疽:为湿性坏疽的一种特殊类型,多继发于深达肌肉的开放性创伤,因合并产气荚膜杆菌等厌氧菌感染,坏死组织被分解时产生大量气体而形成。特点是坏死组织内含大量气泡,湿软、肿胀呈蜂窝状,按之有“捻发”音,有恶臭。病变发展迅速,因大量毒素被吸收入血,全身中毒症状重,可危及生命。

(4) 纤维蛋白样坏死:发生于结缔组织及小血管壁的坏死形式。镜下观,病变部位形成细丝状、

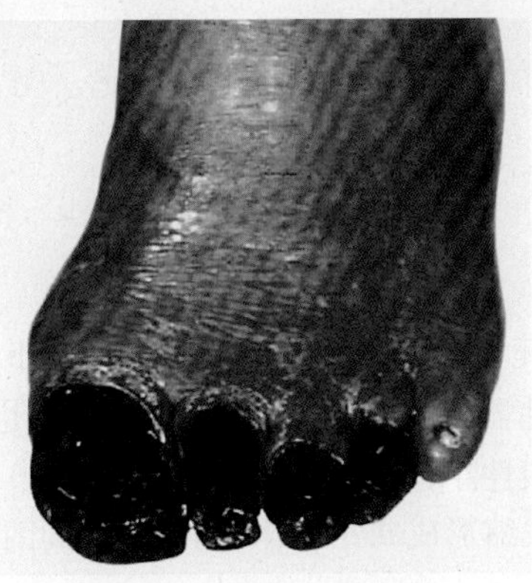
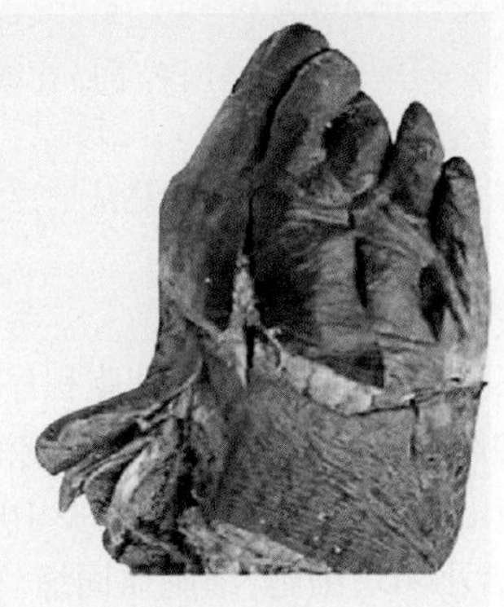

图 3-12　足干性坏疽

颗粒状、小条或小块状无结构物质，由于其强嗜酸性染色的特点与纤维蛋白相似，故称为纤维蛋白样坏死。常见于急性风湿病、新月体性肾小球肾炎等变态反应性疾病。

考点：坏死的类型和形态特征

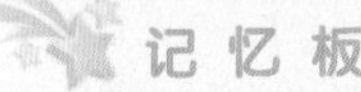

记忆板

损伤性变化包括变性和细胞死亡。
常见变性有细胞水肿、脂肪变性、玻璃样变性。

3. 坏死组织的结局

(1) 溶解吸收：较小的坏死组织可在坏死组织本身和中性粒细胞释放的蛋白水解酶作用下分解液化，分解产物由淋巴管或血管吸收，较大碎片则由巨噬细胞吞噬清除。坏死物在吸收过程中，常引起全身中毒症状，表现为发热、血中白细胞计数增高等。所形成的组织缺损，则由上皮再生或肉芽组织增生予以修复。

知识拓展

失活组织

临床上常把未离体的却已失去生活能力的组织称为失活组织。辨别失活组织主要依据以下特征：外观无光泽，颜色多样混杂；失去正常组织的弹性（无弹性）；局部温度较低，摸不到血管搏动，切除组织时无新鲜血流出；无正常感觉（皮肤痛、触痛）及运动功能。为避免失活组织分解释放的毒性产物对机体造成更严重危害，失活组织常需要彻底清除。

(2) 分离排除，形成缺损：坏死组织较大时，由炎性渗出的中性粒细胞释放蛋白溶解酶，将坏死组织部分溶解、吸收，使其与未坏死的组织分离，并通过各种途径排出体外，形成各种组织缺损：皮肤黏膜的表浅组织缺损称为糜烂，较深组织缺损称为溃疡；肺、肾等实质器官的坏死物，通过气道、尿路等自然管道排出后，残留的空腔称为空洞；深部组织坏死后坏死物排出形成的只有一端开口于皮肤或黏膜的病理性盲道，称为窦道；体表与空腔器官或空腔器官与空腔器官之间因组织坏死而形成的有两端开口的病理性管道，称为瘘管。

(3) 机化(organization)：坏死组织如不能完全溶解吸收或分离排出，则由新生的肉芽组织逐渐将其取代，这一过程称为机化。

(4) 包裹、钙化：较大范围的坏死组织，难以溶解吸收，也不能完全机化，由增生的纤维组织在周围加以包绕，称为包裹。之后坏死组织中逐渐沉积钙盐，称为钙化。

情境案例 3-2 诊断分析

①患者小腿冰凉、间歇性跛行是因右下肢在糖尿病基础上发生了动脉粥样硬化,动脉血流减少;②右足趾发生的病理改变是干性坏疽。

诊断结论:右下肢动脉粥样硬化;右足趾干性坏疽。

(二) 细胞凋亡

凋亡(apoptosis)是基因控制下的细胞程序性死亡。大多数发生在生理情况下的细胞更新过程中(如生理性萎缩、细胞的老化衰亡、成人激素依赖性器官的退化等)。病理状态下也可发生凋亡(如肿瘤发生过程中肿瘤细胞的死亡、病毒性肝炎中嗜酸性小体的形成、病理性萎缩等)。凋亡的镜下特点为:一般为单个或者小团块细胞,细胞质固缩、核浓缩形成凋亡小体,死亡细胞周围不引起炎症反应。

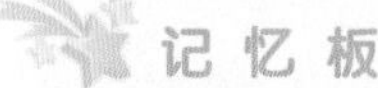

记忆板

细胞死亡分坏死和凋亡两种形式。

坏死镜下观主要表现为:①核固缩;②核碎裂;③核溶解。形态上分凝固性坏死、液化性坏死、坏疽、纤维蛋白样坏死4种类型。

坏死组织的结局包括溶解吸收、分离排除形成缺损、机化、包裹、钙化等。

第3节 细胞和组织的修复

情境案例 3-3

一男子在建筑工地摔倒,左膝部跪撞于砖块边缘形成一横裂伤口,引起局部疼痛、流血,患者自行用衣服上撕下的布片包扎。次日发现伤口周围红肿、灼痛、流脓来院治疗。经清创、清洁纱布覆盖创面,抗感染并按时换药,12天后拆线,留下一条最宽处约1.5cm的条形瘢痕。

修复(repair)是指机体局部组织、细胞损伤后形成的缺损,由周围健康组织、细胞增生来加以修补恢复的过程。修复有再生和纤维性修复两种方式。

一、再　生

再生(regeneration)是指组织损伤后由周围同种组织的细胞分裂增生来完成修复的过程。

(一) 类型

1. 生理性再生　生理情况下,机体组织、细胞衰亡后的更新,称为生理性再生。例如,表皮细胞不断地角化脱落,通过基底细胞不断增生、分化,予以补充;月经期子宫内膜脱落后,由内膜基底层的细胞增生加以修复;消化道黏膜上皮的更新过程等。生理性再生都能保持原有组织的结构和功能(完全性再生)。

2. 病理性再生　病理状态下,组织、细胞损伤后所发生的再生,称为病理性再生。再生后如能完全恢复原有组织的结构和功能,属完全性再生,这种情况见于损伤范围小、再生能力强的组织。需要由肉芽组织增生才能完成修复、不能完全恢复原有组织的结构和功能的再生,属不完全性再生,常见于损伤较重、再生能力较弱或缺乏再生能力的组织。

(二) 组织的再生能力

人体内组织、细胞再生能力是各不相同的。通常,易受损伤或经常更新的细胞再生能力强,反之则弱。根据组织再生能力的强弱,可将人体细胞分为3类。

1. 不稳定性细胞　不稳定性细胞又称持续分裂细胞,这类细胞的特点是再生能力很强,在生理情况下总在不断增殖,以代替衰亡或损伤细胞,如表皮细胞,呼吸道、消化道及泌尿生殖道等黏膜的被覆细胞,造血干细胞等。这类细胞在病理性损伤时常表现为完全性再生。

2. 稳定性细胞　稳定性细胞又称静止细胞。这类细胞的特点是有较强的潜在再生能力,在生理情况下不增殖,在受到损伤或刺激时分裂增生,参与再生修复。主要包括各种腺体及腺样器官的实质细胞、肾小管上皮细胞、血管内皮细胞、原始间充质细胞、成骨细胞等,平滑肌细胞也属于稳定细胞,但再生能力较弱。

3. 永久性细胞　永久性细胞又称非分裂细胞。此类细胞的特点是缺乏再生能力,一旦损伤破坏则永久性缺失,如神经细胞、骨骼肌细胞和心肌细胞。

考点:各组织的再生能力

二、纤维性修复

纤维性修复是指再生能力较差的细胞、组织损伤缺损后,通过纤维组织增生对其进行修补恢复的过程。因修复后形成瘢痕,又称瘢痕修复。

(一) 肉芽组织的概念

肉芽组织(granulation tissue)是由新生的毛细血管、增生的成纤维细胞及炎细胞构成的幼稚结缔组织。

(二) 肉芽组织的形态

1. 肉眼观　健康肉芽组织呈颗粒状、鲜红色,柔软湿润,触之易出血,无痛觉,形似鲜嫩的肉芽。

2. 镜下观　大量薄壁毛细血管垂直于创面生长,在接近表面处形成弓状吻合;毛细血管间成纤维细胞增生,周围有多少不等的胶原纤维及纤维细胞;组织间隙明显水肿,有多少不等中性粒细胞、巨噬细胞、淋巴细胞等炎细胞浸润(图 3-13)。

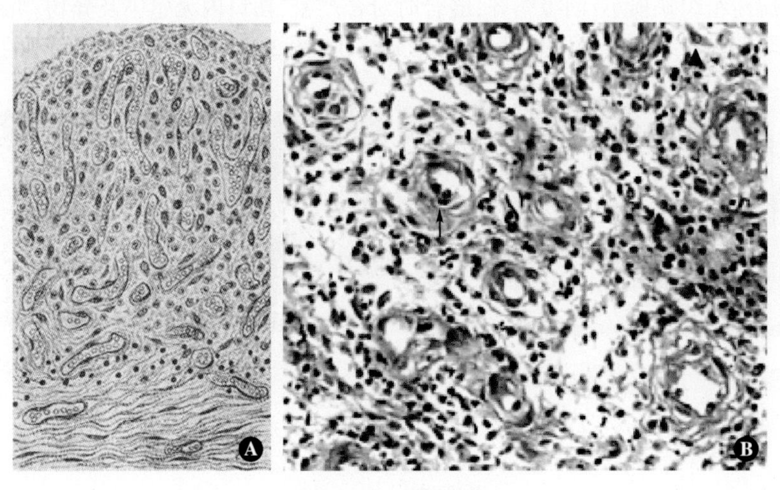

图 3-13　肉芽组织

A. 模式图;B. 镜下观

(三) 肉芽组织的功能

肉芽组织在组织损伤后的修复过程中起非常重要的作用,主要包括:①抗感染,保护创面;②填补创口及其他组织缺损;③机化或包裹坏死组织、血栓、血凝块、炎性渗出物及其他异物等。

(四) 肉芽组织的成熟、瘢痕形成

肉芽组织在组织损伤后 2~3 天内即可开始增生,随着修复过程的发展,肉芽组织按其生长的先后顺序,逐渐成熟,形成瘢痕组织。瘢痕组织呈灰白色、质地坚韧,缺乏弹性。

考点：肉芽组织的概念及功能

知识拓展

不良肉芽组织

生长良好的肉芽组织在创口愈合中起重要作用，在实际愈合过程中常常会因感染、异物、局部血运不良等出现不良肉芽组织。不良肉芽组织表面颗粒不均，颜色苍白，松弛无弹性，不易出血，常有脓苔附着，不能完全覆盖创面。这种肉芽组织在临床上需彻底清除，并根除感染和异物，促使创口重新长出健康肉芽组织，才能顺利愈合。

三、创伤愈合

创伤愈合是指组织遭受创伤后的修复过程，是各种组织再生、肉芽组织增生、瘢痕形成等过程的复杂组合。

(一) 皮肤和软组织的创伤愈合

1. 创伤愈合的基本过程

(1) 伤口的早期变化：伤口局部有不同程度的组织坏死和血管断裂出血，数小时内便出现炎症反应，表现为伤口内渗液，伤口周围的红肿、疼痛。

(2) 伤口收缩：2~3 天后伤口边缘的整层皮肤及皮下组织向中心收缩，直到 14 天左右停止。

(3) 肉芽组织增生和瘢痕形成：大约从第 3 天开始从伤口底部及边缘长出肉芽组织，填平伤口。大约在伤后 1 个月瘢痕完全形成。

(4) 表皮及其他组织再生，覆盖伤口。

2. 创伤愈合的类型

(1) 一期愈合：组织缺损小，创缘整齐，缝合时对合严密，伤口内无感染及异物，炎症反应轻，愈合时间短，愈合需要的肉芽组织较少，愈合后留下的瘢痕小(图 3-14)，对机体一般无大的影响。

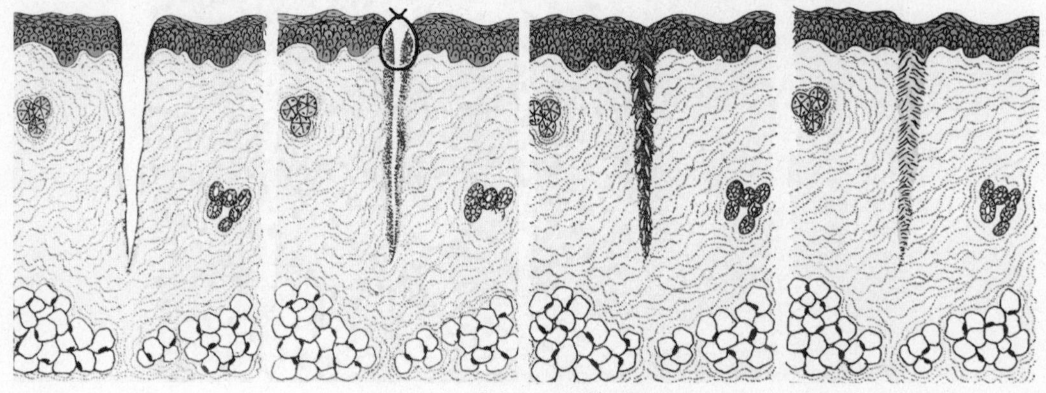

图 3-14 创伤一期愈合模式图

(2) 二期愈合：组织缺损大，创缘不整齐，缝合时对合不严密，伤口内有感染及异物存留，炎症反应较重，愈合时间较长，愈合需要的肉芽组织较多，愈合后留下的瘢痕较大(图 3-15)，对组织、器官的外形和功能有较大影响。

(3) 痂下愈合：见于皮肤烧伤或擦伤。伤口表面的血液、渗出液及坏死组织凝固并逐渐干燥，形成黑褐色硬痂，覆盖创面，组织的再生修复在硬痂下进行。修复完成后，痂皮自行脱落。硬痂有保护创面及抗感染作用，不应随意剥除，但痂下发生感染的除外。

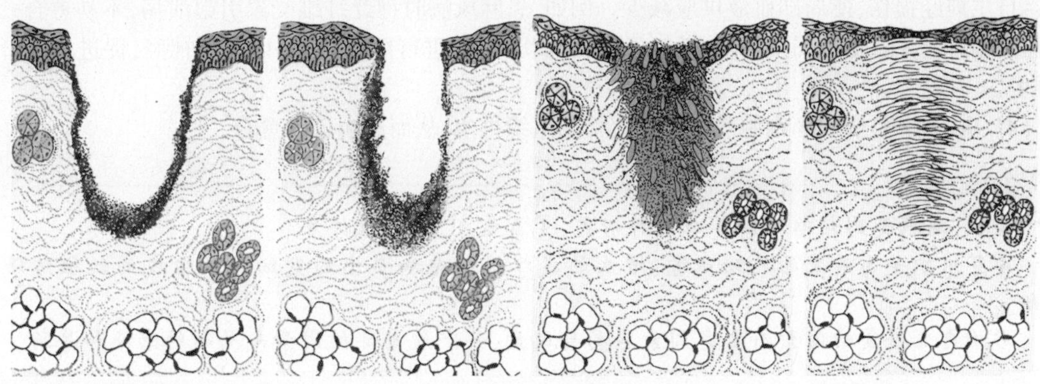

图 3-15　创伤二期愈合模式图

情境案例 3-3 诊断分析

①患者受伤后伤口未经规范的清创处理，伤口内异物和感染未得到处理；②伤口局部发生了较为严重的炎症反应；③伤口虽经后来的处理，但愈合后留下了较大瘢痕。

诊断结论：左膝部开放性软组织损伤；伤口二期愈合。

（二）骨折愈合

骨折分为外伤性骨折和病理性骨折两类。骨组织再生能力强，单纯外伤性骨折经过及时、良好的复位，牢固固定，适当的功能锻炼，数月后可完全愈合，数年后可恢复正常结构和功能。骨折愈合的过程可分为以下几个阶段：①血肿形成；②纤维性骨痂形成；③骨性骨痂形成；④骨痂改建或再塑。

（三）影响损伤修复的因素

损伤后组织的修复除与损伤程度及组织再生能力有关外，还与下列因素有关。

1. 全身因素

（1）年龄：儿童和青少年的组织再生能力较强，创伤愈合快；而老年人组织再生能力较弱，愈合慢，此外，老年人愈合较慢还与其血管硬化、血液供应减少有关。

（2）营养状况：影响伤口愈合的营养因素主要包括蛋白质、维生素、微量元素等。严重的蛋白质缺乏，尤其是含硫氨基酸（如甲硫氨酸、胱氨酸）缺乏时，肉芽组织及胶原形成缓慢，影响伤口愈合。维生素 C 缺乏时，成纤维细胞合成胶原纤维减少，影响伤口愈合。钙、磷和锌缺乏，也会延缓创伤愈合。

（3）其他因素：大量使用糖皮质激素可影响毛细血管形成、成纤维细胞增生和胶原纤维合成，并加速胶原纤维分解，使创伤愈合延迟；抗肿瘤药物抑制细胞增生，延缓创伤愈合；某些疾病如尿毒症、糖尿病及某些免疫缺陷性疾病等，也可对创伤愈合产生不利影响。

2. 局部因素

（1）感染与异物：感染可严重影响伤口的愈合。伤口内有病原微生物、坏死组织及异物等，可引起局部炎症反应，需待炎症反应将病原体和异物清除后，伤口才能愈合。因此，伤口如有感染，或有较多的坏死组织及异物，常常是二期愈合。临床上对于创面较大、已被细菌污染但尚未发生明显感染的伤口，应施行清创术以清除坏死组织、异物和细菌，并可在确保没有感染的前提下，缝合断裂的组织、修整创缘、缝合伤口以缩小创面来达到一期愈合的目的。

（2）局部血液循环：良好的血液循环一方面保证组织再生所需的氧和营养，另一方面对坏死物质的吸收及控制局部感染也起重要作用。因此，局部血流供应良好时，则伤口愈合好；反之，受伤局部有动脉粥样硬化、静脉曲张等病变时，伤口愈合则会延缓。

（3）神经支配：正常神经支配对损伤的修复有一定的作用。局部神经受损，导致局部神经性营养不良;自主神经损伤,使局部血液供应减少。例如,患麻风病时神经纤维受累引起溃疡,不易愈合。因此,在清创时应注意避免伤及神经,对神经损伤的伤口,需进行缝合处理,以保护神经,促进神经纤维的再生。

(4) 电离辐射:能破坏细胞、损伤血管、抑制组织再生,从而影响创伤愈合。

记忆板

组织、细胞受到损伤的修复有两种形式:①再生;②纤维性修复。

肉芽组织是由新生的毛细血管、增生的成纤维细胞和渗出的炎细胞所组成的幼稚结缔组织。

影响再生修复的因素有全身因素和局部因素,其中最重要的因素是局部的感染和异物。

情境对话

学生:老师,经常看到有些人的身上长着又宽又大的瘢痕,而有些人整容后却一点也看不出来,这是怎么回事?

老师:例如,车祸或斗殴事件,造成的伤口都比较大,如处理不及时,伤口内容易存留许多异物或发生感染,这种情况不利于组织的修复,且伤口愈合时需要较多的肉芽组织填充,因此,形成的瘢痕就比较大,属于二期愈合。

整容手术的伤口较小,缝合时非常讲究,伤口闭合严实,不容易发生感染,组织破坏及肉芽组织生成较少,形成瘢痕很小,属于一期愈合。

学生:那严重创伤是不是都会留很大的瘢痕呢?

老师:那不一定,严重创伤只要能及时清创、清除伤口内的坏死组织和异物,缝合时对合严密,尽量使伤口内少留空隙,术后注意抗感染,是可以避免出现大瘢痕的。医务人员应当努力尽量使患者少长瘢痕。

学生:如果创伤时间较长,伤口内已经化脓,该怎么办呢?

老师:这种情况伤口内组织破坏比较严重,应该及时清除伤口中的坏死组织、脓液及生长不良的肉芽组织,注意抗感染。即使这样处理,伤口也只能二期愈合。

学生:这样的话,再处理伤口还有意义吗?

老师:肯定有呀,如果不处理,任病情发展,将会造成更严重的组织损伤,甚至发生严重的全身感染,可危及患者生命。

学生:哦,知道了,作为医务人员必须认真处理任何种类的伤口,尽量减轻患者的痛苦。谢谢老师!

自测题

一、名词解释

1. 萎缩 2. 肥大 3. 增生 4. 化生 5. 变性 6. 坏死 7. 坏疽 8. 再生 9. 肉芽组织 10. 机化

二、填空题

1. 组织、细胞的适应在形态上表现为________、________、________和________。
2. 上皮组织的化生常见的有________和________。
3. 变性的常见类型有________、________和________。
4. 根据形态特点不同坏死分为________、________、________和________。
5. 坏死在形态上的主要标志为________的改变,表现为________、________和________。
6. 根据受伤的程度及有无感染,皮肤创伤愈合分为三类:________、________和________。

三、单项选择题

1. 血管壁玻璃样变性主要发生于
A. 小动脉 B. 细动脉
C. 微动脉 D. 中动脉
E. 大动脉

2. 坏死与坏疽的主要区别是
A. 发生部位不同 B. 有无腐败菌感染
C. 组织缺血的程度 D. 组织有否淤血
E. 对机体影响

3. 液化性坏死常发生于
A. 心 B. 肝
C. 肾 D. 肺
E. 脑

4. 常发生干性坏疽的器官是
A. 阑尾 B. 肺
C. 脑 D. 子宫
E. 四肢

5. 结核病灶内常见的坏死为

A. 液化性坏死　B. 脂肪坏死
C. 纤维蛋白性坏死　D. 干酪样坏死
E. 液化性坏死

6. 气球样变性属于
A. 细胞水肿　B. 脂肪变性
C. 玻璃样变　D. 纤维蛋白样坏死
E. 黏液样变性

7. 某患者右胫、腓骨骨折，石膏固定 3 个月，拆除石膏后发现右小腿肌肉明显萎缩，这种情况属于
A. 营养不良性萎缩　B. 压迫性萎缩
C. 内分泌性萎缩　D. 失用性萎缩
E. 神经性萎缩

8. 脂肪变性最常见发生于
A. 肝　B. 肺
C. 心　D. 脂肪组织
E. 肾

9. 下列缺乏再生能力的细胞是
A. 神经细胞　B. 胶质细胞
C. 平滑肌细胞　D. 肝实质细胞
E. 肾小管上皮细胞

10. 下列不符合一期愈合的特点是
A. 组织缺损小　B. 创缘整齐
C. 对合严密　D. 有感染
E. 形成瘢痕小

四、简答题

1. 病理性萎缩有哪些类型？各有何主要原因？
2. 变性有哪些常见类型？各有什么形态特点？
3. 新鲜肉芽组织有哪些形态特点？它在损伤组织的修复过程中有哪些主要功能？
4. 影响损伤修复的常见因素有哪些？你认为哪些是医务人员可以控制并可采取相应措施的因素？

五、情境案例讨论

病例摘要：李先生 70 岁，患有高血压 25 年多，最近 10 年走平路都容易累。近 3 年来经常胸闷，胸部有压榨感，含服硝酸甘油后可缓解。近半年来胸部压榨感出现后含服硝酸甘油不易缓解，且发作后持续时间较长。半小时前突然发作胸骨后剧烈疼痛，晕倒在地，含服硝酸甘油后 15min 疼痛不能缓解，伴心慌并感恐惧。家属急送入院求治，急诊医师诊断为急性心肌梗死。

问题：

1. 该患者为什么会晕倒，心慌的原因是什么？
2. 该患者的病情是怎样发展过来的？

（张国江）

第4章 局部血液循环障碍

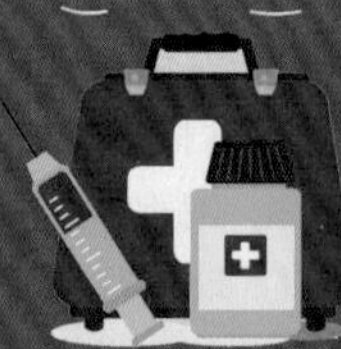

头晕、脱发、局部压痛与疼痛、青紫和水肿等、手脚冰凉、四肢麻木、抽筋、白指甲、色素沉着等生活中常见的症状是怎样造成的？临床上常出现的心肌梗死、肺栓塞、脑出血等致人死亡的疾病又是如何发生的？你会在以下所学知识中找到答案。

第1节　充血和淤血

充血(hyperemia)和淤血(congestion)都是指局部组织血管内血液含量的增多。

一、动脉性充血

器官或组织因动脉输入血量增多而发生的充血，称为动脉性充血(arterial hyperemia)，简称充血。表现为局部组织或器官小动脉和毛细血管扩张，血液输入量增加。

(一) 常见的充血类型

动脉性充血是器官或组织细动脉扩张的结果。在生理和病理情况下，血管舒张，神经兴奋性增高或舒血管活性物质释放，使细动脉扩张，较多的动脉血流入组织而造成充血。常见的充血可分为生理性充血和病理性充血。

1. 生理性充血　为适应器官和组织生理需要和代谢增强需要而发生的充血，称为生理性充血，如进食后的胃肠道黏膜充血、运动时的骨骼肌充血和妊娠时的子宫充血、感情激动或害羞时的面部充血、热水浴后皮肤充血等。

临床链接：热疗在临床上的应用

热疗的作用：①促进炎症局限或消退；②缓解疼痛；③减轻深部组织充血；④保暖。

热疗护理方法有：热水袋、中药热敷袋、电烤灯、热湿敷、热浸泡、热坐浴等，通过热疗可使局部血管扩张，改善血液循环，促进疾病痊愈。

2. 病理性充血

(1) 炎性充血：由于致炎因子刺激，神经反射和组胺等血管活性物质释放，引起炎症局部小动脉扩张造成的充血。炎性充血是最常见的一种病理性充血类型，尤其是炎症早期或急性炎症表现得极为明显。

(2) 刺激性充血：机械性因素如摩擦、挫伤，理化因素如高温、酸、碱、生物因素等刺激引起的充血。

(3) 减压后充血(贫血后充血)：长期受压而引起局部缺血的组织，血管张力降低，当压力突然解除，由小动脉反射性扩张而引起的充血。例如，快速抽取大量腹水或摘除腹腔内巨大肿瘤后，压力突然消失，腹腔内受压的细动脉反射性扩张致局部充血，而导致其他器官(如脑)及组织的急性缺血，严重时可危及生命。

(4) 侧支性充血：当某一动脉内腔受阻引起局部缺血时，缺血组织周围的动脉吻合支发生扩张充血，借以建立侧支循环，以补偿受阻血管的供血不足。

(二) 病变及后果

1. 肉眼观　发生充血的组织色泽鲜红，体积轻度增大，温度升高，功能增强(如腺体或黏膜的分泌增多等），位于体表时血管有明显的搏动感。

2. 镜下观　小动脉和毛细血管扩张充满红细胞，由于多半是炎性充血，故常见炎性渗出、出血、实质细胞变性坏死等病变。

动脉性充血是短暂的血管反应，原因消除后，局部血量恢复正常，一般对机体是有利的。但在有高血压或动脉粥样硬化等疾病时，因情绪激动等致脑血管（如大脑中动脉）充血可引起头痛，并可导致脑血管意外。

二、静脉性充血

器官或局部组织静脉血流回流受阻，血液淤积于小静脉和毛细血管内，称为静脉性充血（venous hyperemia），简称淤血。淤血是一被动过程，可发生于局部或全身。

（一）原因

1. 静脉受压　静脉受外部各种原因压迫，导致静脉管腔狭窄或闭塞、血液回流障碍，导致器官或组织淤血，如肿瘤、炎症包块及绷带包扎过紧等均可引起淤血；妊娠时增大的子宫压迫髂总静脉引起下肢淤血水肿；肠扭转、肠套叠或嵌顿疝等引起局部肠淤血等。

2. 静脉腔阻塞　常见于静脉血栓形成，由于静脉分支多，只有当静脉腔阻塞而血流又不能通过侧支回流时才发生静脉性充血。例如，静脉内血栓形成、栓塞或静脉炎引起的静脉壁增厚所致管腔狭窄等均可引起淤血。

3. 心力衰竭　二尖瓣瓣膜病和高血压引起左心衰竭时，肺静脉回流障碍，可导致肺淤血。肺源性心脏病导致的右心衰竭，体循环静脉回流障碍，可导致多器官和组织淤血。

（二）病变和后果

发生淤血的组织、器官体积肿胀，发生于体表时，由于淤积的血液中氧合血红蛋白减少、还原血红蛋白增多，局部呈青紫色，称为发绀。局部血液淤滞、血流缓慢，导致代谢减慢，局部皮肤温度降低。

淤血是可复性的，其对机体的影响取决于淤血的程度、淤血发生的速度和持续时间、侧支循环建立的状况及淤血器官的组织特性等因素，长期淤血可引起以下变化。

1. 淤血性水肿　淤血使毛细血管内流体静压升高，淤血缺氧使毛细血管壁通透性增加，使血管内液体漏出，导致局部组织水肿或引起浆膜腔积液。

2. 淤血性出血　严重淤血缺氧使毛细血管壁通透性明显增高，红细胞经血管壁漏出，形成淤血性出血。

3. 实质细胞萎缩、变性及坏死　淤血导致局部缺氧及局部代谢产物的堆积、刺激，可引起实质细胞发生萎缩、变性甚至坏死。

4. 淤血性硬化　长期慢性淤血，实质细胞萎缩消失，间质纤维组织增生，网状纤维胶原化，使器官质地逐渐变硬，如长期慢性肝淤血引起的淤血性肝硬化。

记忆板

淤血的4个后果：①淤血性水肿；②淤血性出血；③实质细胞萎缩、变性及坏死；④淤血性硬化。

情境案例 4-1

女性患者，58岁，诉述患高血压已13年，体力活动后出现心慌气短已有2年。1周前因受凉感冒而症状加重，昨日出现不能平卧，并咳出粉红色泡沫痰即送医院。入院查体：体温37.8℃，脉搏120次/分，律齐，呼吸28次/分，面色、口唇发绀，端坐呼吸，心界向左侧扩大，两肺听诊有散在湿啰音及哮鸣音。

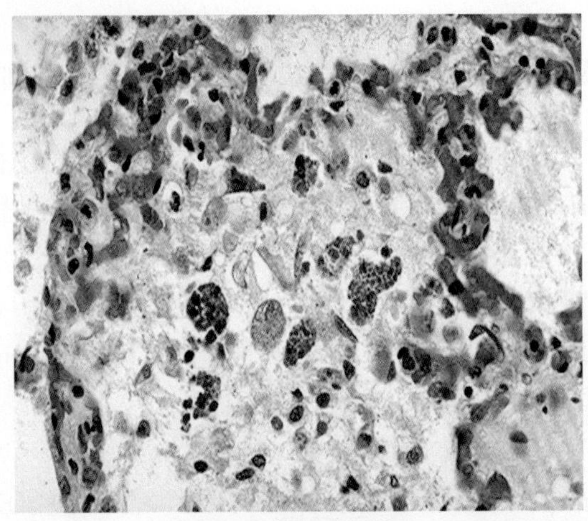

图 4-1 慢性肺淤血

肺泡壁毛细血管扩张充盈，肺泡壁变厚，肺泡腔内有漏出的红细胞，并可见含有含铁血黄素颗粒的巨噬细胞（心衰细胞）

（三）重要器官的淤血

1. 肺淤血　因左心衰竭，肺静脉血回流受阻而引起。

肉眼观，肺体积增大，质量增加，呈紫红色，质地较实，切面有暗红色或淡红色泡沫状液体流出。

镜下观，肺细小静脉及肺泡壁毛细血管高度扩张、充满血液，肺泡腔内有水肿液，严重时可见红细胞，形成肺水肿；当肺泡腔内的红细胞被巨噬细胞吞噬后，红细胞崩解释放出棕黄色、颗粒状的含铁血黄素，这种胞质内含有含铁血黄素的巨噬细胞称为心力衰竭细胞（图 4-1）。长期慢性肺淤血，还可导致肺泡壁上的纤维组织增生及网状纤维胶原化，使肺质地变硬，肉眼观呈深褐色，称为肺褐色硬化。

情境案例 4-1 诊断分析

①患者原发性高血压 13 年，并出现心慌气短等累及心脏的器质性病变的表现；②诱因——受凉感冒加重了心脏负荷；③患者出现面色及口唇发绀，咳出粉红色泡沫痰，心界向左侧扩大的左心衰竭症状。

诊断结论：由左心衰竭引起，因左心腔内压力升高，阻碍肺静脉回流引起急性肺淤血。

临床链接：肺水肿

过快过多输液可导致急性肺水肿。大量、快速输液，可导致体循环容量剧增，心脏容量负荷过重，引起左心衰竭，继而导致肺淤血、肺水肿。患者会出现明显气促、缺氧、发绀，咳出大量浆液性粉红色泡沫痰等症状，如处理不及时可引起死亡。因此，为患者静脉输液时，要掌握输液速度，并随时观察，防止出现严重后果。

2. 肝淤血　因右心衰竭，肝静脉血回流受阻而引起。

肉眼观，肝体积增大，质量增加，包膜紧张，切面呈红黄相间、状似槟榔切面的花纹状外观（图 4-2），故称为槟榔肝（nutmeg liver）。镜下观，肝小叶中央静脉及其附近的肝窦高度扩张淤血（肉眼红色区），肝小叶中央静脉周围的肝细胞发生萎缩甚至消失，肝小叶周边的肝细胞因慢性缺氧而出现脂肪变性（肉眼黄色区）（图 4-3）。长期慢性肝淤血，肝组织缺氧，引起肝内纤维组织增生及网状纤维胶原化，使肝质地变硬，可导致淤血性肝硬化。

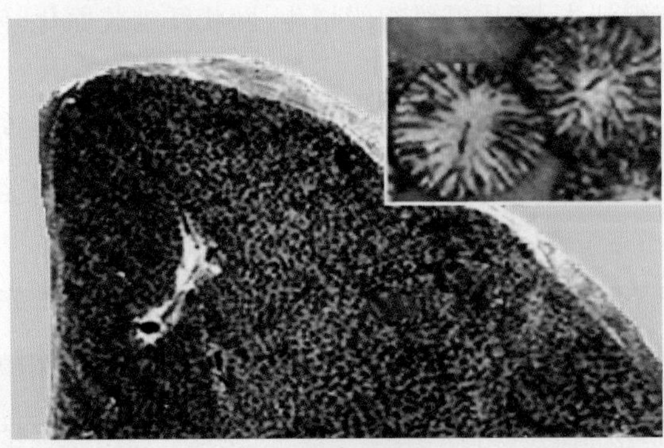

图 4-2　槟榔肝

慢性肝淤血，肝切面可见红（淤血）黄（脂肪变）相间的条纹，形似槟榔切面

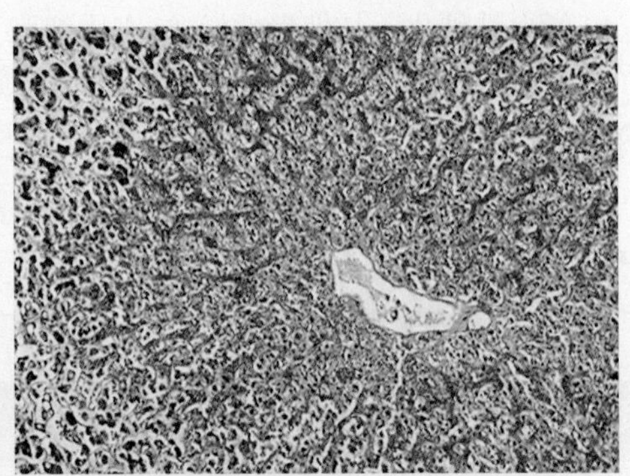

图 4-3　慢性肝淤血

肝窦高度扩张淤血出血，肝细胞萎缩，甚至坏死消失

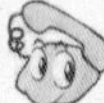

记忆板

①动脉性充血：是短暂的血管反应，通常对机体无不良后果。镜下见局部细动脉及毛细血管扩张充血。②静脉性充血：常见有肺淤血，通常由左心衰竭，肺静脉回流受阻引起。肝淤血主要见于右心衰竭，肝静脉回流受阻，致使肝小叶中央静脉及肝窦扩张淤血。

情境案例 4-2

2000 年 10 月的一天，一名 28 岁的英国妇女乘坐飞机从澳大利亚经过长达 20 多小时的旅行后，一到伦敦机场便昏倒在地，2h 后在英国医院不治死亡。医学界将此病症命名为“经济舱综合征”。

第 2 节　血 栓 形 成

在活体的心脏和血管内，血液发生凝固或血液中某些有形成分析出凝集形成固体质块的过程称为血栓形成（thrombosis）。所形成的固体质块称为血栓（thrombus）。

一、血栓形成的条件和机制

血栓形成是血液在心血管内流动状态下发生的异常凝固。血栓形成的 3 个条件如下。

1. 心血管内膜损伤　首先，内皮下胶原纤维暴露可激活第Ⅻ因子而启动内源性凝血系统；其次，损伤的内膜能释放组织因子而激活外源性凝血系统，从而引起凝血过程。此外，损伤的心血管内膜粗糙不平，有利于血小板黏集，也可导致血栓形成。

2. 血流状态的改变

（1）血流缓慢：血流缓慢时，轴流中的血小板进入边流，易与血管壁接触而沉积；此外，血流缓慢时局部黏集的血小板和形成的凝血因子不易被稀释和冲走，有利于血栓形成。

（2）涡流形成：涡流产生的冲击力可使受损的内皮细胞脱落，暴露内皮下胶原纤维，并因离心力的作用使血小板靠边和聚积而形成血栓。由于静脉较动脉内压低、血流慢，因此静脉血栓比动脉血栓多见；因下肢静脉血流比上肢血流缓慢，所以下肢血栓形成比上肢多见，如久病和术后卧床的患者易并发血栓形成。

考点：血栓形成的基本条件

3. 血液凝固性增高　血液凝固性增高是指血小板、凝血因子的增多或纤维蛋白溶解系统的活性降低。例如，大面积烧伤、失水过多等使血液浓缩；大手术、创伤可引起代偿性血小板增多，这些新生的、幼稚的血小板黏性较大，易于黏集；此外，肿瘤坏死、胎盘早期剥离等可使组织因子释放入血而致血液凝固性增高。

二、血栓形成的过程及血栓的形态

（一）形成过程

血栓形成过程分 3 步：①血小板黏附在心、血管内膜损伤后裸露的胶原表面，继而释出 ADP 和血栓素 A_2 促使更多的血小板黏附、聚集，形成血小板血栓，即血栓头部；②血小板血栓形成后，其下游血流变慢并形成涡流，进而形成新的血小板堆，如此反复进行，血小板黏集形成的梁状或珊瑚状血小板小梁逐渐增大，小梁间纤维蛋白交织成网，网罗大量血细胞，形成血栓体部；③血栓体部不断增大，导致血管腔阻塞，局部血流停滞、血液凝固，形成血栓尾部（图 4-4）。

（二）类型和形态

血栓类型可分为以下 4 种。

1. 白色血栓　白色血栓发生于血流较快的部位（如动脉、心室）或血栓形成时血流较快的时期（如静脉混合性血栓的起始部），如在急性风湿性心内膜炎时在二尖瓣闭锁缘上形成的血栓为白色血

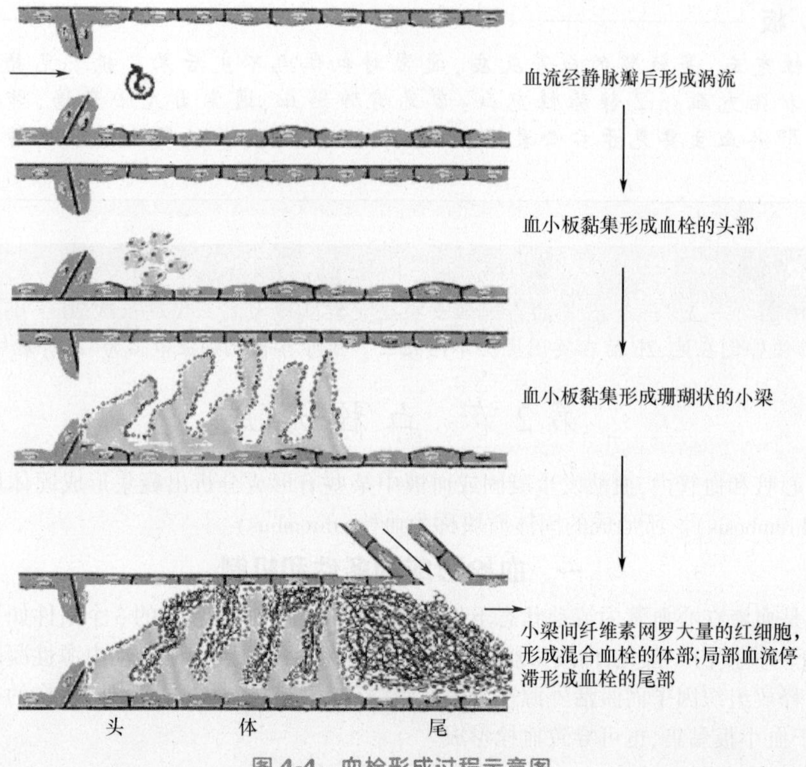

图 4-4 血栓形成过程示意图

栓。肉眼观，白色血栓呈灰白色小结节或赘生物状，表面粗糙，质实，与血管壁紧密黏着不易脱落。镜下观，主要由血小板及少量纤维蛋白构成，又称血小板血栓或析出性血栓（图 4-5）。

2. 混合血栓　混合血栓多发生在血流缓慢，出现涡流的静脉血管中。肉眼观，呈灰白色和红褐色相间的层状结构，干燥，表面粗糙，与血管壁粘连比较紧密。镜下观，主要由粉红色分支状的血小板小梁和小梁之间的纤维蛋白网及其中的红细胞组成，小梁周围有大量中性粒细胞附着。

3. 红色血栓　红色血栓即静脉内延续性血栓的尾部，发生在血流极度缓慢或停止之后，其形成过程与血管外凝血过程相同。肉眼观，呈暗红色，新鲜红色血栓湿润、有一定弹性，陈旧红色血栓干燥、易碎、失去弹性，并易于脱落造成栓塞。镜下观，在纤维素网眼内充满如正常血液分布的血细胞。

4. 透明血栓　透明血栓发生于弥散性血管内凝血时微循环小血管内，只能在显微镜下见到，故又称微血栓，主要由纤维蛋白构成（图 4-6）。

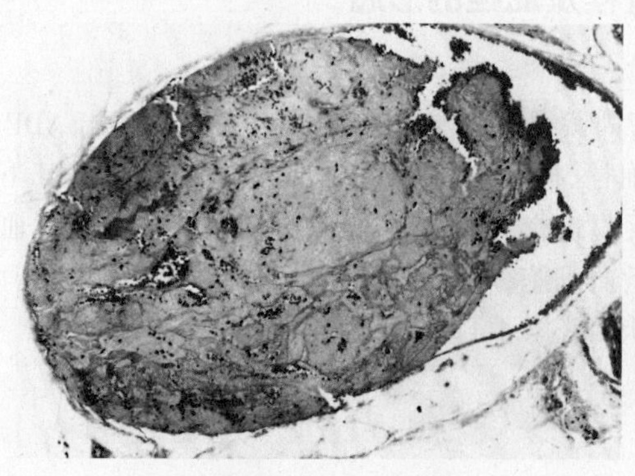

图 4-5 白色血栓

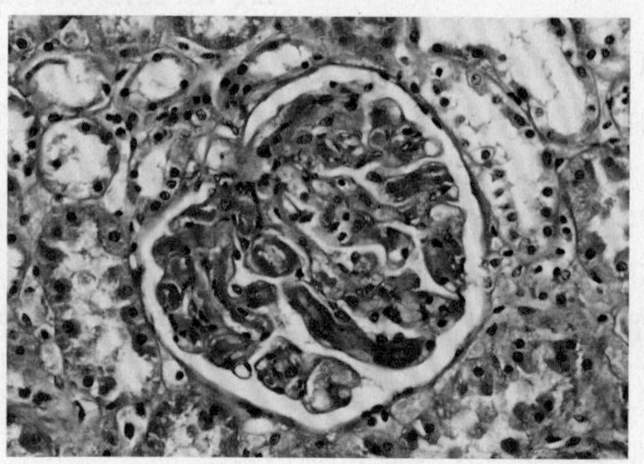

图 4-6 透明血栓

临床链接：你知道易患静脉血栓的高危人群有哪些吗？

①长时间静坐、吸烟、肥胖、超过60岁、妊娠及产后、经历外科手术、烧伤创伤瘫痪和长期卧床等患者，因活动减少都可使下肢深静脉血流减慢，而为血栓形成创造条件，老年人血液黏稠，较年轻人易患；②长途坐飞机、火车及汽车，久坐屈曲位给下肢静脉带来的压力不断增强，由于血流缓慢容易发生静脉血栓；③肾恶性肿瘤、血液病、脑血栓患者、糖尿病等全身或局部疾病，因影响机体正常的抗凝、凝血功能而成为高危人群。

三、血栓的结局

1. 溶解、吸收　新近形成的血栓，由于血栓内纤溶酶原的激活和白细胞崩解释放的溶蛋白酶，可使血栓溶解。血栓溶解过程取决于血栓的大小及血栓的新旧程度。

2. 机化　若纤溶酶系统的活力不足，血栓存在较久时则发生机化。由血管壁向血栓内长入肉芽组织，逐渐取代血栓，这一过程称为血栓机化。在血栓机化过程中，由于水分被吸收，血栓干燥收缩或部分溶解而出现裂隙，被新生的内皮细胞被覆于表面而形成新的血管，并相互吻合沟通，使被阻塞的血管血流重新通过的过程，称为再通。

3. 钙化　血栓发生大量的钙盐沉着，称为血栓钙化。依据受累血管不同又分为静脉石(phlebolith)或动脉石(arteriolith)。

四、血栓对机体的影响

血栓形成能对破裂的血管起堵塞裂口和阻止出血的作用。例如，胃、十二指肠溃疡和结核性空洞内的血管，有时在被病变侵袭破坏之前管腔内已有血栓形成，避免了大量出血，这是对机体有利的一面，而在多数情况下血栓也会对机体造成不利的影响，主要有以下几方面。

1. 阻塞血管　动脉血栓完全阻塞管腔时，可引起相应器官缺血、缺氧而发生萎缩、变性，甚至坏死，如冠状动脉血栓形成引起心肌梗死；若阻塞静脉而未能建立有效的侧支循环，则引起局部淤血、出血，甚至坏死，如肠系膜静脉血栓形成可导致肠出血性梗死。

2. 栓塞　血栓脱落后形成栓子，随血流运行可栓塞相应的血管和器官，一般有肺动脉栓塞、体循环动脉栓塞等，其中最常见的是脑血栓。下肢静脉的血栓脱落可造成肺栓塞，是造成患者死亡的重要原因之一。

3. 心瓣膜变形　心瓣膜血栓机化可引起心瓣膜增厚、粘连、变硬和变形等，使瓣膜狭窄或关闭不全。

4. 广泛性出血　广泛性出血见于弥散性血管内凝血(DIC)，微循环内广泛微血栓形成，导致组织广泛坏死，继而可引起全身广泛出血和休克。

情境案例4-2诊断分析

该妇女乘机20多个小时，因活动空间狭小，下肢保持屈曲位，导致静脉回流受阻，引起下肢深静脉血栓形成，下机活动后使血栓碎裂或脱落，并随血流到右心造成肺动脉栓塞，引发急性呼吸循环衰竭。

诊断结论：下肢深静脉血栓脱落阻塞了肺动脉主干，因急性呼吸循环衰竭而发生猝死，形成典型的“经济舱综合征”。研究结果表明，与“经济舱综合征”相关的因素是体内凝血因子突变，并由人体遗传所决定，大约有10%的乘客长时间乘坐飞机会引发“经济舱综合征”。

记忆板

血栓形成的3个条件：①心血管内膜的损伤；②血流状态的改变；③血液凝固性的增高。

血栓的4个类型：①白色血栓；②红色血栓；③混合血栓；④透明血栓。临床上多见静脉发生血栓。

血栓形成的3个结果：①溶解、吸收；②机化；③钙化。

情境对话

学生：老师，我所住小区内一位老伯伯前几天出现步态异常，步履蹒跚，肢体麻木无力，一向开朗的他，突然变得沉默寡言，表情淡漠，后因血压突然降至80/50mmHg以下，出现眩晕被送往医院，经检查诊断为脑血栓形成，那老伯伯前几天行为改变都与血栓形成有关吗？

老师：是的，脑血栓发生会导致血管供血区域缺血坏死，当缺血坏死发生在感觉和运动区时，就会出现相应的神经体征，影响程度与血管闭塞程度、闭塞血管大小、部位和侧支循环的好坏有关。

学生：我爷爷有高血压、糖尿病，平时还吸烟，与发生脑血栓有关系吗？

老师：当然有关系了，本病就多发于50~60岁以上有动脉硬化和糖尿病史的人群。在脑动脉粥样硬化和斑块基础上，因血流缓慢、血压偏低、血管内膜不光滑，容易形成血栓，加上吸烟烟雾中的有害物质损伤血管内皮细胞，就更容易导致血栓形成了。

学生：哦，老师，我懂了，得劝爷爷注重保健、减少吸烟或不吸烟，另外，老师，我还想知道人体哪些部位易形成血栓？

老师：全身所有的血管内膜及心内膜，只要具备血栓形成的条件，都有形成血栓的可能。

学生：血栓形成很可怕哟，老师，那我爷爷平时应该注意些什么呢？

老师：天气好的时候适当做些运动，这样可以促进血液循环；另外，晚上适当服用小剂量的阿司匹林，可有效防止血液凝固性增高，因为夜间睡眠期间血液循环速度慢，发生血栓的机会多……

学生：嗯，知道了，得劝爷爷注重保健、有规律地作息和饮食，劝他一定把烟戒掉！不给脑血栓疾病发生的机会喔，谢谢老师！

第3节　栓　塞

在循环血液中出现的不溶于血液的异常物质，随血流运行阻塞血管腔的现象称为栓塞(embolism)。阻塞血管的异常物质称为栓子(embolus)，栓子可以是固体、液体或气体。最常见的栓子是脱落的血栓碎片或节段，罕见的有脂肪滴、空气、羊水和肿瘤细胞团。

一、栓子运行的途径

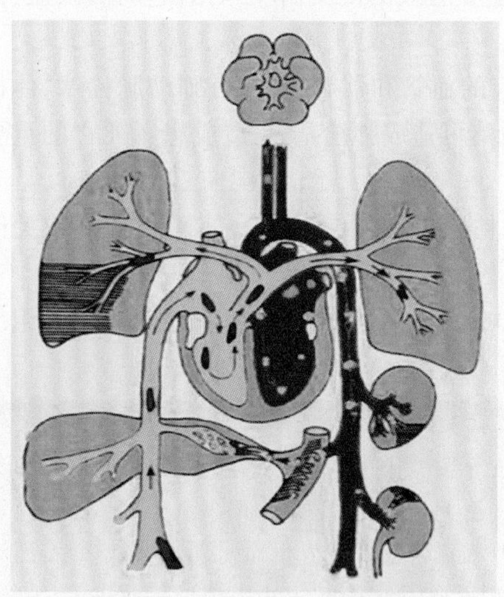

图4-7　栓子的运行途径模式图

栓子一般随血流方向运行(图4-7)，最终停留在口径与其相当的血管并阻断血流。来自不同血管系统的栓子，其运行途径不同。

1. 静脉系统及右心栓子　来自体静脉系统及右心的栓子，随血流进入肺动脉主干及其分支，引起肺栓塞。某些体积小而又富有弹性的栓子(如脂肪栓子)可通过肺泡壁毛细血管回流入左心，再进入体动脉系统，阻塞动脉小分支。

2. 主动脉系统及左心栓子　来自主动脉系统及左心的栓子，随动脉血流运行，阻塞于各器官的小动脉内，常见于脑、脾、肾及四肢的指、趾部等。

3. 门静脉系统栓子　来自肠系膜静脉等门静脉系统的栓子，可引起肝内门静脉分支的栓塞。

4. 交叉性栓塞　心腔内的栓子可由压力高的一侧通过缺损处进入压力低的另一侧，再随动脉血流栓塞相应的分支，形成交叉性栓塞。例如，当右心压力升高时，栓子可通过先天性房(室)间隔缺损到达左心，再进入体循环系统引起栓塞。

5. 逆行性栓塞　逆行性栓塞见于下腔静脉内血栓，在胸、腹压突然升高(如咳嗽或深呼吸)时，血栓可逆血流方向运行至肝、肾、髂静脉分支引起栓塞。

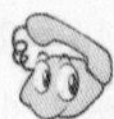

记忆板

静脉右心到肺脏，左心动脉到全身，胃肠系统流到肝，交叉逆行也莫忘。

情境案例 4-3

女性患者，33 岁，因胎位异常做剖宫产，手术过程顺利。术后第 3 天产妇有便意，自行下床解大便，其丈夫暂离片刻回来后见妻子低垂着头无知觉，便立即呼喊医生，医护人员赶到后，见患者脸色青紫，已无心跳，血压测不到，两侧瞳孔散大，经抢救无效死亡。尸检见：①左髂总静脉内膜面可见数处灰黑色粗糙物黏附着（约 3cm×25cm），该处静脉周径明显扩大；②肺动脉分叉及左右主干有灰黑色及浅灰色条状物堵塞，与血管内膜无明显粘连。

二、栓塞的类型和对机体的影响

（一）血栓栓塞

由血栓或血栓的一部分脱落引起的栓塞称为血栓栓塞（thrombo embolism）。它是各种血栓中最常见的一种，占所有栓塞的 99% 以上。由于血栓栓子的来源、大小和栓塞部位的不同，对机体的影响也有所不同。

1. 肺动脉栓塞（pulmonary embolism）　造成肺动脉栓塞的栓子，95% 以上来自下肢膝以上的深部静脉，特别是腘静脉、股静脉和髂静脉，偶可来自盆腔静脉或右心附壁血栓。根据栓子的大小和数量，其引起栓塞的后果不同：①中、小栓子多栓塞肺动脉的小分支（图 4-8），常见于肺下叶，因为肺有双重血液循环，除多发性或短期内多次发生栓塞外，一般不引起严重后果，这些栓子可被溶解消失或机化变成纤维状条索。若在栓塞前，肺已有严重的淤血，微循环内压升高，使支气管动脉供血受阻，可引起肺组织的出血性梗死。②大的血栓栓子栓塞肺动脉主干或大分支（图 4-9）。较长的栓子可栓塞左、右肺动脉干，称为骑跨性栓塞（saddle embolism）。患者可突然出现呼吸困难、发绀、休克等症状。严重者可因急性呼吸循环衰竭而死亡（猝死）。③若栓子小但数目多，可广泛地栓塞肺动脉多数小分支，亦可引起右心衰竭猝死。

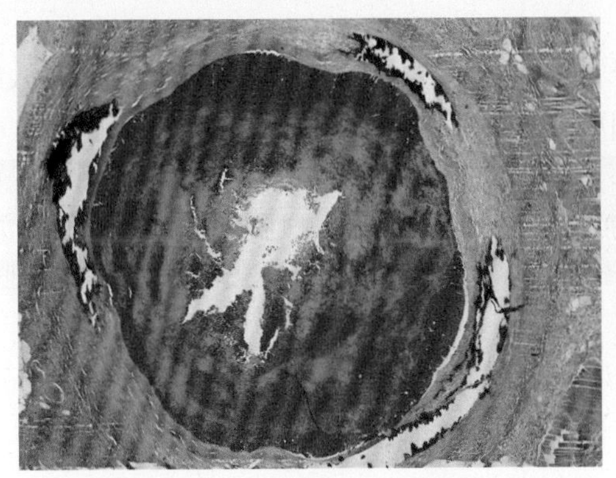

图 4-8　动脉内混合血栓

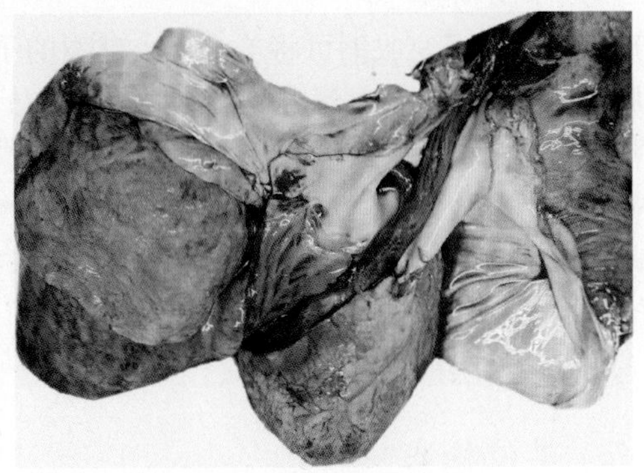

图 4-9　肺动脉血栓栓塞

情境案例 4-3 诊断分析

①产妇因剖宫产术后卧床易形成下肢静脉血栓；②尸检见患者左髂总静脉内膜面数处灰黑色粗糙物黏附着，证明此处有血栓附着；③术后第 3 天下床活动，脱落的血栓随血流经髂总静脉—下腔静脉—返回心脏，后随血流进入肺动脉循环，造成肺动脉主干血栓栓塞；④肺动脉分叉及左、右主干有灰黑色及浅灰色条状物堵塞，与血管内膜无明显粘连，说明血栓是从别处——患者左髂总静脉脱落。

诊断结论：左髂总静脉形成血栓，脱落的血栓随血流进入肺动脉循环，致肺动脉主干血栓栓塞，因急性呼吸循环衰竭而猝死。

2. 体循环动脉栓塞　动脉系统栓塞的栓子80%来自左心,常见于细菌性心内膜炎时心瓣膜上的赘生物脱落、二尖瓣狭窄时左心房附壁血栓及主动脉粥样硬化溃疡面的血栓。动脉栓塞以脾、肾、脑、心和四肢的栓塞较常见。其后果亦因栓子的大小、栓塞的部位及局部侧支循环建立的情况而异。仅栓塞动脉的小分支,又有足够、有效的侧支循环,不造成严重后果;若栓塞动脉的大分支,且不能建立有效的侧支循环,局部可发生缺血性坏死;栓塞发生在冠状动脉或脑动脉分支,常可发生严重后果,甚至危及生命。

(二) 脂肪栓塞

循环血液中出现脂肪滴并阻塞血管,称为脂肪栓塞(fat embolism)。常见于四肢长骨骨折或严重脂肪组织挫伤时,脂肪细胞破裂,脂肪游离成无数脂滴,脂滴通过破裂的静脉血管进入血流,引起肺动脉小分支的脂肪栓塞,若大量脂滴进入肺循环,使肺循环大部分受阻,患者可因窒息和急性右心衰竭而死亡。脂肪滴也可通过肺泡壁毛细血管或肺内动-静脉短路进入动脉系统,引起体循环动脉系统的栓塞,如脑、肾、皮肤和眼结膜等处的栓塞。

情境案例 4-4

男性患者,38岁,因车撞伤,左腿剧痛股骨变形急诊入院,X线检查:诊断为左股骨干中段粉碎性骨折,入院后2h,突然出现呼吸困难、口唇发绀,经抢救无效死亡。

(三) 气体栓塞

大量空气迅速进入血循环或原溶于血液内的气体迅速游离,形成气泡阻塞血管,称为气体栓塞。前者为空气栓塞,后者是在高气压环境急速转到低气压环境的减压过程中发生的气体栓塞,称为减压病。

1. 空气栓塞　静脉破裂后空气进入静脉后到达右心,泡沫状的血液阻塞肺动脉出口,导致猝死。

2. 减压病　沉箱作业或深潜水的工人,从深水中迅速上升到水面时,溶解于血液内的气体(主要是氮气)迅速游离引起的气体栓塞,合并微血栓可引起局部缺血和梗死。

(四) 羊水栓塞

分娩过程中,子宫收缩可将羊水压入破裂的子宫壁静脉窦内,羊水成分可由子宫静脉进入肺循环,在肺动脉分支及毛细血管内引起羊水栓塞,产妇可突然出现呼吸困难、发绀、休克,甚至死亡。

情境案例 4-4 诊断分析

①患者左股骨干中段粉碎性骨折,骨髓内可释放出脂肪滴,或局部软组织的脂肪细胞发生碎裂,释放出脂肪滴进入破裂的血管;②随着血液循环最先到达肺部,栓子堵塞肺动脉主干或大分支,肺的血液灌流急剧下降,导致患者突然出现呼吸困难、口唇发绀等缺氧症状。

诊断结论:脂肪栓子堵塞肺动脉主干或大分支,肺动脉阻力急剧增加,患者因窒息和急性右心衰竭而死亡。

(五) 其他栓塞

1. 细菌及寄生虫栓塞　含大量细菌的血栓或细菌菌团侵入血管或淋巴管时,既可引起管腔阻塞,又可导致炎症扩散,细菌栓塞多见于细菌性心内膜炎及败血症。寄生虫及虫卵偶可栓塞于肝内门静脉分支。

2. 瘤细胞栓塞　恶性肿瘤细胞可经毛细血管或靠近毛细血管的小静脉侵入血液,引起肺、肝或全身其他器官小血管栓塞。瘤细胞栓塞可造成肿瘤的转移。

考点:栓塞对机体的影响取决于哪些因素

临床链接：你知道静脉血栓和动脉血栓的主要区别吗？

动脉是血液从心脏走向肢体脏器的血管，动脉血栓会引起相应部位缺血，出现发凉、发青白、萎缩或干瘪、疼痛等缺血性改变。静脉血栓可出现相应位置的淤血、肿胀、发热、疼痛等。

动脉血栓多数是在动脉粥样硬化斑块破裂的基础上形成的，易导致心肌缺血、梗死和脑动脉、肠系膜动脉及肢体动脉栓塞，表现为心绞痛、偏瘫、意识障碍、肢端疼痛及肢体缺血性坏死等。静脉血栓多与血流缓慢和引流不畅有关，血栓随血液移动到其他部位，可出现肺动脉栓塞、猝死等。

记忆板

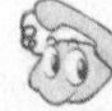

栓塞根据栓子不同分为：①血栓栓塞；②脂肪栓塞；③气体栓塞；④羊水栓塞；⑤瘤细胞、细菌及寄生虫栓塞等。最常见的是血栓栓塞，尤以肺动脉栓塞后果最为严重。

第4节　梗　死

由于血管阻塞、血液供应中断，导致器官或局部组织缺血、缺氧而发生的坏死，称为梗死(infarction)。

一、梗死形成的原因和条件

任何引起血管管腔阻塞，导致局部组织血液循环中断和缺血的原因均可引起梗死。

(一) 梗死形成的原因

1. 血栓形成　血栓形成是梗死最常见的原因，主要见于冠状动脉和脑动脉粥样硬化继发血栓形成引起的心肌梗死和脑梗死等。

2. 动脉痉挛　单纯的动脉痉挛引起梗死较罕见，如存在动脉粥样硬化或合并出血、情绪激动、过度劳累、强烈刺激等诱因，在血管狭窄的基础上发生持续痉挛引起血管闭塞，则可导致相应器官或组织梗死，常见有冠状动脉粥样硬化引起的心肌梗死。

3. 血管受压闭塞　如肠扭转、肠套叠时肠系膜动脉、静脉受压引起肠梗死；卵巢囊肿蒂扭转压迫血管，导致血流中断而引起囊肿坏死。

(二) 梗死形成的条件

血管阻塞是否造成梗死，还与下列因素有关。

1. 供血血管的类型　有双重血液循环的器官，其中一条动脉阻塞，因有另一条动脉可以维持供血，所以通常不易引起梗死。例如，肺、肝具有双重血液供应，两者之间有丰富的吻合支，一般不会发生梗死。前臂和手平行走向的桡动脉和尺动脉之间有丰富的吻合支，因此前臂和手绝少发生梗死。肾、脾及脑动脉的吻合支少，当动脉发生阻塞时，由于不易建立有效的侧支循环，常易发生梗死。

2. 局部组织对缺血的敏感程度　大脑的神经细胞的耐受性最低，3～4min 的缺血即引起梗死。心肌细胞对缺血也很敏感，缺血 20～30min 就会死亡。严重的贫血或心功能不全，血氧含量降低，可促进梗死的发生。骨骼肌、纤维结缔组织对缺血耐受性最强，一般不易发生梗死。

考点：梗死的发生与哪些因素有关

二、梗死的病变及类型

(一) 梗死的形态特征

梗死是局部组织的坏死，其形态因不同组织器官而有所差异。

1. 梗死灶的形状　梗死灶的形状取决于该器官的血管分布方式。多数器官的血管呈锥形分支，如脾、肾、肺等，故梗死灶也呈锥形，切面呈扇面形或三角形，其尖端位于血管阻塞处，常指向脾门、肾门、肺门，底部为器官的表面。心冠状动脉分支不规则，故心肌梗死灶的形状也不规则，呈地图状。肠系膜血管呈扇形分支和支配某一肠段，故肠梗死灶呈节段形。

2. 梗死灶的质地　梗死灶的质地取决于坏死的类型。实质器官如心、脾、肾的梗死为凝固性坏死。新鲜时，由于组织崩解，局部胶体渗透压升高而吸收水分，使局部肿胀，表面和切面均有微隆起。梗死若靠近浆膜面，则浆膜表面常有一层纤维蛋白性渗出物被覆。陈旧性梗死因含水分较少而略干燥，质地变硬，表面下陷。脑梗死为液化性坏死，新鲜时质软疏松，日久后逐渐液化成囊状。

3. 梗死灶的颜色　梗死灶的颜色取决于病灶内的含血量，含血量少时颜色灰白，称为贫血性梗死或白色梗死。含血量多时颜色暗红，称为出血性梗死或红色梗死。

（二）梗死类型

根据梗死灶内含血量多少和有无合并细菌感染，将梗死分为以下3种类型。

1. 贫血性梗死　贫血性梗死多发生于组织较致密、无侧支或侧支循环不丰富的实质性器官，如肾、脾、心和脑。当这些器官动脉分支的血流阻断后，局部组织因缺血、缺氧引起梗死，梗死灶周边的血管扩张充血、血管壁通透性增高，红细胞漏出，形成围绕梗死灶的充血出血带。因为组织致密及血管压力降低，故梗死区出血量较少，少量的红细胞很快崩解，血红蛋白被吸收，坏死组织发生凝固，使梗死区呈灰白色贫血状态。

肉眼观，贫血性梗死的梗死灶呈灰白色或灰黄色，与正常组织分界清楚，分界处常有暗红色的充血及出血带；梗死灶的形状取决于器官的血管分布，脾、肾等器官的动脉血管经脾、肾门进入，然后呈树枝状逐级分支，因此其梗死灶呈圆锥形，切面呈扇形或楔形，尖端朝向血管阻塞部位，底部靠近该器官的表面；冠状动脉分布不规则，因而心肌梗死灶形状不规则，呈地图形（图4-10）。镜下观，梗死12～18h后出现凝固性坏死（脑梗死是液化性坏死），早期梗死区的组织轮廓尚存，梗死灶周围有明显的炎症反应，可见炎细胞浸润及充血、出血带。陈旧的梗死灶，梗死区呈均质性结构，周围有肉芽组织长入，可完全机化形成瘢痕。

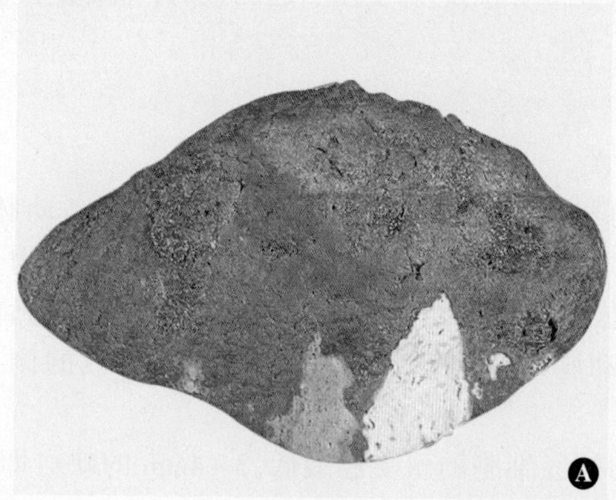

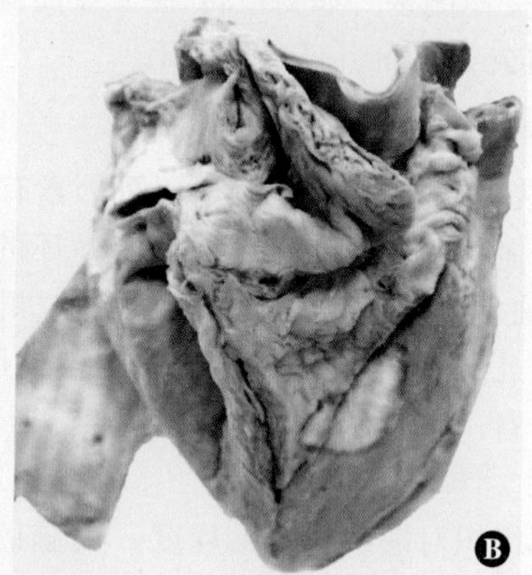

图4-10　贫血性梗死

A. 脾梗死；B. 心肌梗死

2. 出血性梗死　出血性梗死主要发生在肺和肠等有双重血液供应血管吻合支丰富、组织结构较疏松的器官。特点是在梗死区内有明显的出血现象，故称为出血性梗死。

（1）肺有肺动脉和支气管动脉双重血液供应，在正常情况下，一般不引起梗死。但在肺严重淤血的情况下，由于整个器官的静脉压和毛细血管内压增高，另一支动脉不能建立有效的侧支循环，可引起局部组织缺血坏死；同时，由于严重淤血、组织结构疏松及梗死后血管壁通透性增加，梗死区发生弥漫性出血现象。肉眼观，肺梗死的梗死灶为锥体形，切面为楔形，其尖端朝向肺门或血管堵塞处，底部靠近胸膜面；梗死灶因弥漫性出血呈暗红色（图 4-11）。镜下观，梗死区肺泡壁结构不清，肺泡腔充满红细胞。

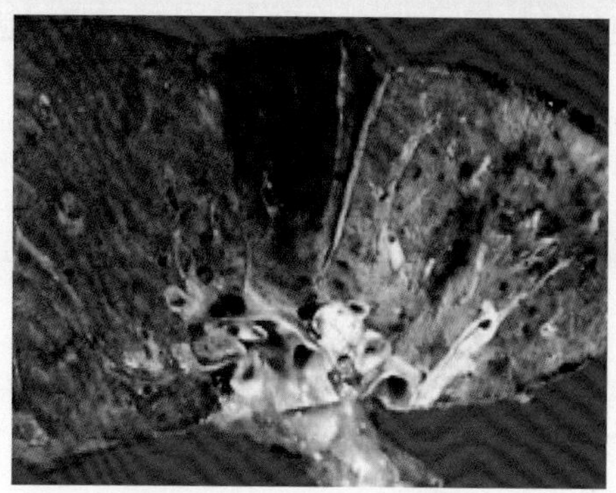

图 4-11　肺出血性梗死

（2）肠出血性梗死常见于肠扭转、肠套叠、嵌顿性肠疝，由于肠系膜静脉先受压而发生高度淤血，继而肠系膜动脉也受压导致局部缺血而发生出血性梗死。肠梗死多发生于小肠，因为肠系膜动脉呈扇形、节段性分布，故肠梗死通常只累及某一段肠管。肉眼观，梗死的肠壁因弥漫性出血而呈紫红色（图 4-12），因淤血水肿及出血，肠壁增厚，质脆弱，易破裂，肠腔内充满浑浊的暗红色液体，浆膜面可有纤维蛋白性渗出物。镜下观，肠壁各层组织坏死及弥漫性出血。肠梗死容易发生肠穿孔，引起弥漫性腹膜炎，进而危及生命。

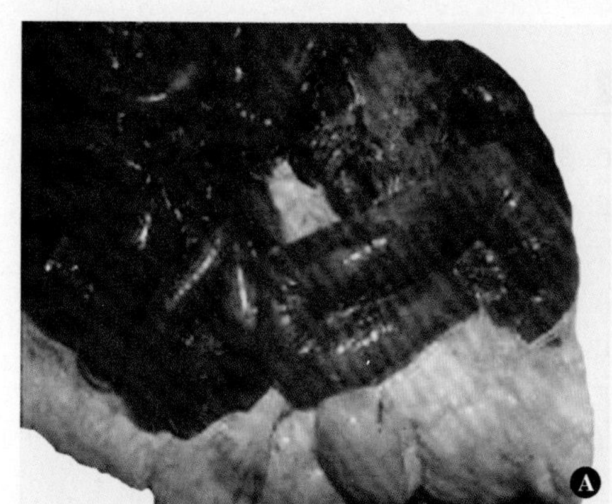

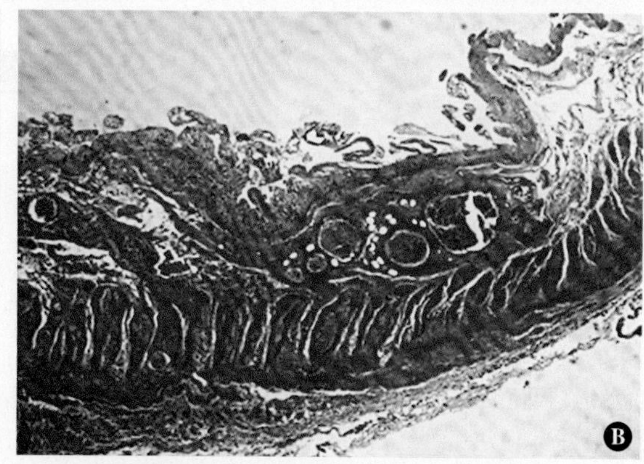

图 4-12　小肠出血性梗死

A. 肉眼观，小肠部分肠管增粗，高度淤血，暗红色；B. 镜下观，小肠管壁增厚，高度淤血，黏膜上皮坏死脱落

贫血性梗死与出血性梗死的区别见表 4-1。

表 4-1　贫血性梗死与出血性梗死的区别

项目	颜色	部位	梗死灶的形状	分界
贫血性梗死	灰白色、质地坚实（白色梗死）	心、肾、脾、脑	地图状（心）、锥体状（肾、脾）	分界清、充血出血带
出血性梗死	红色、柔软（红色梗死）	肺、肠	扇面（肺）、节段性（肠）	不清楚

3. 败血性梗死　败血性梗死因阻塞血管的栓子含有细菌而引起，常发生于急性感染性心内膜炎，梗死区可见细菌团及大量炎性细胞浸润。

三、梗死对机体的影响和结局

梗死对机体的影响取决于发生梗死的器官和梗死灶的大小及部位。肾梗死可引起腰痛和血尿，但不影响肾功能；肺梗死有胸膜刺激征和咯血；四肢的梗死即坏疽，若引起毒血症，必要时需截肢；心肌梗死可影响心功能，严重者可导致患者死亡；脑梗死视不同定位而有不同症状，梗死灶大者可导致死亡。

临床链接:你知道临床常见器官梗死的结局吗?

心肌梗死——多数因冠状动脉粥样硬化斑块或形成血栓,使部分心肌因缺血而发生局部坏死,出现剧烈而较持久的胸骨后疼痛、发热、白细胞增多、血清心肌酶活力增高及进行性心电图变化,可发生心律失常、休克或心力衰竭,按病程分为急性与陈旧性心肌梗死。

脑梗死——主要是由于供应脑部血液的动脉出现粥样硬化和血栓形成,导致局灶性急性脑供血不足、缺血及缺氧;也有因固体、液体、气体入脑或颈部动脉,造成血流阻断或血流量骤减,脑组织变软、液化、坏死,重者出现肢体瘫痪甚至急性昏迷死亡。

肺梗死——由于肺外的栓子引起肺动脉栓塞,栓子经静脉入右心至肺动脉主干至左、右肺动脉或末梢,闭塞肺循环,患者可突发胸痛,继而出现胸闷、气短及咯血,严重者可危及生命。

记忆板

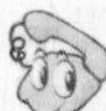

梗死分为贫血性梗死、出血性梗死,原因有:①血栓形成;②动脉痉挛;③血管受压闭塞。梗死对机体的影响取决于发生梗死的器官和梗死灶的大小及部位。

自测题

一、名词解释

1. 淤血 2. 血栓形成 3. 栓子 4. 血栓栓塞 5. 梗死 6. 心力衰竭细胞

二、填空题

1. 主要由纤维蛋白构成的血栓称为________,主要由黏集的血小板构成的血栓称为________,血栓呈灰白色和红褐色交替的层状结构称为________。
2. 梗死可分为________和________,前者常见于________及________等器官,而后者常见于________、________等器官。
3. 血栓形成的原因和条件有________、________、________,最严重的后果是________和________。

三、单项选择题

1. 槟榔肝是由(　　)引起的
   A. 肝脂肪变性　B. 肝细胞水肿
   C. 门脉性肝硬化　D. 慢性肝淤血
   E. 坏死后性肝硬化
2. 股静脉血栓脱落常栓塞
   A. 下腔静脉　B. 右下肢大静脉
   C. 右心房　D. 右心室
   E. 肺动脉
3. 右心衰竭时引起淤血的器官主要是
   A. 肺、肝及胃肠道　B. 肝、脾及胃肠道
   C. 脑、肺及胃肠　D. 肾、肺及胃肠道
   E. 脾、肺及胃肠道
4. 原发性高血压患者后期出现左心衰竭,易导致下列哪一脏器淤血
   A. 肺　B. 脑
   C. 肝　D. 肾
   E. 下肢
5. 关于血栓的描述,下列哪项是错误的
   A. 溶解吸收　B. 分离排出
   C. 机化　D. 再通
   E. 钙化
6. 有关慢性肝淤血的叙述中,下列哪一项不妥
   A. 肝小叶中央静脉扩张　B. 肝窦扩张
   C. 肝细胞有萎缩　D. 门静脉扩张
   E. 部分肝细胞脂肪变性
7. 下述因素中哪种与血栓形成无关
   A. 血管内膜损伤　B. 血流缓慢
   C. 血小板数量增多　D. 动脉充血
   E. 纤维蛋白溶解系统活性降低
8. 脑动脉粥样硬化患者,3 天前早晨醒来感觉头晕并发现右侧上、下肢不能自如活动且病情逐渐加重,第 4 天右侧上、下肢出现麻痹,最有可能出现的是
   A. 脑出血　B. 脑栓塞
   C. 脑梗死　D. 脑血栓形成
   E. 脑坏死
9. 锁骨下静脉和颈静脉开放性损伤常危及生命主要是由于
   A. 血栓形成　B. 脑梗死
   C. 空气栓塞　D. 出血性休克
   E. 脂肪栓塞
10. 男孩,11 岁,突发剧烈腹痛伴恶心呕吐。病理活检标本见:肠管扩张,肠套叠,肠管呈暗红色,局部发黑,肠管的病变为

A. 静脉淤血　　B. 动脉出血
C. 肠出血性梗死　　D. 肠结核
E. 慢性肠炎

四、简答题

1. 充血与淤血时的病理变化有何不同?
2. 试用肺褐色硬化的镜下改变,解释其肉眼病变特征。
3. 为什么静脉发生血栓比动脉多?
4. 静脉淤血、血栓形成、栓塞及梗死之间有何联系?

五、情境案例讨论

(一)病例摘要:某男,40岁,慢性风湿性心脏病,近日发现二尖瓣狭窄合并房颤,住院治疗,但在纠正房颤后,突然发生偏瘫。

问题:

1. 导致偏瘫的原因是什么?
2. 试述疾病的发展过程。
3. 试分析病理学特征。

(二)病例摘要:孙先生65岁,患有下肢静脉血栓5年多,最近2年,左腿明显比右腿粗了近1倍,只认为是老年人的正常病变,且腿肿也没影响走路,就由自己经常按摩肿胀的腿部,一天孙先生早上起床上厕所时,倒卧在洗手间里,当被送到医院抢救时,已经停止了呼吸。

问题:

1. 导致死亡的原因是什么?
2. 左腿肿胀的原因是什么?

(许煜和)

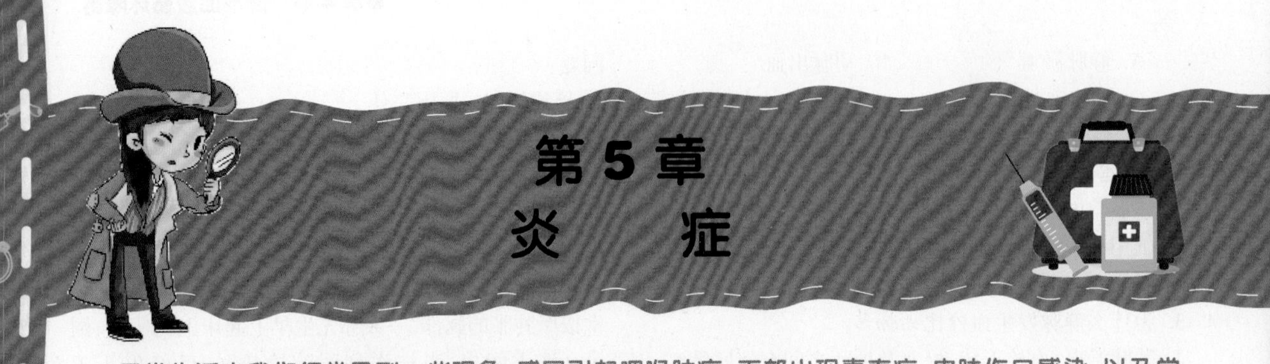

第5章 炎症

日常生活中我们经常见到一些现象：感冒引起咽喉肿痛，面部出现青春痘，皮肤伤口感染，以及常提到的阑尾炎、肺炎、肝炎等，这些病变都属于今天要讲的炎症范畴。

第1节 炎症的概念

炎症(inflammation)是具有血管系统的活体组织对各种致炎因子造成的损伤所发生的一种以防御为主的反应。这种防御反应，主要表现在局部的液体、白细胞的渗出性反应，稀释、局限和杀灭损伤因子，清除、吸收坏死组织，并通过实质和间质细胞的再生使受损伤的组织得以修复愈合。因此，炎症实质是以损伤起始、愈复告终的复杂病理过程。

第2节 炎症的原因

凡能引起组织和细胞损伤的因素都能引起炎症。炎症的原因种类繁多，归纳为以下几类。

1. 生物性因素　细菌、病毒、立克次体、螺旋体、支原体、真菌和寄生虫等，是炎症最常见的原因。由生物性因素引起的炎症又称为感染。

2. 物理性因素　物理性因素包括高温(烧伤、烫伤)、低温(冻伤)、放射性损伤和机械性切割、挤压、挫伤、紫外线等。

3. 化学性因素　外源性化学因素有强酸、强碱等；内源性化学毒物有坏死组织分解产物和体内代谢产物异常堆积如尿素、尿酸等。

4. 变态反应　异常免疫反应所造成的组织损害可引起各种变态反应性炎症，如过敏性鼻炎、荨麻疹及肾小球肾炎等。

致炎因素作用于机体后是否引起炎症及炎症反应的强弱，除与致炎因素的性质、强度和作用时间等有关外，还与机体对致炎因素的敏感性有关。

第3节 炎症的局部基本病理变化

炎症局部的基本病理变化包括变质、渗出和增生。不同炎症或炎症的不同阶段，三者变化程度不同，一般早期以变质和渗出为主，后期以增生为主。变质是损伤反应，渗出和增生是抗损伤反应。

一、变　质

炎症局部组织的变性和坏死称为变质。变质是由致炎因素的直接损害作用或局部血液循环障碍与炎症反应产物的共同作用引起的。变质可发生在实质细胞中，也可见于间质。

1. 形态变化　实质细胞常发生细胞水肿、脂肪变性、凝固性坏死及液化性坏死等。间质可发生黏液样变性、纤维素样坏死等。

2. 代谢变化　代谢变化表现为糖、脂肪和蛋白质的分解代谢增强，组织耗氧量增加引起氧化不全所产生的酸性代谢产物在体内堆积，如乳酸、酮体等，使局部出现酸中毒；炎症局部物质代谢加强，组织崩解和大分子物质分解为小分子物质，可使局部渗透压升高，为局部血液循环障碍和炎症渗出等提供了重要的条件。

3. 炎症介质　炎症介质(inflammatory mediator)是指在致炎因素作用下,由局部组织或血浆中产生和释放,参与炎症反应的具有生物活性的化学物质。

临床链接:炎症介质

炎症介质有内源性、外源性两种,内源性炎症介质主要由细胞释放或在体液中产生;外源性炎症介质主要是病原微生物的毒素和代谢产物(表 5-1)。炎症介质在炎症过程中始终起着重要作用。炎症介质有以下特点:①炎症介质通常以其"前体"或非活性状态存在,经多步骤激活后才发挥作用;②炎症介质释放的同时激活对其有反作用的拮抗物,起到负反馈调节作用;③各种炎症介质的致炎效应各不相同;④不同的炎症介质之间有着密切关系。

表 5-1　主要炎症介质及作用

种类	来源	血管扩张	血管通透性	趋化作用	组织损伤	发热	疼痛
组胺	肥大细胞、血小板	+	+				
5-羟色胺	肥大细胞、血小板	+	+				
前列腺素	细胞质膜磷脂成分	+	+	+		+	+
白细胞三烯	白细胞、肥大细胞		+	+			
溶酶体成分	中性粒细胞		+	+	+		
淋巴因子	T 淋巴细胞		+	+	+		
缓激肽	血浆蛋白质	+	+				+
补体 C3a、C5a	补体系统	+	+	+			
纤维蛋白多肽	凝血系统		+	+			
纤维蛋白降解产物	纤溶系统		+	+			
氧自由基	白细胞				+		

二、渗　　出

炎症局部组织血管内血液成分通过血管壁进入组织间隙、体腔、体表和黏膜表面的过程称为渗出。渗出的液体和细胞成分称为渗出液或渗出物。渗出是炎症的重要标志,其过程是在一系列血管和血流改变的基础上发生的,与炎症区域代谢和炎症介质密切相关。渗出过程包括血流动力学改变(炎性充血)、血管通透性升高(炎性渗出)及白细胞渗出等。

(一) 血流动力学改变——炎性充血

炎症组织发生损伤后,微循环很快发生血流动力学改变,血流和血管口径发生一系列变化。按下列顺序发生(图 5-1)。

1. 细动脉短暂收缩　致炎因素作用机体后,首先通过神经反射,使肾上腺素能神经纤维兴奋,引起细动脉短暂收缩,时间仅持续数秒钟至数分钟。

2. 血管扩张和血流加速　细动脉和毛细血管扩张,血流加速,形成动脉性充血(即炎性充血)。这种变化与神经轴突反射和组胺、缓激肽及前列腺素类炎症介质有关。

3. 血流缓慢和血流淤滞　由于炎症介质的作用及氢离子、钾离子的堆积,引起毛细血管和小静脉扩张,发展为静脉性充血(淤血),为血液成分的渗出创造条件。

(二) 血管通透性升高与液体渗出

1. 血管通透性升高　血管通透性的高低取决于血管内皮细胞的完整性。炎症时可使血管通透性增加,其机制主要有:血管内皮细胞收缩、损伤,穿胞通道作用增强,以及新生毛细血管的高通透性

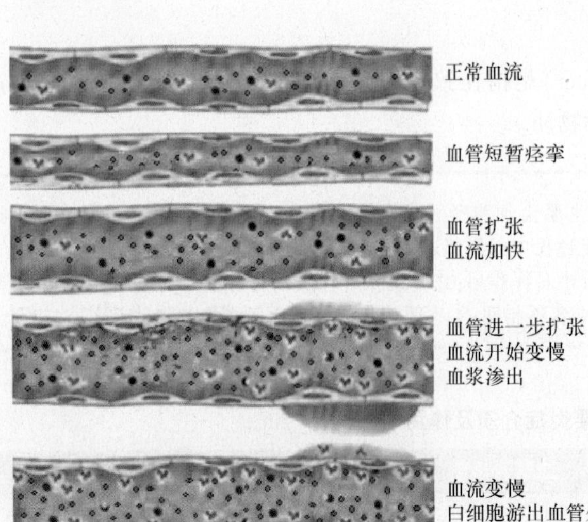

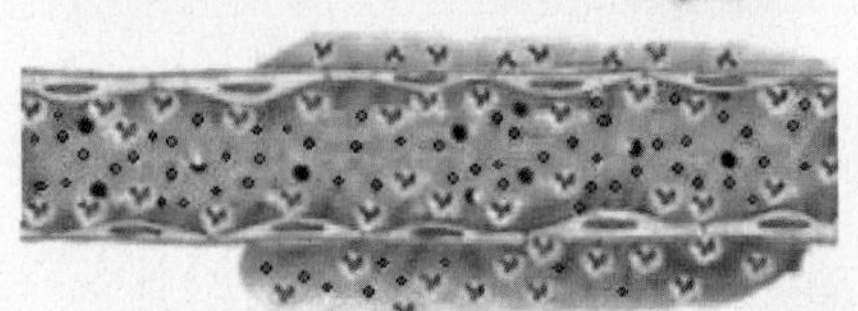

图 5-1　急性炎症时血流动力学变化模式图

等(图 5-2)。例如,①组胺、缓激肽、白细胞三烯等与内皮细胞受体结合后,迅速引起内皮细胞收缩,使其连接处缝隙加大;②缺氧、白细胞介素、肿瘤坏死因子等引起内皮细胞骨架重构,导致内皮细胞收缩;③血管内皮生长因子、组胺、缓激肽等使内皮细胞穿胞通道的数量增加和囊泡口径增大,引起血管通透性升高;④致炎因素(如严重烧伤或细菌感染时)可直接损伤血管内皮细胞,使之坏死脱落,血管通透性迅速升高。

2. 液体渗出　炎症时血液中的液体成分通过细静脉和毛细血管壁到达血管外的过程,称为液体渗出。渗出的液体称为渗出液。渗出液积聚于组织间隙,称为炎性水肿。积聚于体腔或关节腔称为积液。炎症性渗出液与单纯由于血管流体静压升高引起的漏出液不同(表 5-2)。临床上,区别渗出液与漏出液对于明确诊断、制订合理的治疗方案具有重要意义。

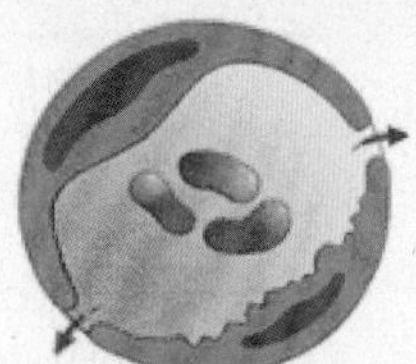

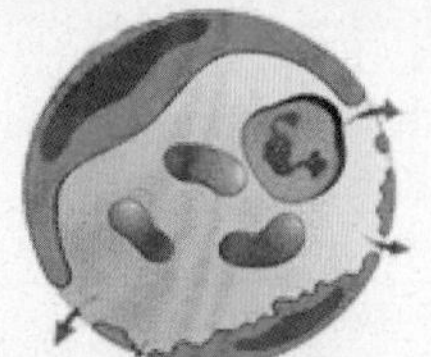

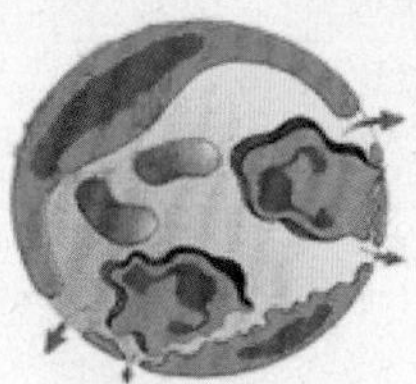

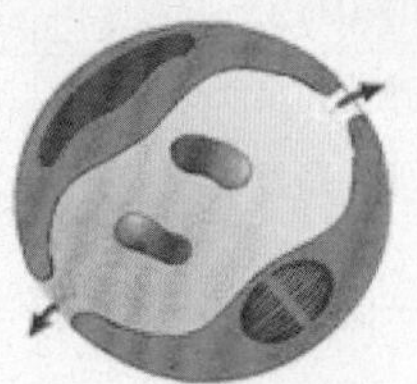

图 5-2　血管通透性升高机制模式图

表 5-2　渗出液与漏出液的鉴别

项目	渗出液	漏出液
原因	炎症	非炎症
外观	混浊	澄清
蛋白量	30g/L 以上	25g/L 以下
相对密度	>1.018	<1.018
有核细胞数	$>1000\times10^6$/L	$<500\times10^6$/L
黏蛋白试验	阳性	阴性
凝固性	能自凝	不自凝

液体渗出具有重要的防御作用:①渗出液可中和、稀释毒素,带走炎症区域的有害物质;②给炎症病灶提供葡萄糖、氧等营养物质,带走代谢产物;③渗出液中含有抗体、补体等,可增强细胞防御能力,消灭病原体;④渗出液中纤维蛋白原可转变成纤维蛋白,交织成网,可阻止病原体扩散和局限炎症,并

有利于吞噬细胞发挥吞噬作用。在炎症后期,纤维蛋白网可成为修复支架,有利于组织的修复。但渗出液过多可压迫邻近组织和器官,加重局部血液循环障碍,影响组织和器官的功能,造成不良后果。例如,大量心包腔积液可影响心脏的舒缩功能;纤维蛋白渗出过多,不能完全吸收则发生机化粘连,如胸膜纤维性粘连,使呼吸受到限制。

(三)白细胞渗出和吞噬作用

炎症过程中,白细胞从血管内渗出到组织间隙的现象称为炎细胞浸润。进入炎症区域的白细胞称为炎细胞。白细胞渗出是炎症反应最重要的形态学特征。白细胞的渗出是一个极为复杂的连续过程,它包括白细胞的边集、附壁、游出、趋化作用和吞噬作用。

1. 白细胞边集和附壁　当炎性充血,血流缓慢时,轴流变宽,白细胞由轴流进入边流靠近血管壁(边集),并沿内皮细胞向前缓慢滚动,最后黏附于血管内皮细胞表面(附壁)。

2. 白细胞游出与趋化作用　黏附于内皮细胞表面的白细胞沿内皮表面缓慢移动,在内皮细胞连接处伸出伪足,整个白细胞逐渐以阿米巴样运动方式从内皮细胞缝隙移出血管外,称为游出。白细胞的游走方向受某些化学刺激物的影响,称为趋化作用或趋化性(图5-3)。能影响白细胞游走方向的化学刺激物,称为趋化因子。趋化因子对白细胞的趋化作用有特异性,白细胞的游出以中性粒细胞最快,淋巴细胞运动能力最弱。不同类型的炎症,游出的白细胞种类不同,化脓菌感染以中性粒细胞渗出为主;病毒感染以淋巴细胞渗出为主;过敏反应或寄生虫病则以嗜酸粒细胞渗出为主。

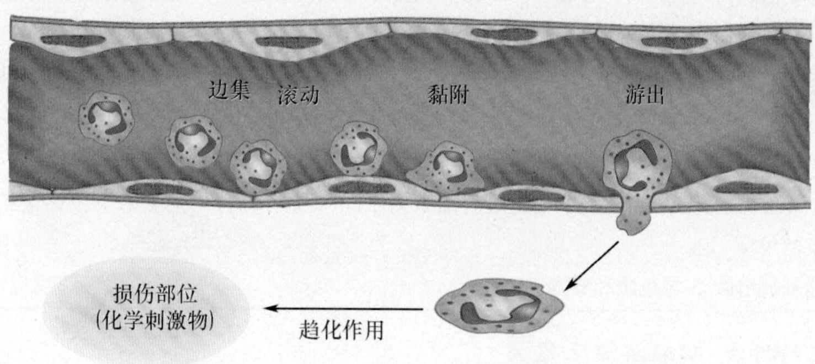

图5-3　中性粒细胞的游出和聚集过程模式图

3. 吞噬作用　白细胞游出到炎症灶内对病原体及组织崩解碎片进行吞噬消化的过程,称为吞噬作用(phagocytosis),是炎症防御反应最重要的环节,有吞噬功能的细胞主要是中性粒细胞和巨噬细胞。中性粒细胞又称小吞噬细胞,数量最多,能清除和杀灭病原微生物;巨噬细胞又称大吞噬细胞,能吞噬中性粒细胞不能吞噬的某些病原微生物如结核分枝杆菌、伤寒杆菌、寄生虫和较大的组织碎片、异物和坏死的细胞等。

吞噬过程包括识别和黏着、包围吞入和杀灭降解3个阶段。在炎症灶内吞噬细胞首先与病原体和崩解的组织碎片等异物接触、黏着,进一步伸出伪足将其包裹,形成吞噬体,吞噬体与细胞质中的溶酶体结合形成吞噬溶酶体,病原体及异物在溶酶体内被杀灭和降解(图5-4)。经吞噬细胞的吞噬作用,大多数病原微生物可被杀灭,但有些病毒和细菌(如结核分枝杆菌)毒力较强,不易被杀灭,在白细胞内处于静止状态,一旦机体抵抗力低下,这些病毒又能继续繁殖,并随吞噬细胞的游走而在机体内播散。

4. 炎细胞的种类、功能及临床意义　炎细胞的种类、功能及临床意义见图5-5及表5-3。

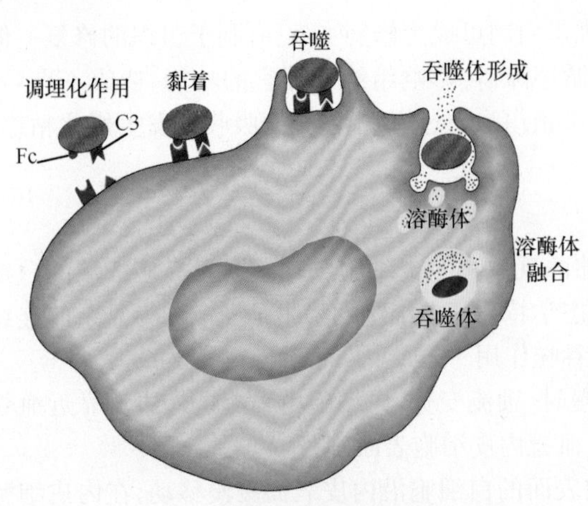

图 5-4 白细胞吞噬过程示意图

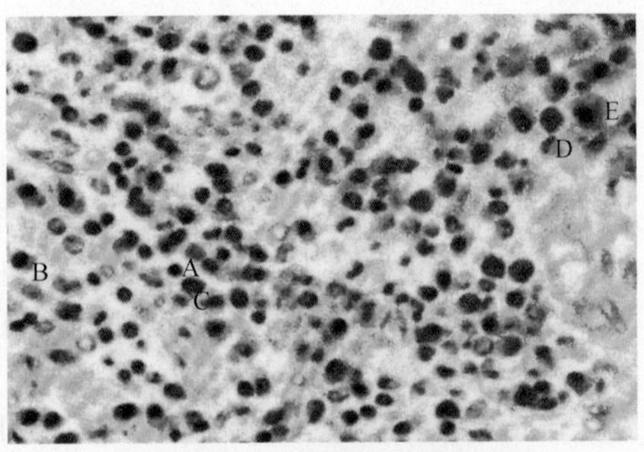

图 5-5 各种炎细胞

A. 淋巴细胞;B. 浆细胞;C. 嗜酸粒细胞;D. 中性粒细胞;E. 单核巨噬细胞

表 5-3 炎细胞的种类、功能及临床意义

种类	功能	临床意义
中性粒细胞	运动活跃,吞噬力强,能吞噬各种细菌、坏死组织小碎片和抗原-抗体复合物,释放致热原及炎症介质	见于急性炎症及炎症早期,特别是化脓性炎
单核巨噬细胞	运动及吞噬能力很强,能吞噬各种细菌、较大的坏死组织碎片和抗原-抗体复合物,释放致热源和炎症介质;参与免疫反应	主要见于急性炎症后期,慢性炎症,各种非化脓性炎
嗜酸粒细胞	运动能力弱,有一定吞噬能力,能吞噬抗原-抗体复合物及组胺	常见于寄生虫感染及变态反应性炎症
淋巴细胞、浆细胞	运动能力弱,无吞噬能力;T 细胞参与细胞免疫;B 细胞参与体液免疫	主要见于慢性炎症和病毒、立克次体感染
嗜碱粒细胞	能释放组胺、5-羟色胺和肝素	主要见于变态反应性炎症

考点:炎细胞的种类、功能及临床意义

记忆板

炎症的基本病理变化是变质、渗出、增生。变质是损伤反应,渗出和增生是抗损伤反应。急性炎症和炎症早期以变质和渗出为主,炎症后期或慢性炎症则以增生为主,三者密不可分。

三、增 生

在致炎因素、组织崩解产物或某些理化因子的刺激下,炎症灶的巨噬细胞、血管内皮细胞和成纤维细胞增殖,细胞数目增多,称为增生(proliferation)。在某些情况下,炎症病灶附近的上皮细胞或实质细胞也发生增生。增生是一种重要的防御反应,血管内皮细胞和成纤维细胞增生构成肉芽组织,能使炎症局限化和损伤组织得以修复。巨噬细胞增生能增进其吞噬功能。但增生过度可影响器官功能,对机体产生不利影响。

综上所述,炎症过程的 3 种基本病变,虽然各有其表现特点,但相互之间密切联系,相互依存,相互制约,共同组成复杂的炎症反应过程。

记忆板
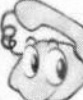

急性炎症早期,化脓性炎症以中性粒细胞浸润为主;急性炎症后期,慢性炎症则以巨噬细胞、淋巴细胞和浆细胞浸润为主。

第4节 炎症的局部表现与全身反应

一、炎症的局部临床表现

1. 红 炎症初期由于动脉性充血,局部组织呈鲜红色;随着炎症的发展,之后因静脉淤血,而转化为暗红色。

2. 肿 急性炎症时由于炎性充血、炎性水肿,局部明显肿胀;慢性炎症时因组织、细胞增生引起肿胀。

3. 热 由动脉性充血,血流加快,组织代谢增强,产热增多所致。

4. 痛 由于组织分解代谢增强,炎症局部氢离子、钾离子浓度升高及前列腺素、缓激肽等炎症介质刺激,是疼痛的重要原因,此外还与渗出物的压迫与局部组织肿胀压迫神经末梢有关。

5. 功能障碍 实质细胞变性、坏死和代谢异常,渗出物压迫和阻塞及局部组织的肿胀及疼痛均可导致局部器官的功能障碍。

考点:炎症的局部临床表现

二、炎症的全身反应

1. 发热 炎症时,各种病原体及其代谢产物等作为外源性致热原,刺激机体吞噬细胞产生内源性致热原,使体温调节中枢的调定点上移,产热增多,体温升高。一定程度的发热促进抗体形成,增强单核-巨噬细胞系统的功能和肝脏的解毒功能。所以炎症时的发热是机体重要的防御反应。但体温过高或长期发热,代谢加快可引起各系统,尤其是中枢神经系统功能紊乱。

2. 血液中白细胞的变化 急性炎症特别是化脓菌感染引起的急性炎症,末梢血中白细胞数目常增多,可达(15~20)×10^9/L以上。白细胞增多具有防御意义。血中白细胞反应的类型与炎症性质、病原种类、感染程度有关。大多数细菌感染以中性粒细胞增多为主,严重感染时可出现幼稚的中性粒细胞(称为“核左移”);肉芽肿性炎以单核细胞增多为主;寄生虫感染或某些变态反应性疾病以嗜酸粒细胞增多为主;慢性炎症和病毒感染以淋巴细胞、单核细胞增多为主。但也有一些疾病,如伤寒、流行性感冒,血中白细胞数目反而减少。因此,临床上做外周血白细胞的计数和分类检查有助于疾病的诊断。

3. 单核-巨噬细胞系统增生 病原微生物引起的炎症性疾病,单核-巨噬细胞系统常有不同程度的增生。表现为骨髓、肝、脾、淋巴结的巨噬细胞增生,吞噬能力增强。主要表现为局部淋巴结的痛性肿大,甚至出现肝大、脾大。

4. 实质器官病变 重度炎症,病原微生物及其毒素、血液循环障碍等影响,可引起心、肝、肾、脑等器官的实质细胞发生变性、坏死,出现相应的临床表现,如白喉引起心肌细胞变性、坏死等。

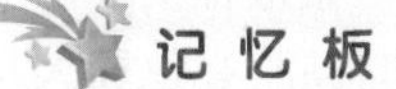

炎症的局部临床表现为红、肿、热、痛、功能障碍;全身反应有发热、血液中白细胞的变化、单核-巨噬细胞系统增生、实质器官病变。

情境对话

学生:老师,这两天天气寒冷,气候干燥,好多同学都感冒了,感冒属于炎症吗?

老师:感冒从医学上讲实际就是急性上呼吸道感染,常见症状有恶寒、高热、头痛、乏力等。

学生:老师,前两天我宿舍有个同学重感冒高热好几天,再遇到这种情况我们应该怎么处理呢?

老师:感冒引起发热这是机体正常的一种防御反应。如果高热超过38.5℃时应口服解热镇痛药,如布洛芬、对乙酰氨基酚等药,另外可以配以物理降温。应注意休息,多饮水,室内保持空气流通。

学生:老师,感冒时是不是应该吃点消炎药呢?

老师:大多数感冒是由病毒感染引起的,所以要服用抗病毒药物治疗。如果条件允许可以去医院化验血常规,如果白细胞计数明显升高,说明体内有感染病灶,就需要加抗炎药物治疗。

学生:看来并不是感冒都需要消炎,原来我们一直有误区啊!谢谢老师!

第5节　炎症的类型及病理变化特点

根据炎症病程长短和发病急缓，通常分为超急性炎症、急性炎症、亚急性炎症和慢性炎症。急性炎症和慢性炎症最常见。亦可根据局部基本病理变化分为变质性炎、渗出性炎和增生性炎三大类型。以下着重从病理学的角度介绍急性炎症和慢性炎症。

一、急性炎症

急性炎症起病急，症状明显，病程短，一般数天至1个月。病变以变质和渗出为主，而增生相对较轻。

(一) 变质性炎

变质性炎以局部组织、细胞变性、坏死为主，而渗出和增生变化轻微，常发生在心、肝、肾、脑等实质器官。

变质性炎见于某些病毒感染、严重中毒及变态反应时，由于组织器官实质细胞的变性、坏死明显，常引起相应器官功能障碍。例如，急性重型病毒性肝炎，肝细胞广泛坏死，引起严重的肝功能障碍；流行性乙型脑炎时，神经细胞变性、坏死及脑软化灶形成，造成严重的中枢神经系统功能障碍。

(二) 渗出性炎

渗出性炎以局部渗出为主，炎症灶内有大量渗出物，而变质和增生变化轻微。根据渗出物的不同分为浆液性炎、纤维素性炎、化脓性炎、出血性炎等几种类型。

情境案例 5-1

女性患者，18岁，在寄宿学校读书，2天前去开水房打水，不慎把左手臂烫伤，表现为红、肿、热、痛，冷敷后稍减轻，之后在其表面有大小不等的水疱形成，水疱内充满澄清、透明略带淡黄色的液体，随即入院，经实验室检查此液体主要成分为血浆白蛋白，由充血所致。

1. 浆液性炎　浆液性炎(serous inflammation)是指以浆液渗出为主的炎症。渗出物成分以血浆成分为主，含有少量白蛋白、白细胞及纤维蛋白等。引起浆液性炎症的主要原因有烧伤、烫伤、强酸、强碱、各种传染因子及细菌毒素等。常发生于质膜(如胸膜、腹膜和心包膜)、皮肤、黏膜、关节滑膜和肺等处。如皮肤Ⅱ度烫伤形成的水疱(图5-6)及感冒初期鼻黏膜炎等。浆液性炎易于吸收消散，可不留痕迹。若渗出过多，如胸腔、心包腔大量积液，可影响呼吸及心功能。

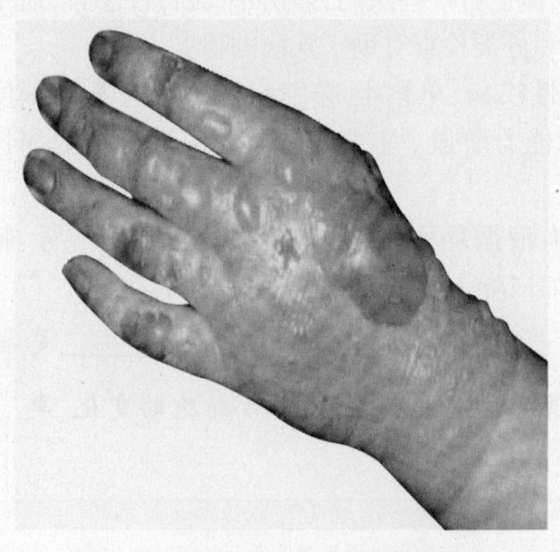

图5-6　皮肤Ⅱ度烧伤形成的水疱

2. 纤维素性炎　纤维素性炎(fibrinous inflammation)是指以大量纤维素渗出为特征的炎症，常发生于黏膜、浆膜和肺等部位。

情境案例 5-1 诊断分析

患者由于到开水房打水不慎将左手臂烫伤，形成大小不等的水疱，颜色清亮淡黄色，实验室检查该水疱渗出物的主要成分是血浆白蛋白。

初步诊断：浆液性炎。该炎症好发于皮肤、质膜、黏膜等部位。

(1) 黏膜的纤维素性炎症：渗出的纤维蛋白、中性粒细胞、坏死脱落的黏膜上皮细胞及病原体等混合组成灰白色的膜状物，称为假膜，故又称假膜性炎，如白喉、细菌性痢疾等。白喉若发生在咽部不易脱落，气管白喉时，假膜容易脱落，常造成堵塞引起窒息(图5-7)。

(2) 质膜的纤维素性炎症:主要病变为质膜表面有大量的纤维素渗出。例如,心包的纤维素性炎,心包脏壁两层之间有大量的纤维素渗出,渗出的纤维素随心脏不断跳动在心包表面形成无数绒毛状物,覆盖于心脏表面,称为绒毛心(图 5-8)。

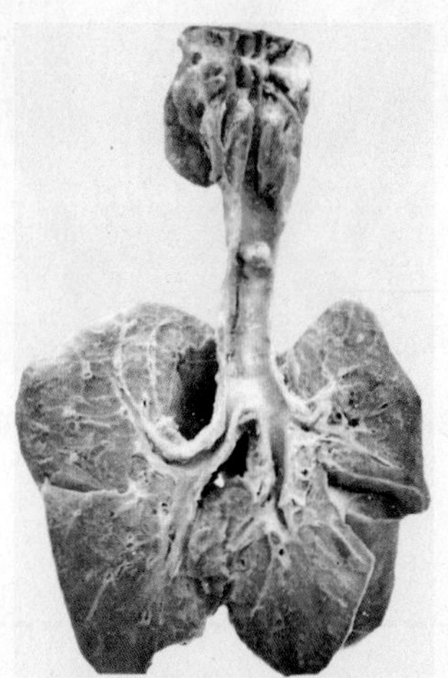

图 5-7 气管纤维素性炎
气管黏膜表面可见灰白色膜样结构

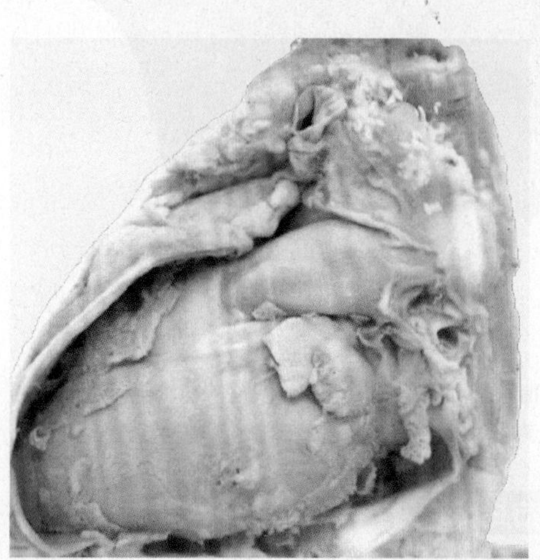

图 5-8 绒毛心

(3) 肺的纤维素性炎症:常见于大叶性肺炎,表现为肺泡内有大量的纤维素渗出及中性粒细胞渗出,导致肺实变。

渗出少量纤维素可被中性粒细胞释放的蛋白溶解酶溶解吸收,渗出过多时,不能被完全溶解吸收,可发生机化粘连,影响器官功能。

情境案例 5-2

女性患者,30 岁,3 天前颈部红肿并出现疼痛,伴有畏寒、发热、头痛和头晕。昨日颈部红肿加重,疼痛加剧,今晨起自觉心慌、气短、胸闷,口唇发紫。查体:右下颌明显弥漫性红肿,局部发热、压痛明显。体温:39.8℃,白细胞 21×10^9/L,中性粒细胞 0.83,杆状核白细胞 0.06。

3. 化脓性炎 化脓性炎(purulent inflammation)最为常见,以大量中性粒细胞渗出为主,并伴有不同程度组织坏死和脓液形成等特征。常由葡萄球菌、链球菌、脑膜炎双球菌等化脓菌感染引起。渗出的中性粒细胞变性、坏死后或组织崩解产物释放的蛋白溶解酶将坏死组织溶解液化的过程,称为化脓。所形成的灰黄或黄绿色混浊的凝乳状液体,称为脓液。脓液中除有大量的脓细胞(变性、坏死的中性粒细胞)外,还含有细菌、被溶解的坏死组织碎屑和少量浆液。化脓性炎根据发生原因和部位的不同,可分为 3 类。

(1) 脓肿(abscess):指组织内的局限性化脓性炎症,常伴有脓腔形成,腔内充满脓液。常发生于皮下及肺、肝、肾、脑等内脏器官(图 5-9),常由金黄色葡萄球菌引起,其产生的毒素使局部组织坏死,继而大量中性粒细胞浸润,之后释放蛋白溶解酶,将坏死组织溶解液化形成脓液。金黄色葡萄球菌还可产生血浆凝固酶,使渗出的纤维蛋白原转变为纤维蛋白,限制了细菌的扩散,因而病变局限。小脓肿可以吸收消散,较大脓肿由于脓液过多,吸收困难,常需要切开排脓或穿刺抽脓,后由肉芽组织包裹、修复。

皮肤或黏膜的脓肿,可向表面破溃形成溃疡。深部脓肿如向体表或自然管道穿破,可形成窦道或瘘管。例如,肛门周围脓肿,可向皮肤穿破,形成窦道;也可在向皮肤穿破的同时,另一端穿破至直肠肠腔,形成肛瘘。窦道和瘘管不断排出脓性渗出物,可长期不愈(图 5-10)。

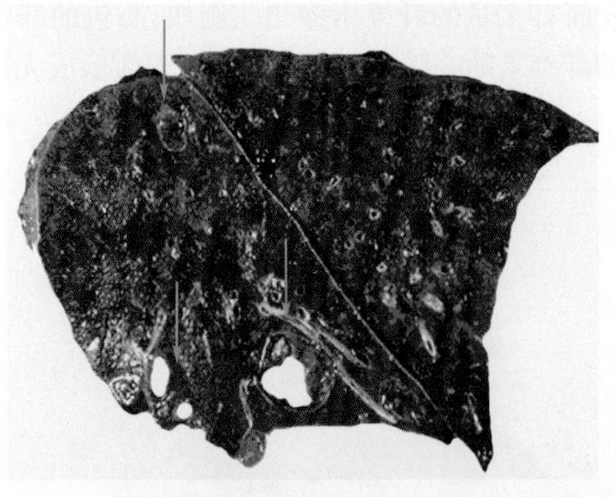

图 5-9 肺脓肿

箭头所指为肺上叶脓肿形成处。脓性内容物流走，留下空腔，形成液化性坏死。胸透时，此区可出现液平面

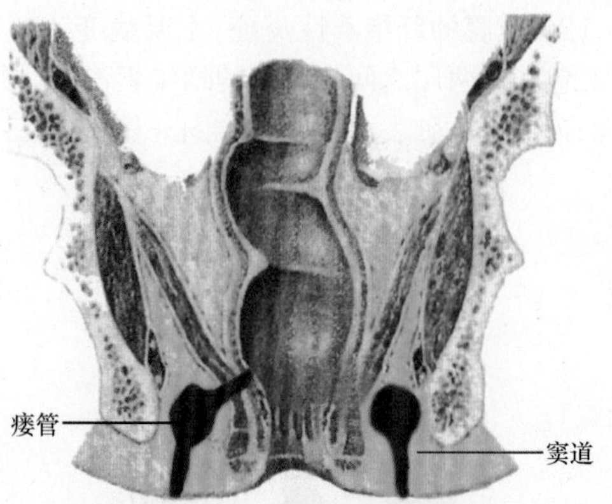

图 5-10 肛管直肠周围脓肿有窦道、瘘管

临床链接：疖与痈

常见的化脓性炎症有皮肤的疖和痈，疖是毛囊、皮脂腺及其附近组织发生的脓肿，常发生于毛囊、皮脂腺丰富的部位(如面部、背部等)。疖中心部分液化变软后，脓液便可破出。如多个疖同时发生或反复在身体各部位发生，称为疖病。常见于糖尿病患者及营养不良的小儿。痈是多个疖的融合，在皮下脂肪和筋膜组织中形成许多相互沟通的脓肿，必须及时切开排脓才能愈合。

(2) 蜂窝织炎(phlegmonous inflammation)：指疏松组织的弥漫性化脓性炎症。常见于皮肤、肌肉和阑尾等部位。多由溶血性链球菌引起，因能产生透明质酸酶，分解结缔组织基质中的透明质酸，使之崩解；同时又能产生链激酶，溶解纤维蛋白，使细菌容易沿组织间隙蔓延、扩散，炎症不易局限，组织内可有大量中性粒细胞弥漫性浸润，患者常有发热、白细胞数量升高等全身中毒症状。

(3) 表面化脓和积脓：指发生于黏膜、浆膜及脑膜等部位的化脓性炎症。其特点是脓液主要向表面渗出，而深部组织没有明显的中性粒细胞浸润。例如，化脓性支气管炎及化脓性尿道炎，在支气管、尿道黏膜，渗出的脓液可沿支气管或尿道排出体外。当脓液蓄积于发生部位的腔道或浆膜腔内时，称为积脓，如胆囊积脓、胸膜腔积脓等。

情境案例 5-2 诊断分析

①该患者体温明显高于正常，白细胞数量显著增多，细菌感染症状明显，再结合中性粒细胞比值升高，推测为急性化脓性炎症。②患者右下颌弥漫性红肿说明是右下颌急性蜂窝织炎，多由溶血性链球菌引起，该细菌能释放透明质酸酶，溶解结缔组织中的基质使炎症范围迅速扩大。③该炎症病灶邻近喉头、气管等部位，容易引起喉头及其附近组织炎症水肿，严重时引发窒息。

4. 出血性炎(hemorrhagic inflammation) 指血管损伤严重，以渗出物中含有大量红细胞为特征的炎症。常见于流行性出血热、钩端螺旋体病和鼠疫等急性传染病。

上述各型炎症可单独发生，亦可合并存在，如浆液性出血性炎、纤维蛋白性出血性炎等。在炎症的发展过程中，一种炎症可转变成另一种炎症，如浆液性炎可转变成纤维蛋白性炎或化脓性炎。

记忆板

渗出性炎可分为：浆液性炎、纤维素性炎、化脓性炎、出血性炎。发生于黏膜的纤维素性炎，又称为假膜性炎。化脓性炎是指以大量中性粒细胞渗出为主，并伴有不同程度的组织坏死和脓液形成。脓细胞是指变性坏死的中性粒细胞。

考点:纤维素性炎、化脓性炎

(三) 增生性炎

增生性炎以组织与细胞的增生为主要特征,多属慢性炎症,但也有少数急性炎症是以细胞增生性改变为主,如伤寒、急性肾小球肾炎等。

临床链接:卡他性炎症

卡他性炎是发生于黏膜组织的一种较轻的渗出性炎。渗出液沿黏膜表面排出,一般不伴有组织的明显破坏,炎症易于消散愈复("卡他"一词来自希腊语,为向下流之意)。因渗出物成分的不同,卡他性炎又可分为浆液性卡他(如感冒初期的鼻黏膜炎)、黏液性卡他(如细菌性痢疾结肠炎)、脓性卡他(如脓性尿道炎),在其发展过程中可相互转变。

情境案例 5-3

男性患者,58岁,有长期吸烟史,体检做X线检查时发现右肺锁骨下有3.5cm×3cm的高密度阴影,边界清楚,密度不甚均匀。患者无任何自觉症状。手术切除后,做病检,发现病变主要为纤维组织增生,有部分肺泡上皮及支气管上皮增生,伴有单核细胞、淋巴细胞浸润。

二、慢性炎症

慢性炎症的病程较长,数月至数年以上。多由急性炎症迁延而来,也可以是一开始就无明显急性表现,而呈潜隐性缓慢经过。局部病变以增生性改变为主,变质和渗出较轻,炎细胞以淋巴细胞、巨噬细胞和浆细胞浸润为主。根据形态特点不同可有以下表现形式。

1. 一般慢性炎症　一般慢性炎症主要表现为成纤维细胞、血管内皮细胞增生,伴有局部被覆上皮、腺上皮和实质细胞增生,以淋巴细胞、浆细胞和巨噬细胞浸润为主。

2. 肉芽肿性炎　局部以巨噬细胞及其衍生细胞增生为主,形成境界清楚的结节状病灶,称为肉芽肿性炎,是一种特殊类型的慢性炎症。根据致炎因素的不同,肉芽肿性炎一般分为感染性肉芽肿和异物性肉芽肿两类。

(1) 感染性肉芽肿(infective granuloma):由生物性病原体如结核杆菌、伤寒杆菌、麻风杆菌、梅毒螺旋体、真菌等引起,形成具有特殊结构的细胞结节,如结核性肉芽肿(结核结节)主要由上皮样细胞和一个或几个朗格汉斯巨细胞组成,伤寒肉芽肿(伤寒小结)则主要由伤寒细胞组成。

(2) 异物性肉芽肿(foreign body granuloma):由外科缝线、粉尘、滑石粉、石棉纤维等引起。其形态特点是以异物为中心,围以数量不等的巨噬细胞、异物性多核巨细胞、成纤维细胞和淋巴细胞等,形成结节状病灶。

考点:肉芽肿性炎

3. 炎性息肉　炎性息肉(inflammatory polyp)是指黏膜慢性炎症时,由局部黏膜上皮、腺体和肉芽组织增生而形成的向表面突出、根部带蒂的淡红色肉样肿物。

4. 炎性假瘤　炎性假瘤(inflammatory pseudotumor)是指在致炎因素作用下,由多种细胞成分增生而形成的境界清楚的肿瘤样团块,常发生在眼眶和肺,临床上易误诊为肿瘤,应注意鉴别。

记忆板

以增生为主的炎症多为慢性炎症,根据形态学特点,可分为一般慢性炎症和肉芽肿性炎。结核病、伤寒、风湿病等基本病变是以巨噬细胞增生为主,形成境界清楚的结节状病灶,即肉芽肿性炎。

情境案例 5-3 诊断分析

①该患者有长期吸烟病史,X 线检查肺部发现高密度阴影,首先想到是肺部肿瘤。②病检结果表明,此病变为纤维组织增生,有肺泡上皮及支气管上皮增生,并有慢性炎细胞浸润。

初步诊断:慢性炎症所致的炎性假瘤,应注意与真性肿瘤鉴别。

第 6 节　炎症的结局

炎症的结局主要取决于致炎因素的强弱、机体的免疫防御功能和治疗措施等因素,有以下 3 种结局。

一、痊　愈

大多数炎症能够痊愈,又分完全痊愈和不完全痊愈。在机体抵抗力较强,治疗及时得当,病因完全消除,炎性渗出物及坏死组织完全被溶解吸收或排出,由周围健康的同种细胞再生修复时,在形态结构和功能上完全恢复正常即为完全痊愈。例如,大叶性肺炎经适当治疗或随着机体抵抗力增强,可以完全痊愈。当组织损伤严重,坏死范围较大,渗出物及坏死组织不能完全被溶解吸收时,主要由肉芽组织修复,最终形成瘢痕,在形态结构和功能上未能完全恢复正常,即为不完全痊愈。例如,化脓性关节炎脓性渗出物机化,可引起关节强直,影响功能。

二、迁延不愈转为慢性

当机体抵抗力较低,致炎因素持续存在时,炎症反复发作,不断引起组织细胞损害,导致炎症迁延不愈,而转变为慢性炎症,如急性阑尾炎反复发作可转为慢性阑尾炎。

三、蔓 延 扩 散

当机体的抵抗力低下或感染的病原微生物数量多、毒力强时,炎症可向周围组织蔓延或经血管、淋巴管扩散至全身。

1. 局部蔓延　病原微生物沿组织间隙、血管、淋巴管周围间隙或自然管道向周围邻近组织、器官蔓延扩展,使感染扩大。例如,肾结核可沿泌尿道下行蔓延至输尿管和膀胱。

2. 淋巴道扩散　病原微生物及其毒素侵入淋巴管,随淋巴液扩散,引起继发性淋巴管炎及所属淋巴结炎。常表现为局部淋巴结肿大、压痛。例如,足部感染时,下肢可因淋巴管炎而出现红线,腹股沟淋巴结肿大、压痛。

3. 血道扩散　病原微生物及其毒素侵入或吸收入血液循环,或经淋巴道入血,引起菌血症、毒血症、败血症和脓毒败血症,出现明显的全身中毒症状,严重时发生休克,可危及生命。

临床链接:全身炎症反应综合征

全身炎症反应综合征(SIRS)是持续或过度的全身性炎症反应,其本质是机体失去控制的自我持续放大和自我破坏的炎症,主要继发于严重的创伤、感染、组织坏死和缺血。可分为局限性炎症反应阶段、有限全身炎症反应阶段和全身炎症反应失控阶段。大量炎性细胞因子进入循环,刺激炎症介质瀑布样释放,内源性炎症介质拮抗剂不足以制约其作用,导致循环血液中炎症介质浓度升高,引起毛细血管内皮的完整性受到破坏,严重者可导致多器官功能障碍综合征(MODS)。

自测题

一、名词解释

1. 炎症介质　2. 假膜性炎　3. 脓肿　4. 蜂窝织炎　5. 窦道　6. 瘘管　7. 炎性息肉　8. 肉芽肿性炎　9. 炎性浸润　10. 化脓性炎

二、填空题

1. 炎症的基本病理变化为________、________和________。

2. 根据渗出物成分的不同,渗出性炎症分为________、

________、________、________。

3. 具有吞噬功能的炎细胞有________和________。

4. 炎症局部的临床表现有__________、__________、________、________、________。

5. 急性炎症起病__________，症状__________，病程________，其局部病变以________为主，增生变化不明显。

6. 慢性炎症时，局部组织浸润的细胞主要是________和________，常伴有明显的增生。

7. 变质性炎症，最常见于__________、__________和________等实质性器官。

8. 肝硬化时腹水是________出液，腹膜炎时腹水是________出液。

9. 常见的肉芽肿可分为________和________两种。

10. 炎症中的病原微生物或其毒素侵入血液循环，可引起________、________、________、________。

三、单项选择题

1. 下列有关炎症时的改变中，最有防御意义的是
   A. 炎症介质形成　B. 组织分解代谢增强
   C. 白细胞渗出　D. 炎细胞水肿
   E. 炎性充血

2. 变质性炎症时局部实质细胞的形态变化主要是
   A. 变性、坏死　B. 变性、渗出
   C. 变性　D. 坏死、增生
   E. 渗出、坏死

3. 急性炎症早期和化脓性炎症的主要炎细胞成分是
   A. 淋巴细胞　B. 嗜酸粒细胞
   C. 中性粒细胞　D. 嗜碱粒细胞
   E. 浆细胞

4. 引起脓肿最常见的致病菌是
   A. 金黄色葡萄球菌　B. 链球菌
   C. 大肠埃希菌　D. 变形杆菌
   E. 葡萄球菌

5. 某些寄生虫疾病，炎区主要出现哪种炎细胞
   A. 中性粒细胞　B. 单核细胞
   C. 浆细胞　D. 淋巴细胞
   E. 嗜酸粒细胞

6. "绒毛心"是指
   A. 心外膜的纤维素性炎　B. 心外膜的浆液性炎
   C. 心外膜的化脓性炎　D. 心外膜的出血性炎
   E. 心外膜的卡他性炎

7. 纤维素性炎的好发部位是
   A. 皮肤和黏膜　B. 黏膜和肺
   C. 皮肤和肺　D. 黏膜、质膜和肺
   E. 皮肤、质膜和肺

8. 白细胞游出到炎区的重要作用是
   A. 趋化作用　B. 吞噬作用
   C. 阻止病原菌扩散　D. 减轻毒素对组织的损害
   E. 有利于纤维蛋白吸收

9. 肉芽肿性炎主要的炎性细胞是
   A. 成纤维细胞　B. 淋巴细胞
   C. 浆细胞　D. 巨噬细胞
   E. 嗜酸粒细胞

四、简答题

1. 炎症的基本病理变化是什么？局部临床表现有哪些？是如何发生的？

2. 什么是渗出液和漏出液？两者有何区别？

3. 渗出液在炎症过程中有何意义？

五、情境案例讨论

病例摘要：患者，男，68岁，退休工人。12月11日晚感前额钝痛，自觉发寒、发抖，次日头痛。3天后头痛加剧，伴有呕吐，右侧肢体活动较左侧减少，病中发热3天，到12月28日出现昏迷，由当地转来门诊。起病前后经常发生皮肤疖肿，平时体弱多病，有糖尿病史。

入院体检：体温36.5℃左右，脉率98次/分，脉搏细弱。呼吸16次/分，血压102/65mmHg。昏迷，颈项轻度抵抗，体表皮肤，于肩部、臀部、颈部区均有绿豆大的灰褐色结痂，在上唇左侧胡须旁有一黄豆大小疖肿，表现红、肿，边缘皮肤表皮"抓破"。CT：左脑内囊附近见一2cm×2.5cm低密度占位病灶。

实验室检查：白细胞计数$5.8×10^9$/L，分类：中性粒细胞85%，淋巴细胞10%，单核细胞3%，嗜酸粒细胞2%。血细菌培养有金黄色葡萄球菌生长。

问题：

1. 患者最有可能的诊断是什么？原因是什么？

2. 为什么此患者不像一般炎症表现，而且体温不升，白细胞计数不增加？

（夏慧慧）

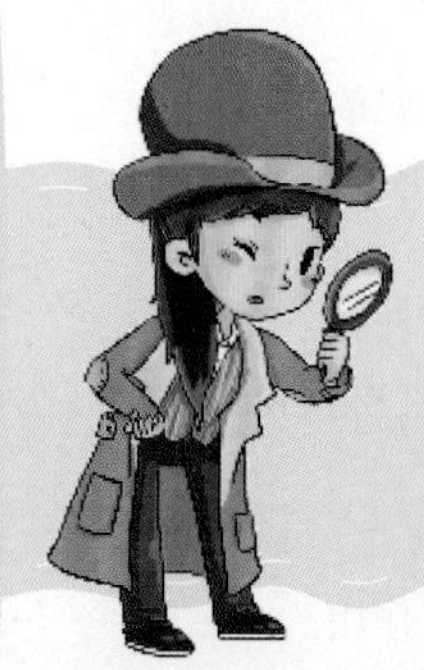

第 6 章 肿 瘤

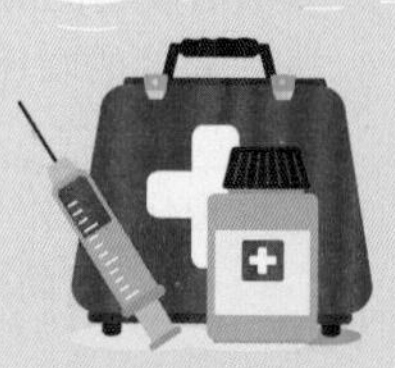

肿瘤是一种常见病、多发病。已知的恶性肿瘤(即癌症)有 200 多种,已成为我国城市居民死亡的首位原因,许多人谈癌色变,患癌症是得了绝症吗?它会传染吗?如何预防和早期发现?通过本章的学习,你会寻找到正确的答案,并有助于对肿瘤患者作出恰当的护理诊断与评估,为患者提供科学的健康指导,帮助他们战胜癌症,享受生命。

情境案例 6-1

一老大爷面容憔悴,精神委靡、神情略为紧张地向医生诉说道:半年来经常出现刺激性咳嗽,咳少量灰白色黏痰,伴右胸背胀痛,食欲较差,人越来越瘦,目前体重仅 45kg。曾在某诊所使用抗生素及中药治疗,疗效不明显。近 1 个月来间断出现痰中带血丝。经询问得知老人今年 62 岁,吸烟 30 余年,每日 20 支以上。听诊检查发现其右上肺可闻及干啰音。X 线胸片检查显示:右上肺前段有一约 3cm×4cm 大小椭圆形块状阴影,边缘模糊毛糙,可见细短的毛刺影。

考点:肿瘤的定义

第 1 节 肿瘤的概念

肿瘤是机体局部细胞在各种致瘤因素的长期作用下异常增生而形成的新生物,常表现为局部肿块。

在体内外各种致瘤因素的影响下,机体局部的细胞生长调控发生严重紊乱,出现异常增生,从而转化成肿瘤细胞。单个肿瘤细胞形成以后,可通过反复的分裂繁殖产生大量的子代肿瘤细胞,这一现象称为肿瘤的克隆性。因此,肿瘤常表现为局部肿块,在 B 超、CT 等影像学检查中常显示占位性病变。但肿块不一定是肿瘤。例如,某些慢性炎症如炎性息肉、炎性假瘤等也表现为局部肿块。因此,临床上往往要借助病理检查及其他技术手段对肿块的性质做出甄别。

肿瘤细胞与正常组织细胞相比,具有不同的生物学特点:①不同程度地丧失了分化成熟的能力,细胞的形态、代谢和功能出现异常;②具有相对无限制生长的能力,肿瘤组织生长旺盛,呈持续性、自主性生长,与机体不协调,即使引起瘤变的初始因素已消除,肿瘤细胞大多仍能持续生长,失去控制,从而对机体造成危害。

第 2 节 肿瘤的特征

一、肿瘤的一般形态与组织结构

(一) 肿瘤的大体形态

1. 形状 肿瘤的形状多种多样(图 6-1)。就算是同样性质的肿瘤,其形状往往也不一样。生长在体表和管道器官内的肿瘤,常呈息肉状、乳头状、蕈状、菜花状、溃疡状等,生长在深部组织或实质器官内的肿瘤常呈结节状、分叶状、囊状、蟹足状等。蟹足状、火山口状溃疡常见于恶性肿瘤。

2. 大小 肿瘤的大小差别很大。例如,卵巢囊腺瘤,大的直径可达数十厘米,质量可达数公斤甚至数十公斤。小的肿瘤,直径只有几毫米,甚至肉眼观察很难查见,如甲状腺的微小癌,需在显微镜下才能观察到。

肿瘤的大小与肿瘤的性质、生长时间和发生部位等有关。一般情况下,不能单纯以肿瘤的大小作

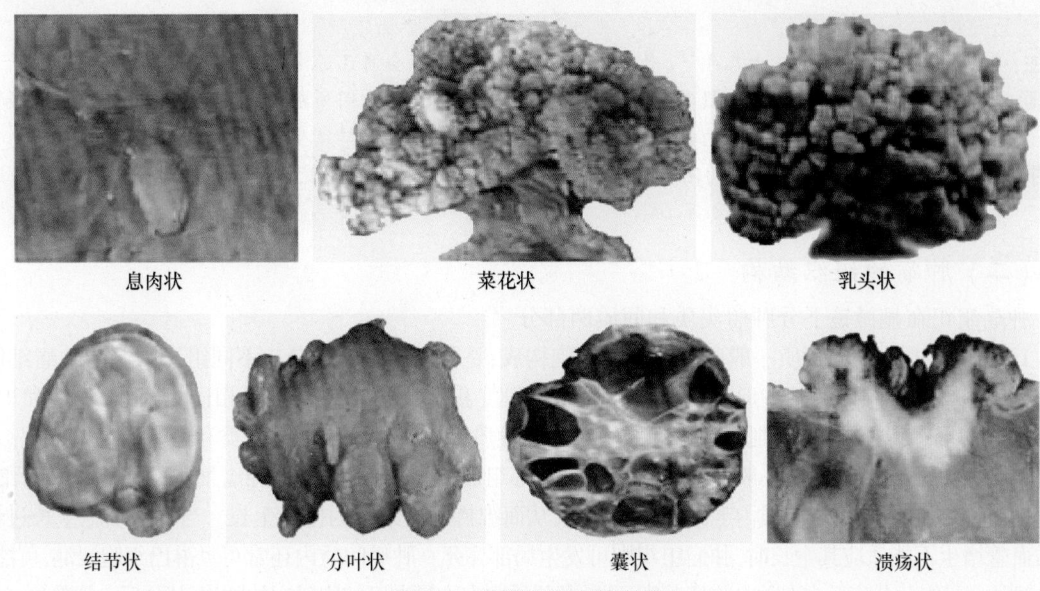

图 6-1 肿瘤常见大体形态

为衡量肿瘤良、恶性的依据。但是,恶性肿瘤的体积越大,发生转移的机会也越大,因此,恶性肿瘤的体积是肿瘤分期(早期或者晚期)的一项重要指标。

3. 数目 肿瘤多数是单发性,一般只有一个肿物,少数肿瘤可呈多发性,如多发性子宫平滑肌瘤、皮肤神经纤维瘤等。有的肿瘤数目甚至可多达数十个。

4. 颜色 肿瘤的颜色一般和它的起源组织颜色相近,多数呈灰白或灰红色。例如,纤维组织的肿瘤,切面多呈灰白色,脂肪瘤呈淡黄色,血管瘤常呈暗红色,黑色素瘤呈黑褐色。当肿瘤发生坏死、出血时,其颜色可发生变化,呈现斑驳色彩。

5. 质地 肿瘤的软硬程度与肿瘤细胞的来源、肿瘤细胞与间质的比例等因素有关。例如,脂肪瘤一般比较软,纤维瘤和平滑肌瘤比较韧,骨瘤则比较硬。肿瘤细胞多而纤维间质较少的肿瘤如乳腺髓样癌质地较软,肿瘤细胞少而纤维间质较多的肿瘤如乳腺硬癌则比较硬。此外,肿瘤发生出血、坏死、囊性变和钙化等继发改变,也会影响肿瘤的质地。

记忆板

①肿瘤是机体局部细胞异常增生的结果,故肿瘤无传染性。②肿瘤常形成局部肿块,但肿瘤不一定形成肿块,肿块也不一定是肿瘤。③肿瘤多为单发性肿物,其形状多样,大小不一。④肿瘤细胞分化不成熟,具有克隆性、危害性、异型性和不协调性,相对无止境生长。

学生: 老师,我家邻居老大爷最近生病住院了,听说诊断为肺癌。我妈妈决定利用休息日去医院探望这位好邻居,但我有点担心,怕妈妈被传染。老师,肺癌会不会像非典一样,具有传染性呢?

老师: 不用担心!肺癌是一种恶性肿瘤,它来自患者身体里的局部细胞,是局部细胞受到致癌因素长期刺激后异常增生引起的,不像 SARS 病毒会借助飞沫传播,所以没有传染性。

学生: 那肺癌的发生和什么因素有关呢?

老师: 引起肺癌的原因是多方面的,主要与吸烟、大气污染及某些职业因素,如长期吸入石棉粉尘等引起基因突变有关。其中,长期吸烟是肺癌的重要危险因素。有资料显示,每天吸烟 10 支以下者,其肺癌死亡率为非吸烟者的 4.4~5.8 倍,而每天吸烟 21~39 支者,其肺癌死亡率增至 15.9~43.7 倍,吸烟年龄越早,吸烟年份越长久,吸烟数量越多,肺癌发生概率越高。

情境对话

学生：哦，听说老大爷已吸烟三十几年了，老师，那他现在戒烟，肺癌会自己逐渐消失吗？

老师：人体一旦形成癌症，癌细胞一般不会自行消亡，除非有奇迹发生。因为癌细胞具有克隆性，能自主复制，持续不断生长，即使引起癌变的初始因素已消除，癌细胞大多仍能持续生长，不受机体控制。

学生：嗯，知道癌症是不会传染的了，同时也要宣传吸烟的有害性，尽量戒烟，以降低发生肺癌的风险！谢谢老师！

（二）肿瘤的组织结构

肿瘤组织在显微镜下分肿瘤实质和间质两部分。

1. 肿瘤实质　肿瘤实质一般由一种肿瘤细胞构成，是肿瘤的主要成分。不同组织来源的肿瘤细胞，往往保留有其起源组织的某些形态、结构特点，分化程度和生物学行为也不尽相同。因此，观察和识别肿瘤细胞的形态特征，有助于判断肿瘤的组织来源和性质，是肿瘤病理诊断、分类和命名的主要依据。

2. 肿瘤间质　肿瘤间质一般由结缔组织和血管等组成，起着支持和营养肿瘤细胞的作用。肿瘤细胞可产生血管形成因子，刺激间质内毛细血管的生成，从而维持肿瘤细胞的持续生长。当肿瘤细胞生长过快，间质血管增生不能适应其生长时，肿瘤组织则可发生局部坏死。肿瘤间质内还常可见淋巴细胞浸润，可能与机体对肿瘤组织的免疫反应有关。临床观察证明，凡间质内有大量淋巴细胞浸润的肿瘤，其预后一般较好。

情境案例 6-1 诊断分析

①吸烟可增加罹患肺癌的危险：吸烟年龄越早，吸烟年份越长久，吸烟数量越多，肺癌发生概率越高。该患者吸烟 30 余年，吸烟量大，患肺癌风险高。②该患者有刺激性咳嗽、痰中带血丝、消瘦等，与肺癌临床表现相符。③X 线检查与肺癌影像学表现相符。

诊断结论：肺癌。

二、肿瘤的异型性

肿瘤组织，无论在细胞形态还是组织结构上，都与其起源组织有不同程度的差异，这种差异称为异型性。

肿瘤细胞虽然在不同程度上丧失了分化成熟的能力，但在形态和功能上与其来源组织依然有某种相似之处，这种相似的程度称为分化程度。肿瘤的异型性和分化程度是区别良、恶性肿瘤的主要组织学依据。一般来说，良性肿瘤的分化程度高，异型性小，与其起源组织结构相似；恶性肿瘤的分化程度低，异型性大，与其起源组织结构差别很大。如果一个肿瘤缺乏与正常组织的相似之处，称为未分化肿瘤，通常是恶性肿瘤。

肿瘤的异型性有两个方面：细胞异型性和结构异型性。

考点：判断肿瘤性质的主要依据

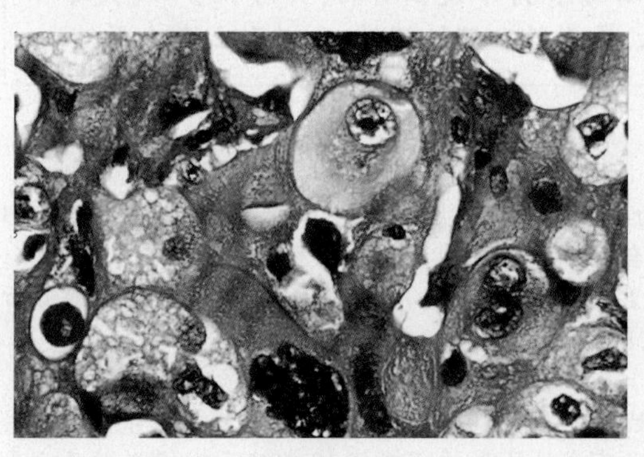

图 6-2　恶性肿瘤细胞异型性

（一）肿瘤细胞异型性

肿瘤细胞异型性主要体现在细胞大小、形态差异，以及细胞核的大小、形态和染色等方面。

1. 良性肿瘤细胞　一般异型性较小，在细胞及细胞核的大小、形态和染色等方面与正常组织细胞差别不大。

2. 恶性肿瘤细胞　通常异型性较大，表现在以下几方面。

(1) 细胞多形性:①肿瘤细胞通常比相应正常细胞大;②肿瘤细胞的大小和形态很不一致,可以出现体积巨大的瘤巨细胞或形状怪异的细胞(图6-2)。但分化很差或未分化的肿瘤,其瘤细胞很幼稚,体积较小,大小和形态也较一致。

考点:肿瘤的异型性

(2) 核多形性:核大深染,且大小、形状差别较大,可出现巨核、双核、多核或奇异形核。核分裂象增多,出现异常的病理性核分裂象,如不对称核分裂、多极性核分裂等(图6-3)。

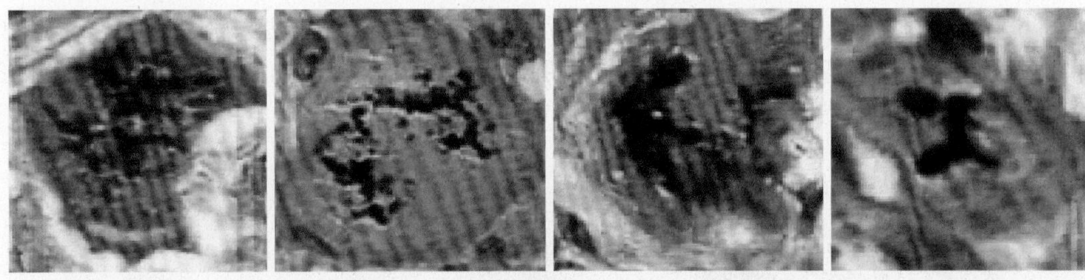

图6-3 病理性核分裂象

(二) 肿瘤结构异型性

肿瘤结构异型性是指肿瘤组织在空间排列方式上与其起源正常组织的差异。良性肿瘤结构异型性较小,主要表现为肿瘤组织的分布和肿瘤细胞的排列不太规则,而恶性肿瘤结构异型性较大,表现为肿瘤细胞排列明显混乱,失去正常的排列结构、层次及极向等。例如,腺癌的癌细胞排列紊乱,常形成各种形态离奇的腺样结构,甚至无腺腔形成而呈实性细胞巢(图6-4)。

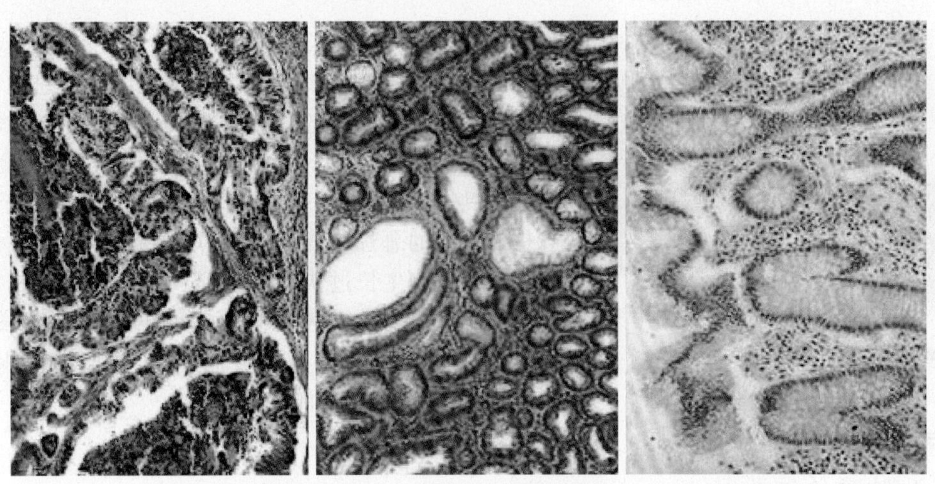

图6-4 结肠腺癌(左)、腺瘤(中)与正常结肠腺体(右)结构对比

记忆板

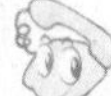

恶性肿瘤异型性的特点如下。

1) 大:瘤细胞及核的体积较大,大小差别也大。

2) 怪:瘤细胞及核的形状怪异。

3) 裂:瘤细胞核分裂象多见,出现病理性核分裂象。

4) 深:瘤细胞尤其核的染色较深。

5) 乱:瘤细胞排列紊乱,失去正常极向

三、肿瘤的生长与扩散

(一) 肿瘤的生长

1. 肿瘤的生长方式　肿瘤的生长方式与肿瘤的性质、发生部位有关,主要有3种。

(1) 膨胀性生长:是大多数良性肿瘤的生长方式。肿瘤生长较慢,随着体积增大,像逐渐膨胀的气球,挤压周围组织。常有完整的纤维性包膜,与周围组织分界清楚,触诊时瘤体常常可以推动(图6-5)。

考点:肿瘤的生长方式

(2) 浸润性生长:是大多数恶性肿瘤的生长方式。肿瘤细胞侵入和破坏周围组织(包括组织间隙、淋巴管和血管),像蟹足样向外伸展(图6-6)。肿瘤常无包膜形成,与周围组织分界不清。触诊时瘤体较固定,活动度小。

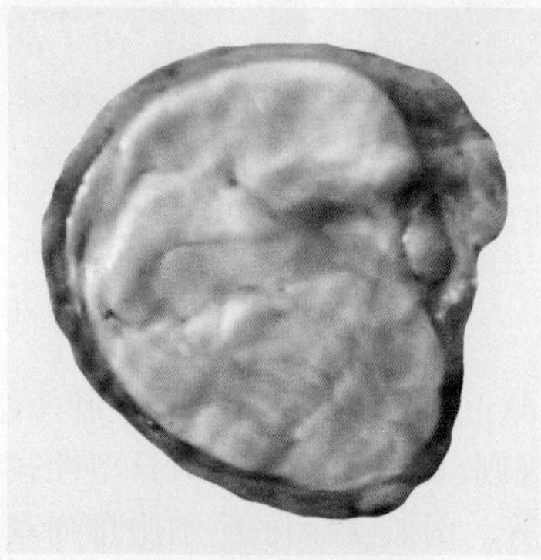

图6-5　膨胀性生长

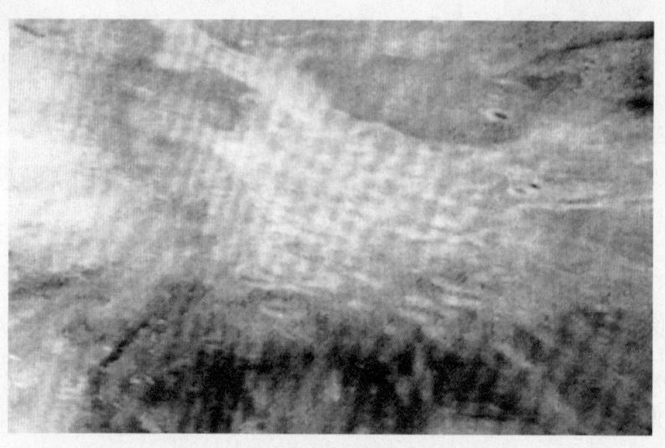

图6-6　浸润性生长

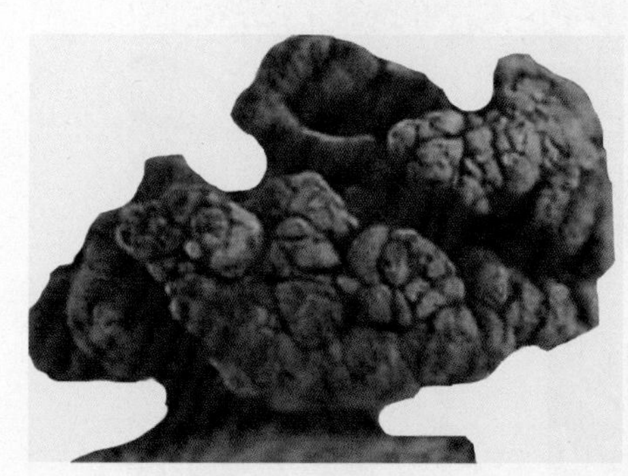

图6-7　外生性生长

(3) 外生性生长:发生在体表和体腔内面或管道器官腔面的肿瘤,常向表面突起,形成乳头状、息肉状、蕈状或菜花状肿物,这种生长方式称为外生性生长(图6-7)。

2. 肿瘤的生长速度　不同肿瘤的生长速度差别很大。良性肿瘤生长一般较缓慢,恶性肿瘤生长较快,特别是低分化的恶性肿瘤,可在短期内形成明显的肿块。由于肿瘤细胞生长过快而血管形成及营养供应相对不足,恶性肿瘤容易发生坏死、出血等继发改变。生长缓慢的良性肿瘤,如果生长速度突然加快,短期内体积迅速加大,应考虑恶变的可能。

考点:肿瘤的生长速度

(二) 肿瘤的扩散

恶性肿瘤侵袭性强,不仅可以在原发部位浸润性生长,破坏邻近器官或组织,还可以通过多种途径扩散到身体其他部位(图6-8)。这是恶性肿瘤最重要的生物学特征之一,也是导致患者死亡的主要原因。肿瘤扩散的形式有如下几种。

1. 直接蔓延　恶性肿瘤细胞连续不断地沿着组织间隙、淋巴管、血管和神经浸润,侵入和破坏周围组织或器官,并继续生长和扩大,如晚期子宫颈癌可直接蔓延到膀胱、直肠、阴道壁等。

2. 转移　恶性肿瘤细胞从原发部位侵入淋巴管、血管或体腔,迁徙到其他部位,继续生长,形成与原发瘤同样类型的肿瘤,这个过程称为转移。通过转移形成的肿瘤称为转移瘤或继发瘤,原来的肿瘤称为原发瘤。转移是恶性的确凿证据,但并非所有恶性肿瘤都会发生转移。常见的转移途径有如下几种。

(1) 淋巴道转移:是癌最常见的转移途径。受累淋巴结常呈无痛性肿大、质地较硬,相邻淋巴结可相互融合成团块状。

(2) 血道转移:是肉瘤常见的转移途径,癌的晚期也可发生血道转移。瘤细胞侵入血管后,可随血流到达肺、肝等远处器官,继续生长,形成转移瘤。转移瘤多散在分布于器官的表面,边界较清楚。

(3) 种植性转移:发生于胸腹腔等体腔内器官的恶性肿瘤,侵及器官表面时,瘤细胞可以脱落,像播种一样种植在体腔其他器官的表面,形成多个转移性肿瘤,这种转移方式称为种植性转移。例如,胃黏液癌侵及胃浆膜层表面后,癌细胞可脱落、种植于卵巢形成 Krukenberg 瘤。种植性转移常伴有浆膜腔血性积液,抽取积液做细胞学检查,可发现恶性肿瘤细胞。

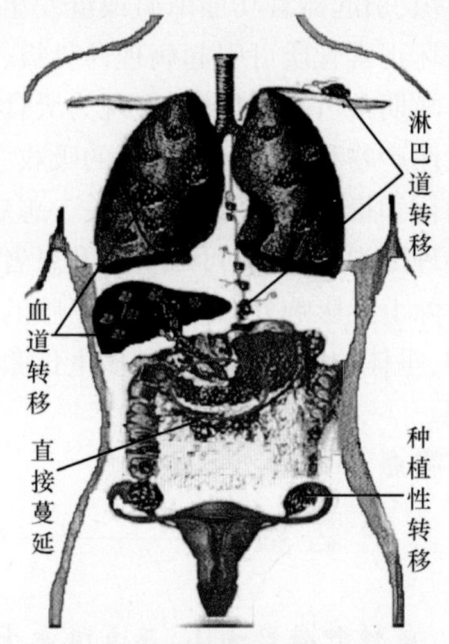

图 6-8 恶性肿瘤-胃癌的扩散形式

考点:肿瘤的转移途径

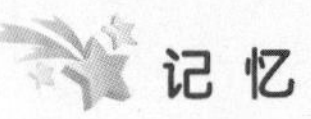
记忆板

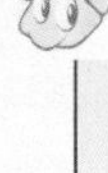

肿瘤转移的特点

癌从淋巴散,先到淋巴结。肉瘤血道散,常到肺和肝。
腹腔易种植,胃癌最多见。预防癌转移,三早最关键。

四、肿瘤的复发

肿瘤经过治疗后,残余瘤细胞又生长繁殖,在原发部位重新生长出与原发瘤同样性质的肿瘤,称为肿瘤的复发。由于恶性肿瘤呈浸润性生长,边界不清,手术不易切除干净,故恶性肿瘤术后一般比良性肿瘤术后容易复发。因此手术切除恶性肿瘤时,需要比较广泛地切除肿瘤周围组织,以避免残留少量肿瘤细胞,导致术后复发。良性肿瘤多呈膨胀性生长,边界清楚,手术易切除干净,不容易复发。但少数良性肿瘤如膀胱乳头状瘤也容易复发。

临床链接:肿瘤的分级和分期

肿瘤的分级表示其恶性程度:Ⅰ级恶性程度低;Ⅱ级恶性程度中等;Ⅲ级恶性程度较高。

肿瘤的分期表示恶性肿瘤的生长范围和播散程度,通常采用 TNM 分期系统来表示。T 指肿瘤原发灶的情况,随着肿瘤体积的增加和邻近组织受累范围的增加,依次用 $T_1 \sim T_4$ 来表示。Tis 代表原位癌。N 指区域淋巴结受累情况。淋巴结未受累时,用 N_0 表示。随着淋巴结受累程度和范围的增加,依次用 $N_1 \sim N_3$ 表示。M 指远处转移(通常是血道转移),没有远处转移者用 M_0 表示,有远处转移者用 M_1 表示。例如,乳腺癌 $T_2N_1M_0$ 表示:肿物大 2~5cm,同侧腋窝 1~3 个淋巴结有癌转移,无远处器官转移。

一般来说,恶性肿瘤的分级和分期越高,患者的预后越差,生存率越低。

第 3 节 肿瘤对机体的影响

一、良性肿瘤对机体的影响

良性肿瘤分化较成熟,生长缓慢,对机体的影响相对较小,主要表现为随着肿瘤的长大,对周围组织、器官造成压迫,或阻塞某些器官腔道,引起相应的功能障碍。例如,子宫平滑肌瘤,压迫膀胱可出现尿频、排尿障碍;颅内肿瘤可压迫脑组织、阻塞脑室系统而引起颅内压升高等。

二、恶性肿瘤对机体的影响

恶性肿瘤分化不成熟,生长迅速,除可引起局部压迫和阻塞外,由于其侵袭性强,可侵袭、破坏正常组织，引起器官功能障碍或继发出血、感染等。例如，肝癌广泛破坏肝细胞可引起肝功能障碍，骨肉瘤破坏正常骨质可引起病理性骨折，膀胱癌可引起血尿。肿瘤压迫或侵犯局部神经可引起顽固性疼痛。晚期常引起恶病质，表现为厌食、极度消瘦、乏力、重度贫血和全身衰竭的状态。这可能与肿瘤组织代谢产物和肿瘤坏死因子的吸收、机体反应产生的细胞因子等导致机体代谢严重紊乱、营养物质大量消耗和摄取障碍等因素有关。恶病质最终导致机体慢性消耗性、整体性衰竭，加上恐惧、绝望等不良心理因素的影响，可严重危及患者的生命。

除上述影响外，一些内分泌腺的肿瘤，可分泌过多激素而引起内分泌紊乱，出现相应的临床表现。例如，垂体的肿瘤可分泌过多生长激素，引起巨人症或肢端肥大症；肾上腺皮质的肿瘤引起库欣综合征等。

考点：肿瘤对机体的影响

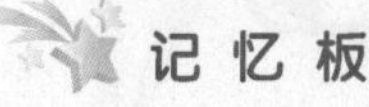 **记忆板**

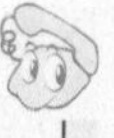

肿瘤对机体的影响

良性肿瘤影响小，压迫阻塞少不了；恶性肿瘤影响大，侵袭破坏功能降；
继发出血和感染，厌食消瘦精神乏；晚期常有神经痛，恐惧绝望预后差。

第4节　良性肿瘤与恶性肿瘤的区别

正确区分良性肿瘤与恶性肿瘤，对于肿瘤患者的治疗和预后是非常重要的。如果把良性肿瘤误诊为恶性肿瘤，可能导致过度治疗，使患者蒙受不必要的痛苦和身心损害。相反，如果将恶性肿瘤误诊为良性肿瘤，则可能延误治疗，或者治疗不彻底，危及患者生命。良性肿瘤与恶性肿瘤的主要区别见表6-1。

良性肿瘤与恶性肿瘤的区别是相对而言的。有些恶性肿瘤，分化程度较高，但却可发生侵袭和转移；有些肿瘤，在组织形态和生物学行为方面介于良性肿瘤与恶性肿瘤之间，称为交界性肿瘤。有的交界性肿瘤有发展为恶性的倾向，应采取相应的治疗措施，防止恶变。

表6-1　良性肿瘤与恶性肿瘤的主要区别

	良性肿瘤	恶性肿瘤
分化程度	高	低
异型性	小	大
病理性核分裂象	无	有
生长速度	慢	快
生长方式	膨胀性或外生性	浸润性或外生性
转移	不转移	可转移
复发	很少复发	较易复发
对机体影响	较小	较大

考点：良性与恶性肿瘤的区别

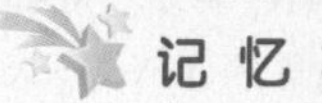 **记忆板**

良、恶性肿瘤的区别

良性肿瘤分化好，恶性肿瘤分化差，生长缓慢影响小；生长迅速危害大；
包膜完整不转移，浸润生长界难辨，手术切除复发少。复发转移麻烦了。

第5节　肿瘤的命名与分类

肿瘤的种类繁多，对肿瘤做出科学的命名和分类，可以明确肿瘤性质和组织来源，有助于选择治疗方案并能提示预后。

一、肿瘤的命名

原则上肿瘤的名字一般由两部分组成：组织来源名称（相当于肿瘤的“姓”）+肿瘤性质（相当于肿

瘤的“名”)。

(一) 良性肿瘤命名

组织来源+瘤。例如,来源于平滑肌细胞的良性肿瘤,命名为平滑肌瘤;有时常结合其大体形态特点命名,如乳头状瘤、浆液性囊腺瘤等。

(二) 恶性肿瘤的命名

恶性肿瘤俗称癌症,包括癌和肉瘤等所有恶性肿瘤。

1. 癌(carcinoma) 来源于上皮组织(如鳞状上皮、腺上皮、变移上皮等)的恶性肿瘤称为癌。其命名方式为:组织来源+癌。例如,来源于鳞状上皮的恶性肿瘤命名为鳞状细胞癌,简称鳞癌。有的恶性肿瘤从形态上可以确定为癌,但无法判断其组织来源,称为未分化癌。

2. 肉瘤(sarcoma) 来源于间叶组织(如纤维、脂肪、肌肉、脉管、骨、软骨组织等)的恶性肿瘤统称为肉瘤。其命名方式为:组织来源+肉瘤。例如,来源于纤维组织的恶性肿瘤命名为纤维肉瘤。

考点:癌与癌症的定义

3. 癌肉瘤(carcinosarcoma) 一个肿瘤若既有癌的成分,又有肉瘤的成分,则称为癌肉瘤。

(三) 肿瘤的特殊命名

1. 母细胞瘤(blastoma) 来源于幼稚组织的肿瘤,称为母细胞瘤,多为恶性,如肾母细胞瘤、神经母细胞瘤等。少数为良性,如骨母细胞瘤。

2. 在名字前直接冠以“恶性”两字 如恶性淋巴瘤、恶性畸胎瘤等。

3. 以“人名”命名的恶性肿瘤 如尤文(Ewing)肉瘤、霍奇金(Hodgkin)淋巴瘤等。

4. 以“瘤”命名的恶性肿瘤 如黑色素瘤、精原细胞瘤等。

5. 以习惯命名的肿瘤 如白血病、葡萄胎等。

6. 以肿瘤细胞形态命名 如燕麦细胞癌、透明细胞癌等。

考点:肿瘤如何命名

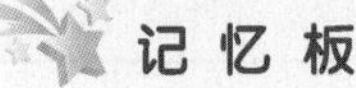

记忆板

肿瘤的命名要反映其性质和来源,良性肿瘤名为组织来源+瘤;来自上皮组织的恶性肿瘤名为组织来源+癌;来自间叶组织的恶性肿瘤名为组织来源名称+肉瘤;某些特殊的恶性肿瘤常冠以母细胞瘤、恶性等字,或以人名、习惯等命名。

学生:老师,我初中同学的母亲最近住院了,去医院看望她时见床头卡上的病名写着子宫平滑肌瘤,那她就是患有肿瘤了吧,我们都很担心,更想了解的是这个肿瘤是良性还是恶性?

老师:是的,你同学的母亲是患了肿瘤,从确诊的病名上看,它是“瘤”,基本上可以考虑是良性肿瘤。如果是恶性的,就是子宫平滑肌肉瘤。

学生:哦,原来肿瘤的名字可以判断肿瘤的性质啊。那以后看见肿瘤名字后是“瘤”的就肯定是良性的是吧?

老师:大部分情况下,良性肿瘤取名用瘤结尾,恶性肿瘤用癌或肉瘤结尾。

当看见癌或者肉瘤就肯定这个肿瘤是恶性的,但是以瘤命名的肿瘤也有特殊情况要特别记忆,如黑色素瘤、精原细胞瘤等就是恶性的。

学生:哦,我明白了。那病名里的子宫就是指发生的部位了,那平滑肌又是代表什么呢?

老师:子宫这个器官有多种组织,如上皮、肌肉等,都有可能发生肿瘤。平滑肌则表明这个肿瘤是起源于平滑肌组织的。

学生:原来肿瘤的名字可以传递这么多关于这个肿瘤的信息,这样给肿瘤患者治疗和护理就心中有数多了。谢谢老师!

二、肿瘤的分类

肿瘤的分类主要以肿瘤的组织来源或分化方向为依据来划分，每一大类又分为良性与恶性两组，见表 6-2。

表 6-2 常见肿瘤的分类

组织来源	良性肿瘤	恶性肿瘤	组织来源	良性肿瘤	恶性肿瘤
一、上皮组织			三、淋巴造血组织		
鳞状细胞	乳头状瘤	鳞状细胞癌	淋巴细胞		恶性淋巴瘤
基底细胞		基底细胞癌	造血细胞		白血病
腺上皮	腺瘤	腺癌	四、神经组织		
移行细胞	乳头状瘤	移行细胞癌	神经鞘膜细胞	神经鞘瘤	恶性神经鞘瘤
二、间叶组织			胶质细胞	胶质瘤	恶性胶质瘤
纤维组织	纤维瘤	纤维肉瘤	原始神经细胞		髓母细胞瘤
脂肪组织	脂肪瘤	脂肪肉瘤	神经细胞	节细胞神经瘤	神经母细胞瘤
平滑肌	平滑肌瘤	平滑肌肉瘤	脑膜	脑膜瘤	恶性脑膜瘤
横纹肌	横纹肌瘤	横纹肌肉瘤	五、其他肿瘤		
血管	血管瘤	血管肉瘤	黑色素细胞		恶性黑色素瘤
淋巴管	淋巴管瘤	淋巴管肉瘤	胎盘滋养叶细胞	葡萄胎	恶性葡萄胎
骨	骨瘤	骨肉瘤	生殖细胞		绒毛膜上皮癌
软骨	软骨瘤	软骨肉瘤			精原细胞瘤
滑膜	滑膜瘤	滑膜肉瘤			无性细胞瘤
间皮	间皮瘤	恶性间皮瘤			胚胎性癌
			性腺或胚胎剩件	畸胎瘤	恶性畸胎瘤

三、癌与肉瘤的区别

癌与肉瘤都是恶性肿瘤，根本区别在于组织来源并不相同（表 6-3，图 6-9）。掌握它们的特点，对临床诊疗及护理工作均有实际意义。

表 6-3 癌与肉瘤的区别

	癌	肉瘤
组织来源	上皮组织	间叶组织
发病率	较常见，约为肉瘤的 9 倍	较少见
好发年龄	多见于中老年人	多见于青少年
大体特点	质较硬、灰白色、较干燥	质软、灰红色、湿润、鱼肉状
组织学特点	多形成癌巢	瘤细胞弥漫分布，间质内血管丰富
网状纤维	癌细胞间多无网状纤维	瘤细胞间多有网状纤维
转移	多经淋巴道转移	多经血道转移

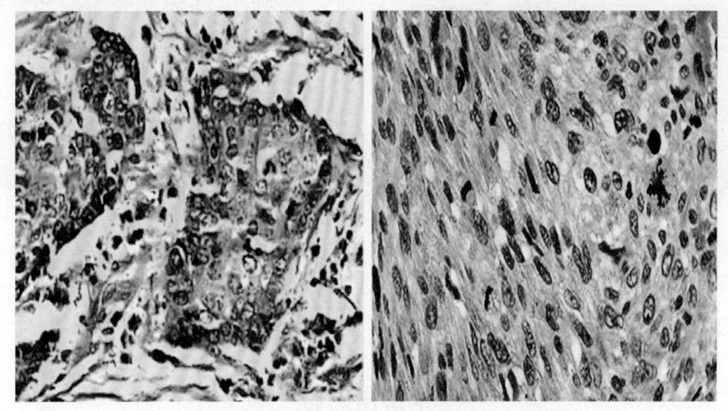

图6-9 癌(左)与肉瘤(右)组织结构对比

第6节 癌前病变、原位癌和早期浸润癌

恶性肿瘤对机体造成的危害很大,正确认识和识别癌前病变、原位癌和早期浸润癌,无论是对某些肿瘤的预防和治疗,还是对患者的护理方面,都有着非常重要的意义。

一、癌前病变

癌前病变是指某些具有癌变潜在可能的良性病变。如长期不愈,有可能转变为癌,但并非一定发展为癌。常见的癌前病变有如下几种。

1. 黏膜白斑　常发生在口腔、外阴、食管等处。病变呈白色斑块,有可能转变为鳞状细胞癌。

2. 子宫颈糜烂　由慢性子宫颈炎的刺激形成,少数可发展为子宫颈鳞状细胞癌。

3. 乳腺纤维囊性病　主要表现为乳腺小叶导管和腺泡上皮细胞增生、大汗腺样化生及导管囊性扩张,间质纤维组织增生,如伴有导管内乳头状增生者较易发生癌变。

4. 结肠多发性息肉状腺瘤　此病多有家族史,与遗传因素有关,易于癌变。

5. 慢性萎缩性胃炎和胃溃疡　慢性萎缩性胃炎和胃溃疡时,胃黏膜上皮细胞可发生肠上皮化生或非典型增生,在其慢性发展过程中有可能衍变为癌。

6. 慢性溃疡性结肠炎　在反复发生溃疡和黏膜增生的基础上可发生结肠腺癌。

7. 皮肤慢性溃疡　经久不愈的皮肤慢性溃疡,特别是发生在小腿上的慢性溃疡,由于长期的慢性刺激,表皮鳞状上皮增生,有可能发生癌变。

8. 肝硬化　慢性乙型肝炎所引起的门脉性肝硬化,有相当一部分可发展为肝细胞性肝癌。

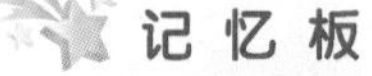

记忆板

癌前病变本质上属于良性病变,长期不治愈有癌变的可能,但并非一定会癌变。常见的癌前病变有:口腔黏膜白班、子宫颈糜烂、乳腺纤维囊性病、结肠多发性息肉状腺瘤、慢性萎缩性胃炎和胃溃疡、肝硬化及胃、结肠和皮肤的慢性溃疡等。

二、原 位 癌

原位癌是指癌变的细胞仅局限于上皮层内,尚未突破基膜向下浸润(图6-10)。常发生在子宫颈、食管、皮肤等有鳞状上皮被覆的部位。原位癌是癌的早期阶段,如能及时发现,积极治疗,可以治

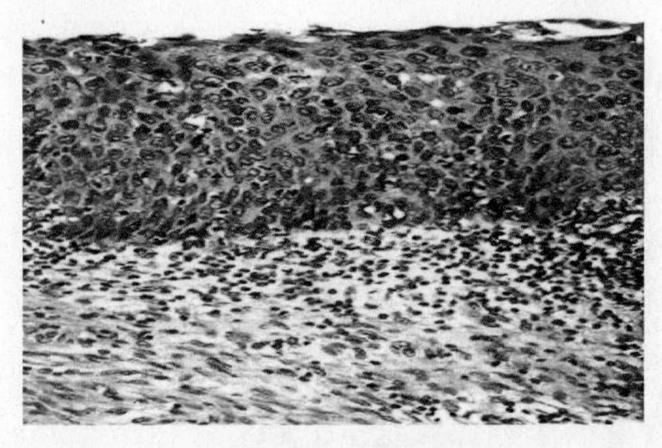

图 6-10　原位癌

愈。否则,可逐渐发展为浸润性癌,诊断主要依赖病理组织学检查。

考点:原位癌的定义

三、早期浸润癌

早期浸润癌是指癌细胞突破上皮的基膜而发生局部浸润,但浸润的深度不超过基膜下 5mm。由于癌细胞浸润较浅,如能及时进行手术治疗,预后较好。

知识拓展

上皮内瘤变

从上皮非典型增生到原位癌这一连续的过程称为上皮内瘤变,用 CIN 表示。根据非典型增生的程度和范围,CIN 分为Ⅰ、Ⅱ、Ⅲ级。①CIN Ⅰ级:为轻度非典型增生。②CIN Ⅱ级:为中度非典型增生。③CIN Ⅲ级:包括重度非典型增生及原位癌,细胞异型性较明显,核分裂象增多,原位癌可出现病理性核分裂象。CIN 级别越高,癌变概率越大,癌变所需时间越短。

情境案例 6-2

一中年男子神情疲惫,略为紧张地坐在门诊医生面前低声诉说:自打 10 年前患了慢性乙型病毒性肝炎后,虽经许多医院治疗,病情得到一定程度的控制,但一直没有彻底治愈,病情时好时坏。近 1 个月来觉疲乏无力,食欲差,皮肤、眼睛发黄,肝区持续性钝痛。医生检查发现患者有轻度黄疸,甲胎蛋白 AFP 600μg/L。B 超检查结果:①肝硬化;②肝右叶占位性病变,性质待查。

第 7 节　常见肿瘤举例

一、上皮组织肿瘤

(一) 上皮组织良性肿瘤

1. 乳头状瘤　乳头状瘤来源于被覆上皮如鳞状上皮、变移上皮等,呈外生性生长,向体表或腔面形成多个乳头状或指状突起(图 6-11)。镜下,乳头的中间由血管和结缔组织构成,乳头表面覆盖增生的瘤细胞(图 6-12)。发生在膀胱、阴茎和外耳道的乳头状瘤容易复发或恶变。

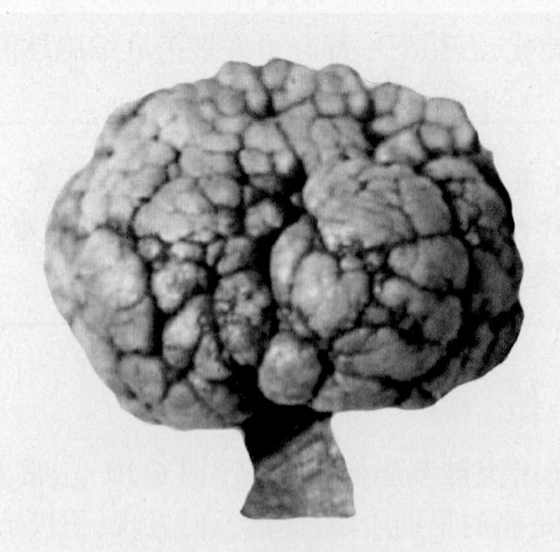

图 6-11　皮肤乳头状瘤

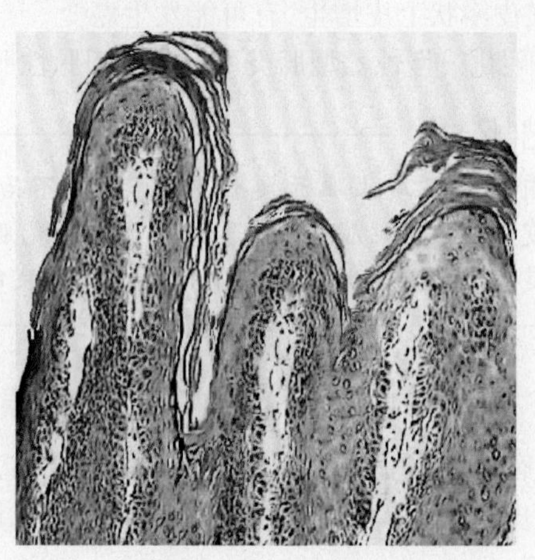

图 6-12　皮肤乳头状瘤

2. 腺瘤 腺瘤来源于腺上皮，多见于甲状腺、乳腺、肠道、卵巢等处。发生在腺器官内的腺瘤多呈结节状，常有包膜，与周围组织分界清楚；发生在肠黏膜的腺瘤则多呈息肉状，而发生在卵巢的腺瘤多呈囊状。镜下，瘤细胞分化较成熟，形成与正常腺体结构相似的肿瘤性腺体(图6-4)，常具有一定的分泌功能。

(二) 上皮组织恶性肿瘤

1. 鳞状细胞癌 鳞状细胞癌常发生于有鳞状上皮覆盖的部位，如皮肤、口腔、鼻咽、食管、阴道、外阴、阴茎、子宫颈等处，也可发生于正常无鳞状上皮被覆，但出现鳞状上皮化生的部位，如支气管、胆囊、肾盂等处。肉眼观多呈菜花状或溃疡状。镜下，癌细胞呈条索状、片块状排列，形成癌巢，与间质分界清楚。高分化鳞癌可在癌巢中出现层状或呈同心圆状的红染角化物，称为角化珠或癌珠(图6-13)。低分化鳞状细胞癌无角化珠形成。

考点：鳞癌的组织学特征

2. 腺癌 腺癌来源于腺上皮，常见于胃、结肠、肝、乳腺、子宫体、甲状腺等处。外观多呈息肉状、结节状或溃疡状。镜下，分化较好的腺癌，癌细胞常排列成大小不等、形状不一、排列不规则的腺样结构(图6-4)；分化较差的腺癌，常无完整的腺样结构。有的腺癌，其腺腔高度扩张，呈囊状，称为囊腺癌；分泌大量黏液的腺癌，则称为黏液癌；有时黏液聚积在癌细胞内，将细胞核挤向一侧，癌细胞形如戒指，称为印戒细胞。当印戒细胞构成癌的主要成分时称为印戒细胞癌(图6-14)。

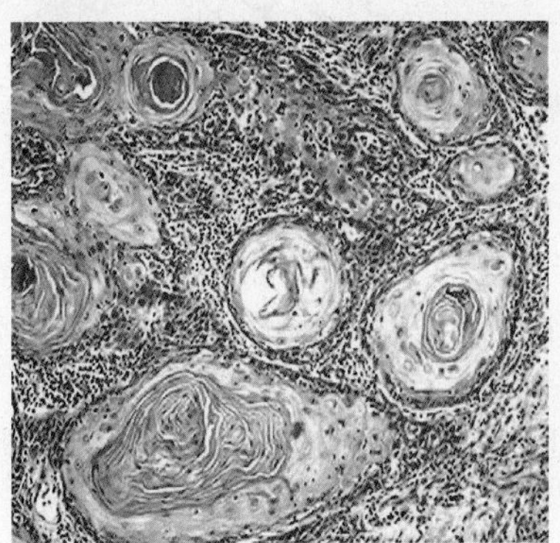

图6-13 高分化鳞状细胞癌

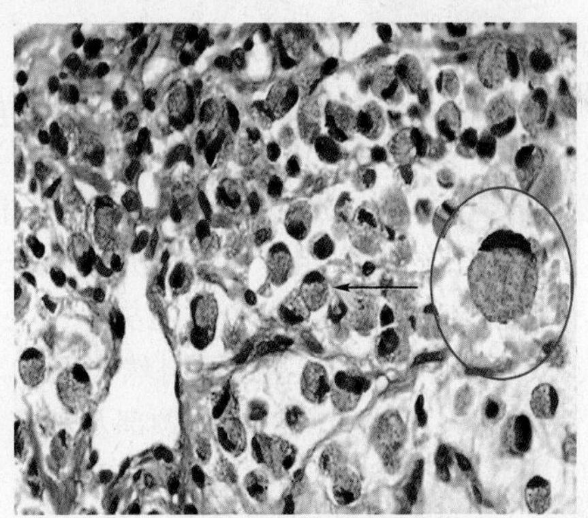

图6-14 印戒细胞癌

考点：腺癌的组织学特征

3. 基底细胞癌 基底细胞癌起源于皮肤的基底细胞，多见于老年人面部，尤其常见于眼睑、颊及鼻翼处。常形成边缘不规则的溃疡，可浸润破坏深层组织(图6-15)。但很少发生转移，对放疗敏感，预后较好。镜下观，癌巢主要由基底细胞样的癌细胞构成。

4. 移行细胞癌 移行细胞癌来源于移行上皮细胞，见于膀胱、肾盂等部位。外观多呈乳头状。镜下，分化较好的移行细胞癌，其癌细胞类似移行上皮细胞，分化较差的移行细胞癌，其癌细胞异型性比较明显，容易向深部组织浸润。临床主要表现为无痛性血尿。

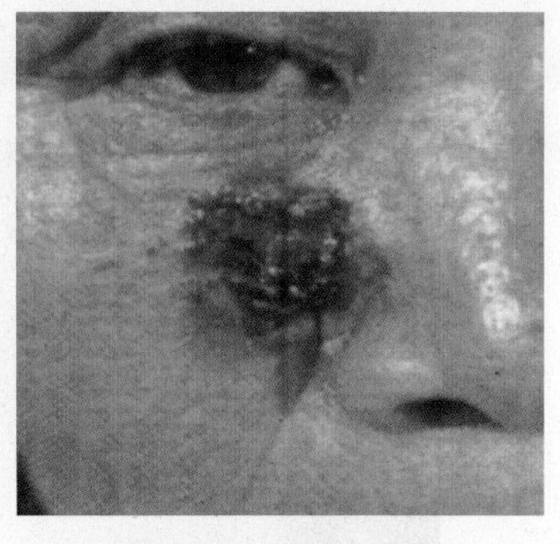

图6-15 基底细胞癌

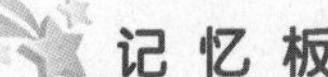

记忆板

恶性肿瘤中最常见的是鳞状细胞癌和腺癌。鳞癌来自鳞状上皮细胞，既可发生于有鳞状上皮覆盖的部位，又可发生于有鳞状上皮化生的组织；其组织学特征是癌巢中心出现角化现象，称为角化珠或癌珠。腺癌来自腺上皮细胞，常发生在有丰富腺体的组织或腺器官中，其组织学特征是癌细胞排列成腺样结构。

二、间叶组织肿瘤

（一）间叶组织良性肿瘤

1. 脂肪瘤　脂肪瘤常见于躯干、四肢近端的皮下组织。多为单发性，亦可多发。肉眼观呈分叶状或结节状，有完整包膜，质地柔软，切面呈浅黄色，似脂肪组织。镜下，瘤细胞分化成熟，与脂肪细胞极为相似，间质有少量纤维组织和血管（图 6-16）。肿瘤生长缓慢，手术易切除且不易复发。

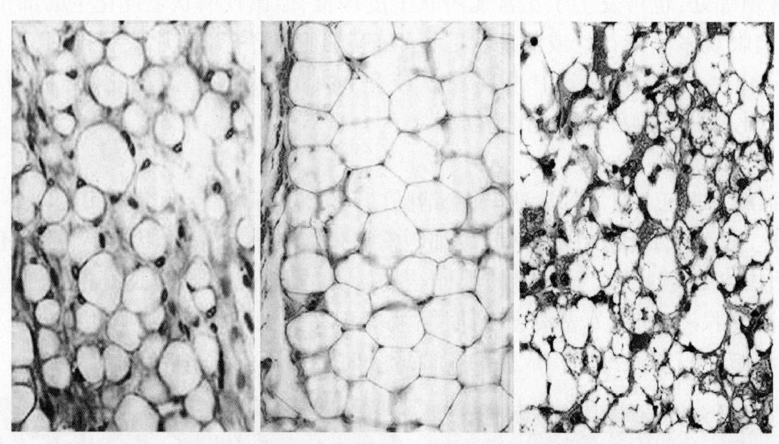

图 6-16　脂肪组织（左）脂肪瘤（中）脂肪肉瘤（右）

2. 脉管瘤　脉管瘤分为血管瘤和淋巴管瘤，其中血管瘤最为常见。

（1）血管瘤：为先天性脉管组织发育畸形，常见于儿童的头、颈部皮肤。肉眼观，呈紫红色，平坦或隆起，边界不清，无包膜（图 6-17）。常见类型为毛细血管瘤和海绵状血管瘤。血管瘤可随着身体的发育而长大，成年后停止发展，甚至可自然消退。

（2）淋巴管瘤：好发于小儿的唇、舌、颈部及腋窝处，由增生的淋巴管构成，扩张呈囊性，内含淋巴液。肉眼观，呈灰白色，半透明，无包膜，边界不清。

3. 平滑肌瘤　平滑肌瘤多见于子宫和胃肠道。肉眼观呈球形或结节状，切面呈编织状或漩涡状，灰白色。镜下，瘤细胞呈梭形，分化较成熟，与正常平滑肌细胞相似（图 6-18）。

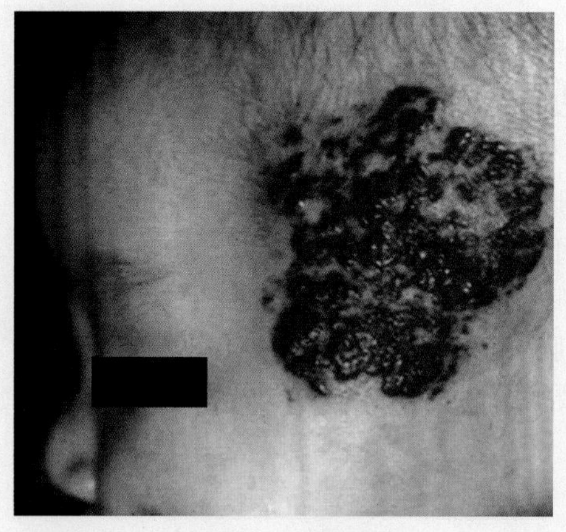

图 6-17　血管瘤

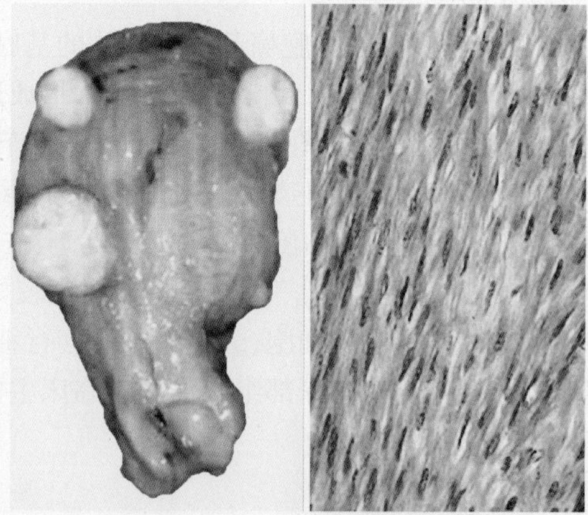

图 6-18　子宫平滑肌瘤

（二）间叶组织恶性肿瘤

1. 纤维肉瘤　纤维肉瘤是肉瘤中最常见的一种。好发于深部软组织，恶性程度高，易复发和转移。肉眼观，肿瘤多呈结节状或不规则形，可有假包膜。镜下观，瘤细胞大小不一，由梭形瘤细胞和胶原纤维组成，异型性明显，核分裂象多见。

2. 脂肪肉瘤　脂肪肉瘤多见于中老年人。常发生于大腿、腹膜后或其他深部软组织。肉眼观多呈结节状或分叶状，切面浅黄色，似脂肪组织；或呈黏液样、鱼肉状。镜下，瘤细胞形态多种多样，可见到星形、梭形、小圆形或多形性的脂肪母细胞。与脂肪瘤及正常脂肪组织对比，异型性较明显（图6-16）。

3. 平滑肌肉瘤　平滑肌肉瘤多发于子宫与胃肠道，常见于中老年人。肉眼观，肿瘤呈不规则结节状，可有假包膜，常出现坏死、出血及囊性变。切面呈灰白色、灰红色或鱼肉状。镜下观，分化较好者瘤细胞呈梭形，异型性不明显；分化差者瘤细胞呈显著多形性，排列紊乱，核分裂象多见。平滑肌肉瘤恶性度较高，可经血道转移至肺、肝及其他器官。

4. 骨肉瘤　骨肉瘤多见于青少年，以男性居多。好发于四肢长骨干骺端，尤其是股骨下端和胫骨上端。肉眼观多呈梭形肿块，切面灰白色、鱼肉状，常有出血坏死。镜下，肿瘤细胞异型性明显，梭形或多边形，有明显肿瘤性骨样组织或骨组织形成（图6-19）。骨肉瘤生长迅速，恶性程度很高，早期容易经血道转移至肺，预后极差。

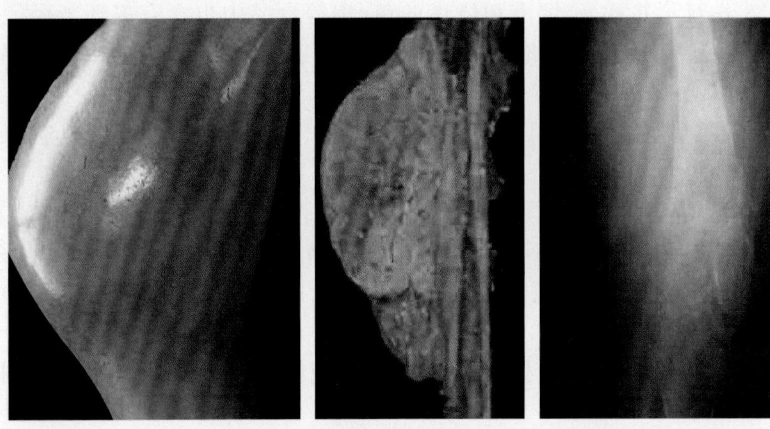

图6-19　骨肉瘤

情境案例6-2 诊断分析

①患者有长期慢性乙型肝炎病史，而慢性乙型肝炎与肝硬化和肝癌有密切关系，故有癌变的可能。②B超检查显示有肝硬化及肝占位性病变。③患者有肝区疼痛，此乃肝癌最常见和最主要的症状。④AFP是诊断肝癌最有价值的肿瘤标志物，肝癌患者AFP常高于400μg/L，而该患者的AFP高达600μg/L，肝癌的可能性极大。

诊断结论：肝炎后性肝硬化合并肝癌。

三、其他组织肿瘤

（一）恶性淋巴瘤

恶性淋巴瘤是原发于淋巴结与结外淋巴组织的恶性肿瘤，多见于青壮年。可分为霍奇金淋巴瘤与非霍奇金淋巴瘤两大类。临床表现为淋巴结无痛性肿大，饱满质硬。

（二）畸胎瘤

畸胎瘤是由多向分化潜能的生殖细胞发生的肿瘤，由两个胚层以上多种成分混杂构成。好发于卵巢和睾丸，可分为良性（成熟型）与恶性（未成熟型）畸胎瘤。

（三）白血病

白血病是起源于造血干细胞的恶性肿瘤。其病理特征是骨髓中有大量的幼稚白细胞弥漫增生取代正常骨髓组织，并进入外周血液，浸润肝、脾、淋巴结等全身组织和器官。根据起病的缓急，白血病可分为急性和慢性两大类。我国以急性白血病尤其是急性粒细胞白血病最为多见，常见于成人。其次为急性淋巴细胞白血病，多见于儿童。

第8节　肿瘤病因及发病机制

肿瘤是在各种内外因素共同作用下，在基因水平上发生改变的结果，目前经研究，已初步揭示了某些导致肿瘤发生的病因及发病机制，但还未完全阐明。

一、致癌因素

(一) 外环境致癌因素

1. 化学因素

(1) 多环芳烃类化合物：石油、煤焦油、工业废气及烟草燃烧的烟雾中，存在大量的多环芳烃如3,4-苯并芘、1,2,5,6-双苯并蒽等，烟熏和烧烤的鱼、肉等食品中也含有多环芳烃。长期居住在大气严重污染的环境里，或者是长期大量吸烟，容易引起肺癌；经常吃烟熏的鱼、肉制品，容易导致胃癌的产生。

(2) 芳香胺类及氨基偶氮染料：因有颜色，多用于纺织品、饮料、食品的着色剂，长期接触可诱发肝癌、膀胱癌。

(3) 亚硝胺类：是具有强烈致癌作用的物质。合成亚硝胺的前体物质广泛存在于水和食物中(如肉类、蔬菜、谷物及烟草)，在变质的蔬菜和食物中含量更高，与食管癌、胃癌和肝癌的发生有关。

(4) 黄曲霉毒素：主要存在于受潮霉变的粮食作物中，以霉变的花生、玉米及谷类中含量最多，主要诱发肝癌。

2. 物理因素　物理因素主要通过损伤细胞染色体，使细胞癌基因激活、肿瘤抑制基因失活而导致肿瘤的发生。

(1) 电离辐射：长期接触 X 线及镭、铀等放射性同位素可以引起皮肤癌、白血病及肺癌等。

(2) 紫外线：长期受紫外线过量照射易发生皮肤癌，尤其对易感性个体(白种人和着色性干皮病)作用明显。

3. 生物因素

(1) 病毒：EB 病毒与鼻咽癌、Burkitt 淋巴瘤的发生相关，人乳头状瘤病毒(HPV)与宫颈癌的发生有关，乙型肝炎病毒与肝癌的发生有关。

(2) 幽门螺杆菌：幽门螺杆菌引起的慢性胃炎与胃恶性 B 细胞性淋巴瘤的发生有关。

(3) 寄生虫：日本血吸虫与结肠癌有关，华支睾吸虫与胆管细胞性肝癌有关。

(二) 内在因素

1. 遗传因素　流行病学及临床资料显示，5%～10%的人体肿瘤的发生有遗传倾向性，如结肠多发性息肉状腺瘤、视网膜母细胞瘤、乳腺癌及胃癌等。

2. 免疫因素　机体的免疫功能状态与肿瘤的发生、发展密切相关。免疫功能低下者易患肿瘤，如艾滋病患者易患恶性肿瘤，长期使用免疫抑制剂的患者，其肿瘤发生率明显升高。

3. 内分泌因素　内分泌功能紊乱与某些肿瘤的发生、发展有关。例如，雌激素水平过高可导致乳腺、子宫内膜过度增生，而引发乳腺癌、子宫内膜腺癌。

4. 种族因素　某些肿瘤的发生有相当明显的种族差别，如乳腺癌以欧美人种较多见，胃癌以日本人多见。

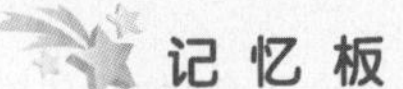

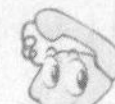

记忆板

肿瘤的形成与各种致癌因素的长期作用有密切关系。外界中常见的致癌因素包括各种化学致癌物如多环芳烃类、芳香胺类、氨基偶氮染料、亚硝胺类、黄曲霉毒素等；电离辐射、紫外线，某些病毒、细菌、寄生虫，以及遗传、免疫、内分泌、种族等因素对肿瘤的发病也有影响。

二、肿瘤发病机制

肿瘤的发生机制极为复杂，可被视为是一种基因疾病。一般认为，各种致癌因素可能通过以下几种途径导致机体细胞癌变：一是使机体细胞基因突变；二是引起细胞基因表达失常；三是促使癌基因被激活或肿瘤抑制基因失活等。同时，机体免疫监视功能的丧失也有利于肿瘤的形成。

知识拓展

预防癌症的饮食原则

保持粗茶淡饭，远离肥甘味美；保持原汁原味，避免深度加工；
亲近新鲜果蔬，远离烟酒刺激；坚持适量运动，保持体重适中。

自 测 题

一、名词解释

1. 肿瘤　2. 异型性　3. 癌　4. 肉瘤　5. 癌前病变　6. 原位癌　7. 转移

二、填空题

1. 一般来说，肿瘤的分化程度越高，其异型性______，越趋向于________。
2. 肿瘤的生长方式有________、________、________。
3. 肿瘤的转移途径有________、________、________。
4. 起源于上皮组织的恶性肿瘤称为________，多通过________转移。起源于间叶组织的恶性肿瘤，称为________，多通过________转移。

三、单项选择题

1. 下列哪项是恶性肿瘤的主要特征
   A. 核分裂象多见　B. 肿瘤巨大
   C. 瘤巨细胞形成　D. 浸润性生长和转移
   E. 出血、坏死
2. 下列哪项是诊断恶性肿瘤的主要根据
   A. 肿瘤有出血　B. 肿瘤有坏死
   C. 肿瘤呈浸润性生长　D. 肿瘤有溃疡形成
   E. 肿瘤的异型性明显
3. 恶性肿瘤血道转移最易转移到
   A. 脑　B. 脾
   C. 肝和肺　D. 肾
   E. 骨
4. Krukenberg 瘤的本质是
   A. 卵巢癌　B. 胃黏液癌
   C. 直肠腺癌　D. 乳腺癌
   E. 肾细胞癌
5. 下列哪种肿瘤的恶性型归入癌
   A. 腺瘤　B. 滑膜瘤
   C. 间皮瘤　D. 血管瘤
   E. 脑膜瘤
6. 原位癌的概念是
   A. 没有发生转移的癌
   B. 微小癌
   C. 无症状和体征的癌
   D. 早期浸润癌
   E. 癌细胞累及上皮全层，但未突破基膜
7. 下列哪项不属于癌前病变
   A. 口腔黏膜白斑　B. 子宫颈糜烂
   C. 肝硬化　D. 十二指肠溃疡
   E. 结肠多发性息肉状腺瘤
8. 良、恶性肿瘤的最根本区别是
   A. 肿瘤的形态　B. 肿瘤的生长速度
   C. 肿瘤的异型性　D. 肿瘤的生长方式
   E. 肿瘤的大小
9. 癌前病变是指
   A. 癌的早期　B. 非典型增生
   C. 一种恶性病变　D. 交界性肿瘤
   E. 有癌变可能的良性病变
10. 确定肿瘤性质最有价值的检查方法是
   A. B超　B. MRI
   C. 血管造影　D. 腹腔镜
   E. 病理活检

11. 下列哪一种肿瘤的肉眼形态,癌的可能性大
    A. 乳头状　　B. 火山口状溃疡
    C. 结节状　　D. 息肉状
    E. 囊状
12. 患者,女性,46 岁。左侧乳房发现肿块,诊断为乳腺癌。关于癌肿的特征,不正确的是
    A. 表面高低不平　　B. 界限不清
    C. 固定、不活动　　D. 早期就有疼痛
    E. 质地坚硬

四、简答题

1. 说出良、恶性肿瘤的区别要点。
2. 什么是癌前病变？请列举 5 种癌前病变。
3. 举例说明肿瘤的命名原则与方法。

五、情境案例讨论

病例摘要:患者,男,56 岁,上腹隐痛 2 年余,加重伴头昏、乏力 4 个月,黑便 3 周入院。疼痛与进食无关,曾服中药治疗效果不佳,发病以来明显消瘦,无反酸、嗳气。查体:消瘦,严重贫血貌,腹软,未触及包块。左锁骨上可触及 3 个黄豆大小淋巴结,活动度差,质硬,无压痛。辅助检查:血红蛋白 70g/L,粪潜血试验阳性。胃镜检查见胃小弯近幽门处有一 4cm×5cm 的肿块,呈溃疡状,不规则形,边缘隆起,底部凹凸不平,伴有出血、坏死,周围黏膜皱襞中断。

问题:

1. 该患者最有可能的临床诊断是什么？依据有哪些？
2. 为明确诊断,应进一步做哪项检查？

(黄光明　蒋异娜)

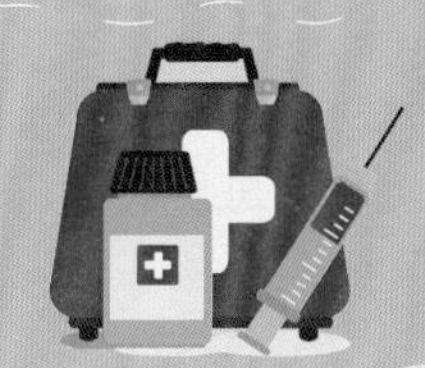

第7章 常见疾病

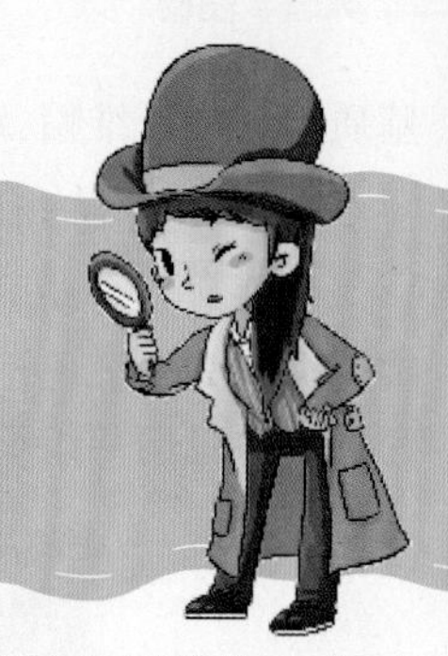

冠心病、高血压，这些常见病是怎么形成的？我们生活中应该注意什么，如果不及时治疗会导致怎样的后果？通过本章的学习，将有助于做出恰当的护理诊断与评估，为患者提供科学的健康指导和克服疾病的方法。

第1节　动脉粥样硬化

动脉粥样硬化（atherosclerosis，AS）是一种与脂质代谢障碍有关的全身性疾病，其主要病变是血液中脂质浸入并沉积于动脉内膜，引起内膜灶状纤维化并形成纤维脂质斑块，导致动脉壁变硬、管腔狭窄。本病主要累及全身大、中型动脉，容易引起心、脑、肾等器官发生缺血性病变。

情境案例 7-1

一位70岁的老大爷，精神委靡，就诊时对医生述说：一周前在上楼时感心前区痛，并向左肩放射，经休息会好一点，近两天来走路快时亦有类似感觉，每次持续3~5min，含硝酸甘油可缓解，经询问得知，老大爷既往有高血压病史16年，血脂高、血压持续在160~180/90~100mmHg，有十几年吸烟史，几乎1包/天。

一、病因和发病机制

动脉粥样硬化的病因和发病机制尚未完全阐明，一般认为与以下因素有关。

1. 脂血症　血浆总胆固醇（TC）和（或）三酰甘油（TG）的异常增高，尤其是低密度脂蛋白（LDL）和极低密度脂蛋白（VLDL）的升高是引起动脉粥样硬化的主要危险因素。

2. 高血压　高血压时血液对血管壁的机械性压力和冲击作用增强，致使血管内皮损伤，使脂质容易浸入内膜并引起血小板黏附，促进AS的形成。

3. 吸烟　吸烟能使血中一氧化碳浓度增高，导致血管内皮细胞缺氧性损伤，内膜通透性增高，脂质浸入内膜增多，促进AS的形成。

4. 引起脂血症的疾病　如糖尿病、高胰岛素血症、甲状腺功能减退症和肾病综合征等均可因继发脂血症而引起AS的发生。

5. 其他因素　年龄偏大、过度肥胖、长期精神紧张、遗传等因素与AS的发生也有一定的关系。

二、基本病理变化

动脉粥样硬化主要累及全身的大、中型动脉，最常见于腹主动脉，其次为冠状动脉、肾动脉、胸主动脉、颈动脉和脑底动脉等。典型的发展过程分4个阶段。

（一）脂纹期

脂纹是AS的最早期病变。肉眼观，动脉内膜面出现平坦或微隆起的黄色斑点或长短不一的条纹。镜下观，动脉壁内膜下有大量泡沫细胞聚集，散在少量淋巴细胞和中性粒细胞。

（二）纤维斑块期

纤维斑块由脂纹进展而来。肉眼观，为内膜面隆起的灰黄色不规则斑块，后因斑块表面胶原纤维的增多和玻璃样变性而呈瓷白色（图7-1）。镜下观，病灶表层为大量胶原纤维、平滑肌细胞和细胞外基质组成的纤维帽，纤维帽下方可见数量不等的泡沫细胞、平滑肌细胞、细胞外基质和炎性细胞。

（三）粥样斑块期

粥样斑块为动脉粥样硬化的典型病变。肉眼观，内膜表面有明显隆起的灰黄色斑块。镜下观，纤维帽深部为粉红色不定形坏死崩解产物和胆固醇结晶（HE 切片呈针状空隙）和钙盐沉积。斑块底部和边缘可见肉芽组织、少量泡沫细胞和淋巴细胞（图 7-2）。

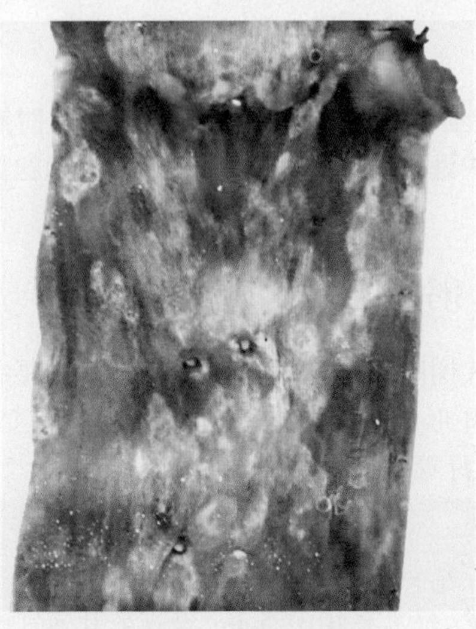

图 7-1 纤维斑块
剖开的胸主动脉可见散在不规则隆起的斑块，呈瓷白色

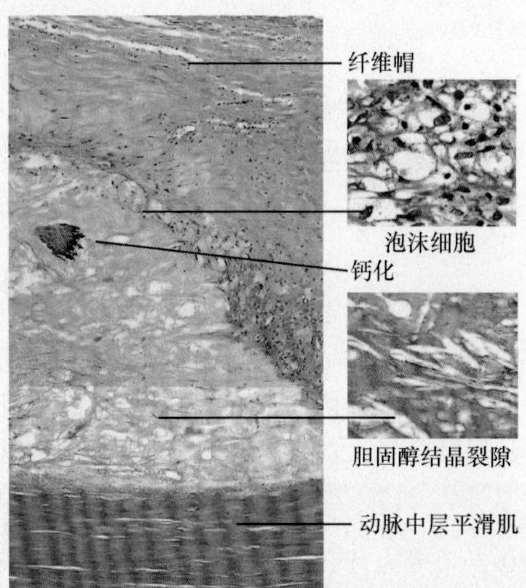

图 7-2 动脉粥样硬化（粥样斑块）

（四）继发性病变

粥样斑块形成后，可出现以下继发性病变。

1. 血栓形成 病灶处内膜损伤、胶原纤维暴露，导致血栓形成，使血管腔狭窄甚至闭塞。

2. 斑块内出血 斑块内新生的毛细血管破裂出血或纤维帽破裂，血液流入斑块，形成斑块内血肿，致管腔进一步狭窄。

3. 斑块破裂 斑块表面的纤维帽破裂，粥样物经破裂口逸入血流成为栓子，可引起栓塞，破裂处遗留粥样溃疡。

4. 钙化 病灶内可见钙盐沉积，导致管壁变硬、变脆，易破裂。

5. 动脉瘤形成 病变严重时动脉中膜的平滑肌萎缩变薄，弹性下降，在血管内压力的作用下，局限性扩张，形成动脉瘤，破裂时常可引起大出血。

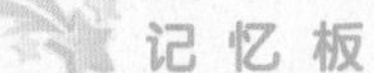

记忆板

动脉粥样硬化病理特点

大中动脉脂堆积，纤维增生斑块期；部分崩解呈粥样，溃疡血栓破管壁。

考点：动脉粥样硬化的病理变化

三、冠状动脉粥样硬化及冠状动脉硬化性心脏病

（一）冠状动脉粥样硬化

冠状动脉粥样硬化是 AS 中对人类威胁最大的疾病。多见于 40 岁以上中老年男性，60 岁之后，男女无明显差异。

冠状动脉粥样硬化好发生在左冠状动脉前降支，其余依次为右主干、左主干或左旋支、后降支。病变主要是形成粥样斑块，呈多发性和节段性受累，多位于血管壁的心肌侧，横切面斑块呈新月形，使管腔呈不同程度的偏心性狭窄（图 7-3）。在此基础上常因伴发冠状动脉痉挛、血栓的形成和斑块内出血，导致急性心脏供血中断，引起心肌缺血和相应的心脏病变。

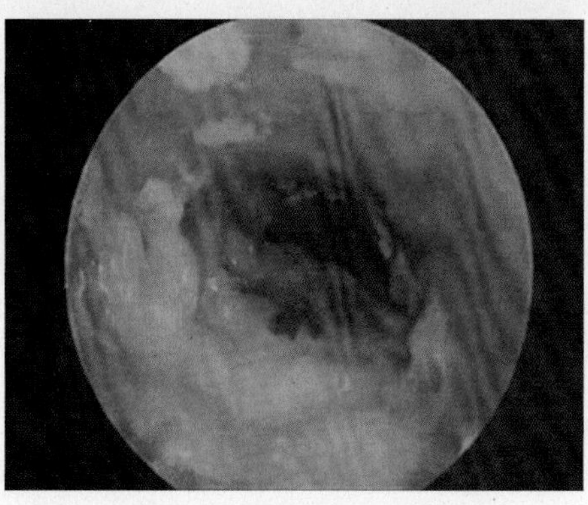

图 7-3 冠状动脉粥样硬化

（二）冠状动脉粥样硬化性心脏病

冠心病是指由冠状动脉狭窄引起的缺血性心脏病。引起冠状动脉狭窄最常见的原因是冠状动脉粥样硬化。临床上主要有以下表现。

1. 心绞痛　心绞痛（angina pectoris）是由于冠状动脉供血不足和（或）心肌耗氧量剧增，而心肌急剧、暂时性缺血、缺氧所引起的临床综合征。典型特点是阵发性心前区疼痛或压迫感，可放射至心前区或左上肢，持续数分钟，含服硝酸甘油或稍休息后可缓解。

情境案例 7-1 诊断分析

①吸烟、高血压、高血脂可增加患心绞痛的危险，使心绞痛发生概率增大。②该患者劳累时感心前区痛，并向左肩放射，经含服硝酸甘油或稍休息后可缓解，符合心绞痛临床表现。

诊断结论：心绞痛。

2. 心肌梗死　心肌梗死（myocardial infarction，MI）是由于冠状动脉供血中断，引起心肌严重而持续的缺血、缺氧所致的心肌坏死。表现为剧烈而持久的胸骨后疼痛，可达数小时或数天，含服硝酸甘油或休息后不能缓解。

（1）病因：多在冠状动脉粥样硬化的基础上并发血栓形成，使冠状动脉血流中断，也可由于斑块内出血、持续性痉挛等使血流进一步减少，导致心肌缺血而坏死。

（2）病理变化：心肌梗死常见于左心室前壁、室间隔前 2/3 及心尖部。心肌梗死多属贫血性梗死，肉眼观，6h 后梗死灶坏死心肌呈灰白色，8～9h 后呈土黄色；镜下观，心肌细胞核碎裂、消失，胞质红染，梗死灶及其周围可见中性粒细胞浸润。

（3）并发症及后果。①心律失常：是心肌梗死最常见的早期并发症，严重者可致心搏骤停、猝死。②心力衰竭和心源性休克：比较常见，大面积梗死后心肌收缩力丧失，导致左、右心衰或全心衰竭。当梗死面积>40%时，心肌收缩力极度减弱，即可发生心源性休克而死亡。③心脏破裂：最严重并发症，由于梗死灶失去弹性，坏死的心肌细胞及渗出的中性粒细胞释放大量蛋白水解酶，使梗死灶发生溶解，导致心脏破裂。破裂后血液流入心包腔造成急性心脏压塞而迅速死亡。④室壁瘤：由于梗死心肌或瘢痕组织在心室内压力作用下，局限性向外膨出而形成。⑤附壁血栓形成：梗死区及室壁瘤处内膜粗糙，血流形成涡流等因素促进附壁血栓形成。

3. 心肌纤维化　心肌纤维化（myocardial fibrosis）是心肌慢性持续性缺血、缺氧，心肌细胞萎缩或脂肪变性，间质纤维组织增生的结果。临床表现为心律失常和心力衰竭。

4. 冠状动脉性猝死　冠状动脉性猝死（sudden coronary death）是指冠心病引起的出乎意料的突发性死亡。冠状动脉性猝死常可发生于某种诱因后，如饮酒、劳累、吸烟及运动后，表现为患者突然昏倒，四肢肌肉抽搐，小便失禁或突然发生呼吸困难、口吐泡沫、大汗淋漓，很快昏迷，症状发作后迅即死亡，或在一至数小时内死亡。也有的在夜间睡眠中死亡。

情境对话

学生：老师，我隔壁家老大爷昨天上楼时晕倒了，听说是心梗，现在还在住院，严重吗？

老师：很严重，不及时救治会发生死亡，在发病6h内改善心肌供血，是有希望救治的。

学生：那应该采取什么方法去改善心肌供血呢？

老师：心肌的持续缺血多半是在冠状动脉狭窄的基础上继发血栓形成，导致冠状动脉完全阻塞引起的，所以临床上常用溶解血栓的方法来改善心肌的缺血。

学生：如果溶解血栓的方法不能奏效，怎么办？

老师：那就采用另一种技术，称为经皮冠状动脉腔内血管成形术（PTCA），可以使阻塞的血管再通。这是一种特殊的心脏介入手术。

学生：那老大爷在今后的生活起居上应该注意什么？

老师：避免情绪激动；戒烟酒；进食不宜过饱，食物以易消化、含较少脂肪、少产气者为宜，限制钠盐的摄入，保持大便通畅。

学生：出院后需要准备什么药品来预防心肌梗死的发生呢？

老师：患者应长期口服小剂量的阿司匹林或双嘧达莫防止血小板的聚集和黏附，有预防心肌梗死发生的作用。

学生：嗯，知道了，谢谢老师。

第2节　原发性高血压

正常成人血压，若收缩压持续≥140mmHg和（或）舒张压≥90mmHg，则称为高血压（hypertension）。高血压又分为原发性高血压和继发性高血压两种。原发性高血压又称高血压病，是病因未明的以血压持续升高为主要表现的一种独立性疾病，占高血压的90%～95%；继发性高血压又称症状性高血压，是某些疾病（如慢性肾小球肾炎、肾动脉狭窄等）的一种临床表现。本节主要叙述原发性高血压。

临床链接：高血压的定义和分期（JNC美国全国联合委员会2003/中国2005）

类别	收缩压（mmHg）	舒张压（mmHg）	类别	收缩压（mmHg）	舒张压（mmHg）
正常血压	<120	<80	高血压Ⅱ期	160～179	100～109
高血压前期	120～139	80～89	高血压Ⅲ期	≥180	≥110
高血压Ⅰ期	140～159	90～99	单纯收缩期高血压	≥140	<90

一、病因和发病机制

原发性高血压的病因和发病机制尚未完全明确，目前认为与以下因素有关。

1. 遗传因素　原发性高血压患者具有明显的家族发病倾向，据统计，双亲有高血压病史的家族，其高血压患病率高2～3倍。

2. 饮食因素　膳食中钠盐的摄入量与原发性高血压患病率呈显著正相关。钾摄入量与血压呈负相关，钾能促进机体对钠的排泄，钙对钠有拮抗作用，故原发性高血压患者适当补充钾和钙，可使血压降低。

3. 社会心理因素　长期或反复处于精神紧张等应激状态，使大脑皮质功能失调，当产生持久的以血管收缩为主的兴奋时，会引起全身细小动脉痉挛，使血压升高。

4. 其他因素　肥胖、吸烟、年龄增长和缺乏体力活动等，也是血压升高的重要危险因素。

二、病理变化及临床病理联系

根据起病缓急和病程进展情况，原发性高血压又分为急进型高血压和缓进型高血压两类。

（一）急进型高血压

急进型高血压多见于青少年，病变以增生性小动脉硬化及细、小动脉壁发生纤维素样坏死的坏死性动脉炎为主。起病急，血压显著升高，常超过230/130mmHg，病变进展迅速，可出现持续蛋白尿、血尿和管型尿，患者多在一年内死于尿毒症、脑出血和心力衰竭。

（二）缓进型高血压

缓进型高血压约占原发性高血压的95%，多发生于中老年人，起病隐匿，进展缓慢，病程可达十余年或数十年。病变的发展过程可分为3期。

1. 功能紊乱期　功能紊乱期为高血压的早期阶段。主要病变为全身细、小动脉间歇性痉挛，患者血压波动，仅出现头晕、头痛、注意力不集中等症状，全身动脉和内脏器官均无器质性病变。经适当休息和治疗，可恢复正常。

2. 动脉病变期　此期全身细、小动脉硬化，主要表现为细动脉玻璃样变和小动脉内膜胶原纤维及弹性纤维增生，使细、小动脉管壁增厚、管腔狭窄甚至闭塞。患者血压持续升高，休息后不易缓解。

3. 内脏病变期　此期除全身细、小动脉硬化外，心、脑、肾等重要器官也会出现明显器质性病变。

（1）心脏的病变：主要表现为左心室代偿性肥大。肉眼观，心脏质量增加（常达400g以上），左心室壁增厚，可达15~20cm，乳头肌和肉柱增粗，心腔不扩大甚至略有缩小，称向心性肥大（图3-2）。晚期左心室负荷继续加重，心肌收缩力下降，进入失代偿期，出现心腔扩张，称为离心性肥大，最终可发生心力衰竭。

（2）肾脏的病变：主要表现为原发性颗粒性固缩肾。肉眼观，双侧肾脏对称性缩小，质量减小，质地变硬，表面细颗粒状（图7-4）。切面肾皮质明显萎缩变薄，皮髓质分界不清。镜下观，肾入球小动脉管壁玻璃样变性而增厚，受累的肾小球因缺血而发生萎缩、纤维化和玻璃样变，所属肾小管因缺血而萎缩、消失（图7-5）。

（3）脑的病变：主要有以下3种。①高血压脑病。由于脑内细、小动脉硬化和痉挛，造成局部脑组织缺血，毛细血管通透性增加，导致脑水肿的发生。临床表现为头痛、头晕、呕吐、视力障碍等症状。当血压急剧升高时，患者可出现剧烈头痛、意识障碍、抽搐等症状，称为高血压危象。②脑软化。脑内细、小动脉硬化和痉挛，使供血区脑组织因缺血而发生小灶状坏死，坏死组织液化形成质地疏松的筛网状结构，后期坏死组织被吸收，由胶质纤维增生修复。因病灶较小，一般不引起严重后果。③脑出血。是高血压晚期最严重的并发症，常发生于基底核、内囊（图7-6）。内囊出血可引起对侧肢体瘫痪、感觉消失；左侧脑出血可引起失语；出血破入侧脑室时，可引起昏迷甚至死亡。

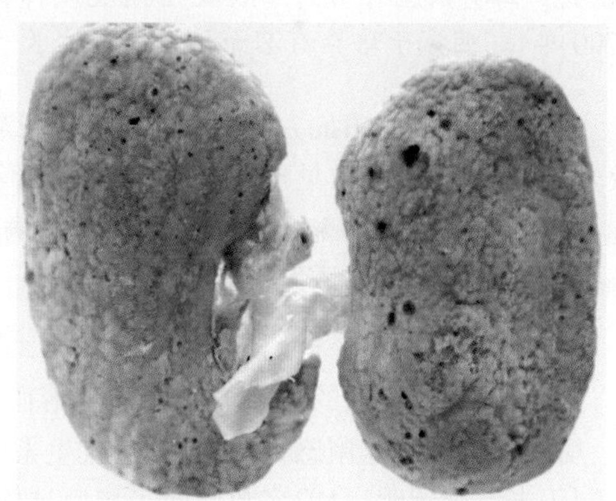

图7-4　原发性颗粒性固缩肾

（4）视网膜的病变：其病变与原发性高血压各期变化基本一致，可反映高血压病变的严重程度。眼底镜检高血压Ⅰ期：视网膜中央动脉痉挛。高血压Ⅱ期：视网膜中央动脉硬化迂曲，呈银丝样改变，动静脉交叉处出现压痕。高血压Ⅲ期：视盘水肿、视网膜出血，视力减退。

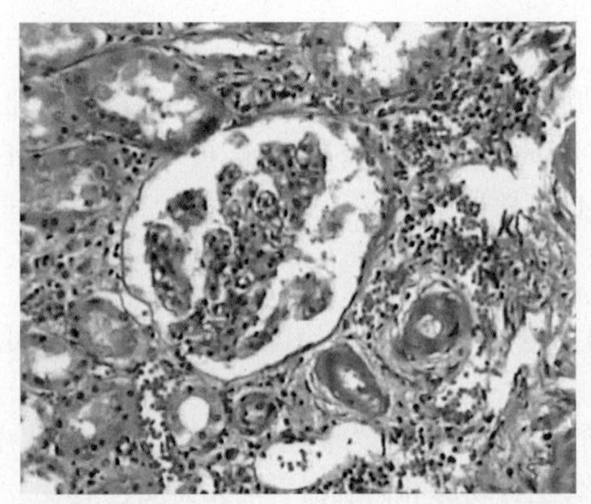
图 7-5 原发性颗粒性固缩肾小动脉玻璃样变

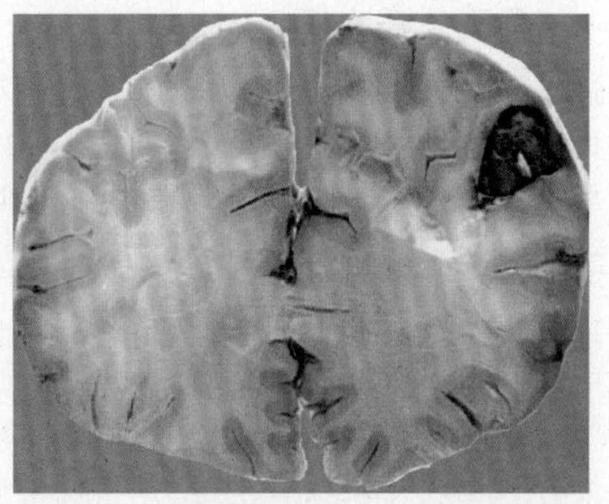
图 7-6 脑出血

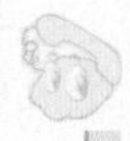
记忆板

高血压

小 A 痉挛血压高，逐渐硬化管腔小；最后内脏有病变，尤其视网心肾脑。

第 3 节 风 湿 病

情境案例 7-2

一位 16 岁女学生对医生诉说：5 天前她开始出现身体发热、全身疲乏无力，伴双膝、踝关节发热、肿痛、行走困难。3 年前曾有类似发病 4 次。医生检查发现：患者体温 39℃，脉搏 138 次/分，血压正常。双下肢内侧和躯干见环状红斑，心尖冲动位于左锁骨中线外侧第 6 肋间，心浊音界向两侧扩大。二尖瓣区可听到三级收缩期吹风样杂音和舒张早期隆隆样杂音。血沉 50mm/h，抗“O”为 700 单位，咽拭子培养有溶血性链球菌生长。X 线检查，心脏向左下扩大。

风湿病(rheumatism)是一种与 A 组乙型溶血性链球菌感染有关的变态反应性疾病。病变主要累及全身结缔组织，最常见于心脏、关节和血管等处。

风湿病多初发于 5~15 岁，6~9 岁为发病高峰年龄，常反复发作。本病以秋冬季多发，寒冷、潮湿及病毒感染可能参与诱发本病。

一、病因和发病机制

一般认为风湿病的发生与 A 组乙型溶血性链球菌感染有关：风湿病发病前 2~3 周患者常有咽峡炎、扁桃体炎等链球菌感染的病史，用抗生素防治链球菌感染可明显减少本病的发生和复发。其发病机制仍未完全阐明，目前多数倾向于抗原抗体交叉反应学说，即链球菌感染后机体产生相应的抗体与结缔组织、心肌及血管平滑肌细胞产生交叉反应，引发炎症反应和组织损伤。

二、基本病理变化

根据病变发展过程，风湿病大致可分为 3 期。

(一) 变质渗出期

变质渗出期是风湿病的早期。表现为结缔组织基质发生黏液样变性和胶原的纤维素样坏死；病变组织内可见少量淋巴细胞、浆细胞、单核细胞浸润。此期病变约持续 1 个月。临床上为风湿热急性期，表现为发热、皮肤环形红斑、关节肿痛、血沉加快，血清 ASO 滴度增高等。

(二) 增生期(肉芽肿期)

此期病变特点是形成具有特征性的风湿小体即风湿性肉芽肿,又称为阿少夫小体(Aschoff body)。风湿小体中心可见纤维素样坏死,周围有较多风湿细胞,外围可见少量淋巴细胞和单核细胞浸润。风湿细胞的核呈圆形或椭圆形,核膜清晰,染色质集中于核中央,横切面似枭眼状,纵切面呈毛虫状(图7-7)。此期持续2~3个月。

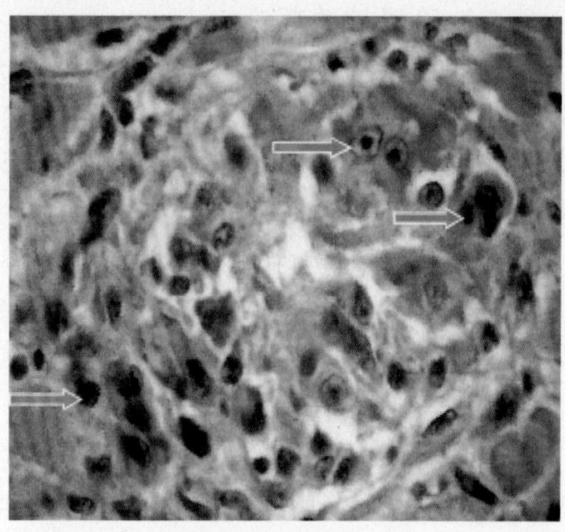

图7-7　风湿性心肌炎
心肌间质小血管旁可见风湿小体,可见枭眼状与毛虫状的风湿细胞

考点:风湿病的病理变化

(三) 瘢痕期(愈合期)

风湿小体中的纤维素样坏死逐渐被溶解吸收,周围出现纤维细胞,风湿小体逐渐纤维化,最后形成梭形瘢痕。此期持续2~3个月。临床症状和体征逐渐消失。

风湿病单次发作历时4~6个月。由于风湿病常有反复急性发作,故受累部位常可见到新旧病变并存的现象。因病变反复发作,瘢痕不断形成,可导致器官功能障碍。

三、各器官的病理变化及临床病理联系

(一) 风湿性心脏病

风湿病最常侵犯心脏,可累及心脏各层,发生风湿性心内膜炎、风湿性心肌炎和风湿性心外膜炎。若侵犯心脏全层称为风湿性全心炎。

1. 风湿性心内膜炎　病变主要侵犯心瓣膜,其中以二尖瓣最常受累,其次是二尖瓣和主动脉瓣同时受累,三尖瓣和肺动脉瓣极少受累。肉眼观,病变早期瓣膜肿胀增厚,瓣膜的闭锁缘上可见串珠样排列的灰白色粟粒大小的疣状赘生物,直径1~2mm,与瓣膜紧密粘连,不易脱落(图7-8)。镜下观,赘生物为由血小板和纤维素构成的白色血栓。后期瓣膜赘生物发生机化,逐渐形成瘢痕。由于风湿病反复发作,瘢痕组织反复增生,导致瓣膜增厚、变硬、变形、短缩、瓣叶之间互相粘连,腱索增粗、短缩,最后形成慢性风湿性心瓣膜病。

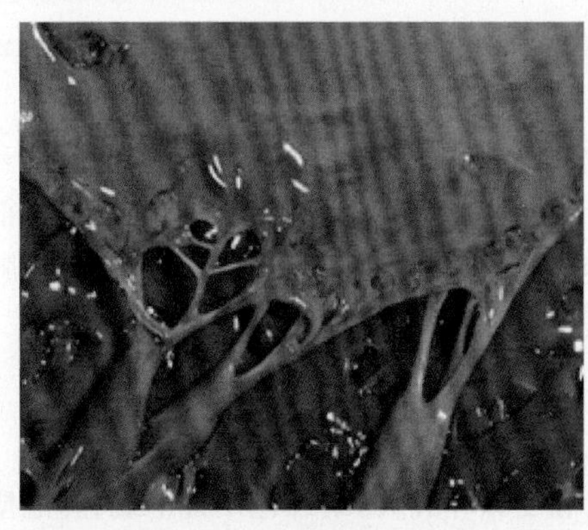

图7-8　风湿性心内膜炎

2. 风湿性心肌炎　风湿性心肌炎主要病变为心肌间质的小血管周围形成风湿小体和少量淋巴细胞浸润。心肌细胞常有不同程度的变性,影响心肌收缩力,临床上表现为心率加快,第一心音低钝,严重者可导致心功能不全。心电图常见P-R间期延长,可能是病变波及房室结所致。

3. 风湿性心外膜炎　风湿性心外膜炎主要累及心包脏层,病变表现为浆液性或纤维素性炎。心包腔内有大量浆液渗出时,形成心包积液。若渗出物以纤维素为主时,渗出的纤维素在心脏不停搏动及心包脏、壁两层的揉搓作用下,形成绒毛心。后期纤维素性渗出物可逐渐被溶解吸收,少数渗出物不能被完全溶解吸收而发生机化,导致心外膜脏、壁层粘连,形成缩窄性心包炎。患者可表现为心前区疼痛及不适。听诊时,绒毛心患者心前区可闻及心包摩擦音;心包积液患者心音弱而遥远。

(二) 风湿性关节炎

风湿性关节炎常侵犯膝、踝、肩、腕、肘等大关节,呈游走性、反复发作的特点。临床表现为关节局部出现红、肿、热、痛和功能障碍。病变为关节腔内有浆液及少量纤维素性渗出,关节周围软组织内可见不典型的风湿小体。急性期后,渗出物易被完全吸收,关节形态及功能均可恢复正常。

(三) 皮肤病变

皮肤出现环形红斑和皮下结节,具有临床诊断意义。环形红斑为环形或半环形的淡红色红晕,中央皮肤色泽正常,持续1~2天消退。皮下结节多发生于肘、腕、膝、踝关节附近的伸侧面皮下结缔组织,为直径0.5~2cm的圆形或椭圆形结节,质硬、无压痛。

(四) 风湿性脑病

风湿性脑病多发生于5~12岁儿童,女孩多见,主要累及大脑皮质、基底核、丘脑及小脑皮质,主要病变为脑的风湿性动脉炎和皮质下脑炎。当锥体外系受累时,患儿出现面肌及肢体的不自主运动,称为小舞蹈症。

情境案例 7-2 诊断分析

①患者有发热、关节游走性疼痛、皮下环行红斑表现与风湿病相符。②听诊二尖瓣区有舒张期和收缩期杂音,出现二尖瓣狭窄并关闭不全体征。③抗链球菌溶血素为700单位,偏高。

诊断结论:结合临床表现及实验室结果,可诊断为风湿病。

第4节 肺 炎

肺炎(pneumonia)是指肺的急性渗出性炎症。根据病原体不同,分为细菌性、病毒性、支原体性和真菌性肺炎等。根据病变累及的部位可分为大叶性肺炎、小叶性肺炎和间质性肺炎。

情境案例 7-3

一年轻人,精神委靡地坐在医生面前,自诉是喝酒后遭雨淋,于当天晚上突然起病,寒战、高热、呼吸困难、胸痛,继而咳嗽,咳铁锈色痰。医生听诊发现患者左肺下叶有大量湿性啰音;血常规检查显示:WBC计数为17×10^9/L;X线检查,左肺下叶有大片致密阴影。

一、大叶性肺炎

大叶性肺炎(lobar pneumonia)临床上起病急,出现寒战、高热、咳嗽、咳铁锈色痰和呼吸困难等。多见于青壮年,常发生于冬春季。

(一) 病因和发病机制

90%以上的大叶性肺炎由肺炎链球菌引起,少数由肺炎杆菌、金黄色葡萄球菌、溶血性链球菌和流感嗜血杆菌等引起。机体在受寒、感冒、疲劳、醉酒、麻醉、糖尿病等诱因存在时,全身或呼吸道局部的抵抗力降低,病原菌易于侵入肺泡并迅速生长繁殖,并沿肺泡间孔或呼吸性细支气管迅速向邻近肺组织蔓延,从而形成一个肺段乃至整个肺大叶的急性纤维素性炎症。

(二) 病理变化及临床病理联系

大叶性肺炎为肺泡内的纤维素性炎,多发生于左肺下叶。典型的病变过程分为4期。

1. 充血水肿期　发病第1~2天为充血水肿期。肉眼观,病变肺叶肿大,暗红色。镜下观,肺泡壁毛细血管弥漫性扩张、充血,肺泡腔内见大量的浆液性渗出液,并有少量红细胞、中性粒细胞和巨噬细胞。临床表现为寒战、高热、咳嗽、咳少量稀薄泡沫痰、外周血白细胞增高。X线病变肺叶透亮度轻度下降或呈片状模糊影。

2. 红色肝样变期　发病后3~4天为红色肝样变期。肉眼观,病变肺叶肿大,呈暗红色,质地变实似肝脏。切面粗糙呈颗粒状,病变部位胸膜表面也可见纤维素性渗出物。镜下观,肺泡壁毛细血管进一步扩张、充血,肺泡腔内有大量的红细胞、纤维素及少量的中性粒细胞、巨噬细胞。临床表现为持续高热、咳嗽、咳铁锈色痰(含铁血黄素混入痰中所致),若病变范围广,肺通气换气功能降低,可导致发绀、呼吸困难等缺氧症状,病变累及胸膜,可出现胸痛,因病变肺组织密度增高,体检可出现肺实变体征,X线检查病变肺叶呈大片致密阴影。

3. 灰色肝样变期　发病后5~6天为灰色肝样变期。肉眼观,病变肺叶肿大,呈灰白色,质实如肝。镜下观,肺泡壁因毛细血管受压而变窄,肺泡腔内有大量的纤维素、中性粒细胞及少量巨噬细胞,而红细胞大部分溶解消失(图7-9)。此期肺泡内的致病菌大多被中性粒细胞吞噬消灭,患者全身中毒症状开始减轻,缺氧及呼吸困难症状得到相对改善,咳出的痰逐渐由铁锈色痰变为黏液脓痰。胸痛及肺实变体征更为明显,X线检查病变肺组织呈大片致密阴影。

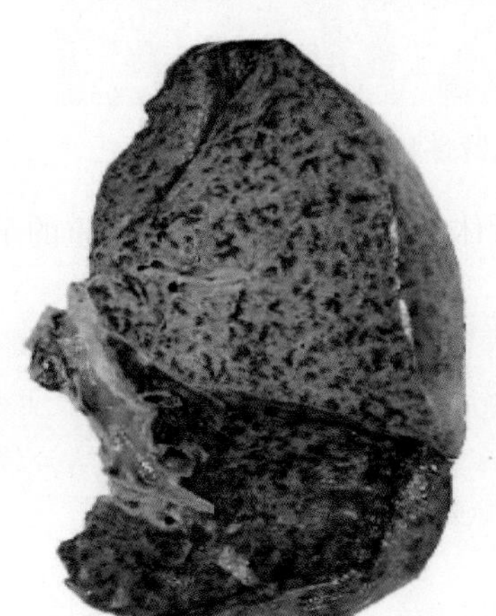

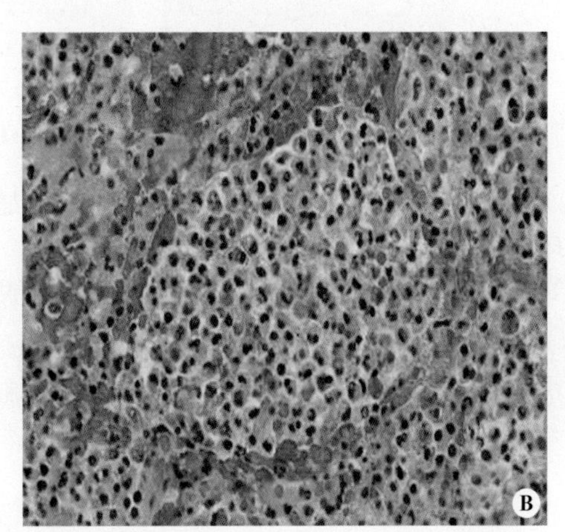

图7-9　大叶性肺炎灰色肝样变期

A. 肉眼观;B. 镜下观

4. 溶解消散期　发病后1周左右进入此期。此时机体防御功能显著增强,病原菌被消灭,纤维素溶解并由淋巴管吸收或经气道咳出。肺实变病灶溶解消散,肺组织的结构和功能逐渐恢复正常。患者体温可降至正常,症状和体征逐渐消失。X线检查可完全正常。

上述病变的发展是一个连续过程,各期间无明显界限,由于疾病早期应用抗生素,使病情减轻、病程缩短,典型的4期病变过程已很少见。

(三)结局和并发症

大叶性肺炎经过及时治疗,一般在7~10天痊愈,若细菌毒力强,机体抵抗力弱,治疗和护理不及时,则可出现以下并发症。

1. 肺肉质变　当渗出的中性粒细胞过少或功能缺陷,释放的蛋白溶解酶不足以溶解肺泡腔内的纤维素性渗出物时,病变组织就会被肉芽组织取代而机化(图7-10,图7-11),使病变肺组织呈褐色肉样外观。

2. 胸膜肥厚和粘连　大叶性肺炎伴发纤维素性胸膜炎时,如果胸膜及胸膜腔内的纤维素不能被完全溶解吸收而发生机化,则可导致胸膜增厚和粘连。

3. 肺脓肿及脓胸　肺脓肿及脓胸多由金黄色葡萄球菌和肺炎球菌混合感染引起,受累肺组织发生坏死液化,形成肺脓肿,并常伴有脓胸。

4. 败血症或脓毒败血症　严重感染时,病原菌进入血液大量繁殖并产生毒素所致。

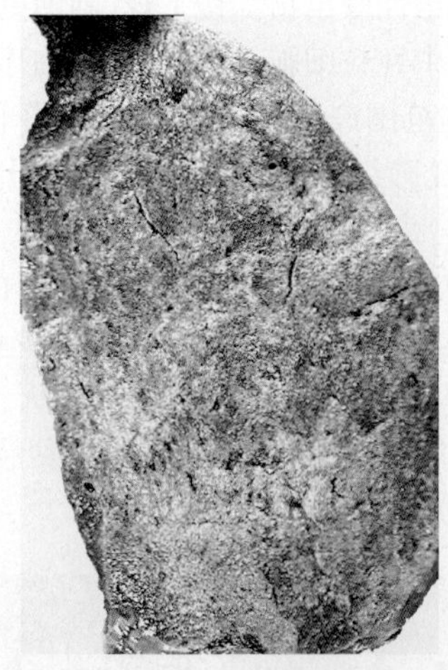

图 7-10　肺肉质变

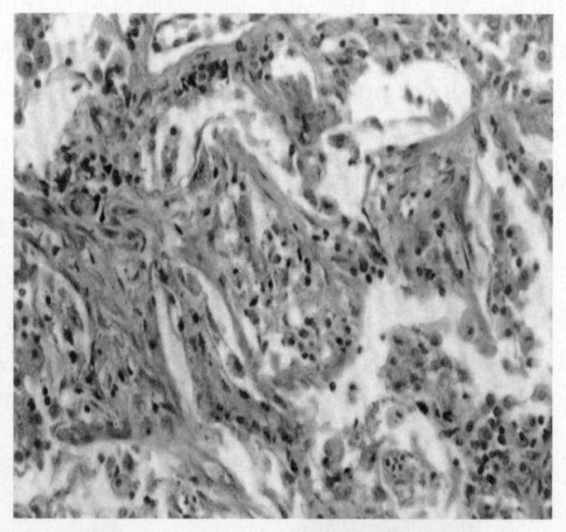

图 7-11　大叶性肺炎肺肉质变镜下观

5. 感染性休克　严重毒血症和败血症均可引起感染性休克,患者主要表现为严重的全身中毒症状和微循环衰竭,如未及时抢救,可引起死亡。

情境案例 7-3 诊断分析

①患者为青壮年,酗酒后被雨淋受寒为发病诱因。②临床表现有寒战高热、呼吸困难、胸痛、咳嗽、咳铁锈色痰等。③听诊左下肺有湿性啰音。④血常规显示白细胞数增多。⑤X 线检查,左肺下叶呈大片致密阴影。

诊断结论:结合临床病史及血常规、X 线检查均符合大叶性肺炎表现。诊断为大叶性肺炎。

二、小叶性肺炎

小叶性肺炎(lobular pneumonia)是以细支气管为中心的肺组织急性化脓性炎症,又称支气管肺炎。临床患者有发热、咳嗽、咳痰等症状,肺部听诊可闻及散在的湿啰音,多见于小儿、年老体弱及久病卧床者。

(一) 病因和发病机制

由多种细菌混合感染引起,常见的致病菌有葡萄球菌、肺炎链球菌、流感嗜血杆菌、肺炎杆菌等,这些细菌通常是口腔或上呼吸道内的常驻寄生菌,当机体抵抗力下降、呼吸系统防御功能受损时,这些常驻菌就可能侵入细支气管及末梢肺组织生长繁殖,引起小叶性肺炎。因此小叶性肺炎常是某些严重疾病的并发症,如吸入性肺炎、手术后肺炎、麻疹后肺炎等。

(二) 病理变化及临床病理联系

小叶性肺炎常发生于两肺各叶,以双肺下叶及背侧多见。肉眼观,两肺出现散在分布的灰黄、质实病灶,病灶大小不一,直径多为 0.5~1cm,形状不规则。病灶中央常见病变细支气管的横断面,挤压可见淡黄色脓性渗出物,严重者病灶互相融合成片,形成融合性支气管肺炎(图 7-12A)。

镜下观,细支气管黏膜充血、水肿,部分黏膜上皮坏死脱落,细支气管管腔及其周围肺泡内可见大量中性粒细胞、脱落的肺泡上皮细胞及少量红细胞,病灶周围肺组织充血,可有浆液性渗出,部分肺泡过度扩张(代偿性肺气肿)(图 7-12B)。严重时支气管和肺组织遭到破坏,呈脓肿样改变。

由于炎性渗出物刺激支气管黏膜,患者常有发热、咳嗽、咳痰,痰液常为黏液脓性。两肺听诊可闻及湿性啰音。X 线检查可见肺内散在不规则小片状或灶状模糊阴影。

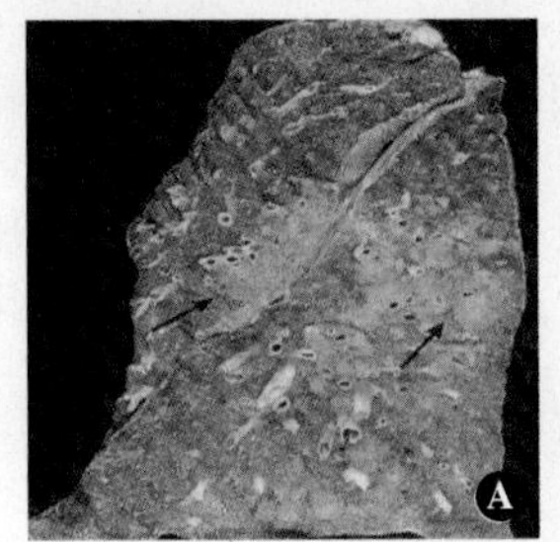
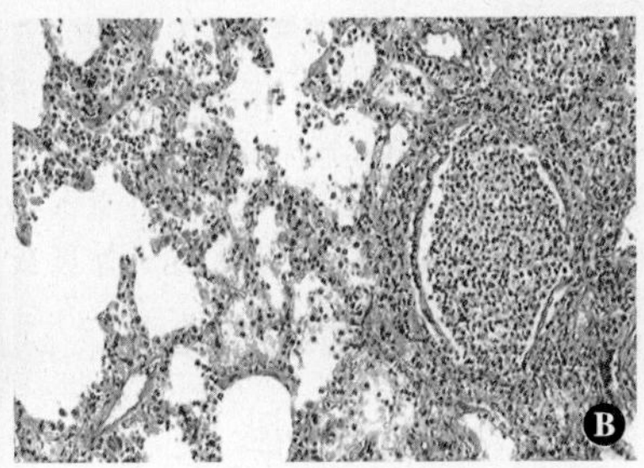
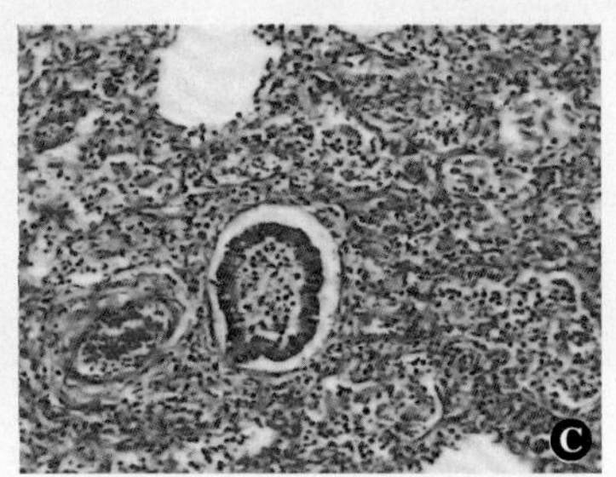

图 7-12 小叶性肺炎

A. 肉眼观；B、C. 镜下观

（三）结局和并发症

小叶性肺炎经及时治疗和护理，大多可治愈。但小儿、老人尤其合并其他严重疾病时，预后较差，且较大叶性肺炎并发症多，常见有呼吸衰竭、心力衰竭、肺脓肿、脓胸及支气管扩张等。

小叶性肺炎和大叶性肺炎的区别见表 7-1。

考点：大叶性肺炎、小叶性肺炎的区别

表 7-1 小叶性肺炎与大叶性肺炎的区别

项目	大叶性肺炎	小叶性肺炎
病因	肺炎链球菌	多种细菌混合感染，多为继发
好发年龄	青壮年	小儿、老人、体弱者
病变部位	左肺下叶多见	两肺下叶及背侧多见
病变特征	纤维素性炎	化脓性炎
临床表现	肺实变体征明显，铁锈色痰	肺实变体征不明显，黏液脓痰
X 线检查	大片致密阴影	点状、片絮状阴影
并发症	少见	多见

三、间质性肺炎

（一）病毒性肺炎

病毒性肺炎（viral pneumonia）常由上呼吸道病毒感染向下蔓延所致。主要为流感病毒，其次是副流感病毒、腺病毒、呼吸道合胞病毒、麻疹病毒、巨细胞病毒等，可由两种以上病毒混合感染或继发细菌感染。患者多为儿童。冬春季多发。

1. 病理变化　肉眼观，肺组织因充血、水肿而轻度肿大。镜下观，主要表现为支气管管壁、小叶间隔和肺泡壁充血、水肿，淋巴细胞、单核细胞浸润，使肺泡间隔明显增宽，肺泡腔内一般无渗出物，严重者肺泡腔内可出现浆液、少量纤维素、红细胞及巨噬细胞等炎性渗出物。在细支气管上皮和肺泡上皮细胞、多核巨细胞的胞质和胞核内可检出病毒包涵体，是病理组织学诊断病毒性肺炎的重要依据。

2. 临床病理联系　病毒血症，可引起发热和全身中毒症状。因炎症刺激和缺氧，可出现剧烈咳嗽、气急和发绀等症状。严重病例，出现肺实变体征，可导致心力衰竭及中毒性脑病。X 线检查见肺纹理增粗，有点片状模糊阴影。

（二）支原体肺炎

支原体肺炎（mycoplasmal pneumonia）是由肺炎支原体引起的一种急性间质性肺炎，主要经飞沫传播。好发于秋冬季节。多见于儿童及青少年。

1. 病理变化　病变常累及一侧肺叶，以下叶多见。病灶呈节段性或局灶性分布，病变肺泡间隔增宽、间质充血水肿伴大量淋巴细胞和单核细胞浸润。肺泡腔内无渗出物或仅见少量浆液性渗出液。小支气管、细支气管壁及其周围间质充血水肿及慢性炎性细胞浸润。

2. 临床病理联系　患者起病急，常有发热、头痛、咽喉痛及顽固而剧烈的咳嗽等症状。X 线显示节段性纹理增强及网状或斑片状阴影。临床上以患者痰液、鼻分泌物及咽拭子培养出肺炎支原体而确诊。

临床链接：严重急性呼吸综合征(SARS)

SARS 俗称"非典"，主要传播方式为近距离的空气飞沫传播、接触患者呼吸道分泌物和密切接触等。临床上，SARS 起病急，以发热为首发症状，体温通常高于 38℃，伴有头痛、全身酸痛、乏力、干咳、少痰，严重者出现呼吸窘迫综合征。外周血白细胞计数正常或降低，淋巴细胞计数常减少。X 线检查肺部常见斑片状浸润性阴影，常为多叶或双侧性改变。SARS 病理形态表现为急性非特异性间质性肺炎，特征为弥漫性肺泡损伤，及时发现并有效治疗大多可治愈，重症患者可因呼吸衰竭而死亡。

第 5 节　消化性溃疡

消化性溃疡(peptic ulcer)是以胃或十二指肠黏膜形成慢性溃疡为特征的常见病。其中，十二指肠溃疡(duodenal ulcer，DU)约占 70%，胃溃疡约占 25%，两者并存的复合性溃疡约占 5%。本病常反复发作，呈慢性经过。主要临床表现为周期性上腹疼痛、反酸、嗳气等。

情境案例 7-4

一位中年男子因剧烈腹痛由家属送医院急诊。该男子面色苍白，表情痛苦，浑身冒汗，对医生诉说：今早早餐后突然上腹剧痛，持续 2h 后蔓延到全腹，深呼吸时疼痛加重。医生详细询问病史得知患者 5 年前开始经常有上腹部疼痛，饥饿时明显，伴反酸、嗳气，有时排柏油样黑色大便。体检发现其脉搏 106 次/分，血压 100/60mmHg。心肺(-)，腹肌紧张呈板状腹，有明显压痛及反跳痛，肠鸣音未闻及。X 线检查：双膈下有游离气体。

一、病因和发病机制

消化性溃疡的病因尚未完全阐明，比较明确的病因有如下几个。

1. 胃液消化作用　胃液对局部胃壁或十二指肠壁组织"自我消化"是溃疡形成的主要原因。

2. 黏膜屏障作用减弱　正常情况下，胃和十二指肠黏膜具有抗胃液消化作用的屏障保护机制。在药物(阿司匹林、肾上腺皮质激素等)、胆汁反流、饮酒、吸烟、长期精神紧张等因素的作用下，造成胃黏膜保护屏障受损、抗消化能力减弱，促进了溃疡的发生。

3. 幽门螺杆菌感染　幽门螺杆菌感染是慢性胃炎的主要病因，由于其造成了胃黏膜上皮的损伤，削弱了胃黏膜的自我保护屏障，促使溃疡的发生。

4. 其他因素　溃疡病有家族多发趋势，迷走神经功能紊乱及 O 型血的人发病率较高。

胃、十二指肠黏膜的抗消化能力降低和胃液对胃、十二指肠黏膜的自我消化作用增强，这两方面因素的综合作用引起消化性溃疡的发生。

考点：消化性溃疡的病变特点

二、基本病理变化

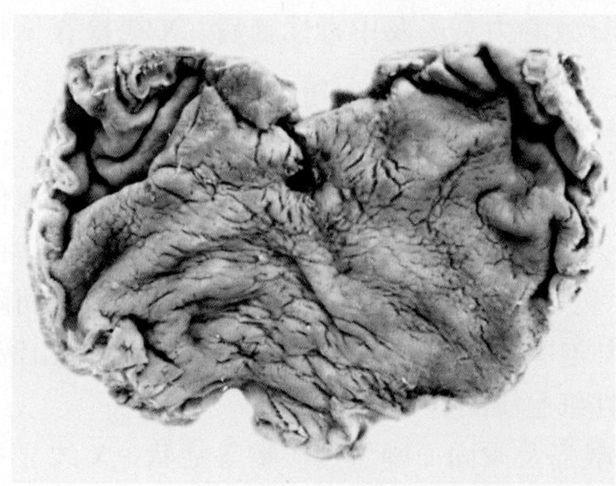

图 7-13　胃溃疡

1. 肉眼观　溃疡常呈圆形或椭圆形，边缘整齐，黏膜皱襞从溃疡向周围呈放射状分布(图 7-13)，底部平坦，底部一般深达肌层，达浆膜层时，容易并发穿孔。胃溃疡多位于胃小弯近幽门部(胃窦部小弯侧)，直径多在 2cm 以内，十二指肠溃疡多位于十二指肠壶腹部的前、后壁，直径多在 1cm 以内。

2. 镜下观　溃疡底部从内到外分 4 层：炎性渗出层、坏死组织层、肉芽组织层及瘢痕组织层(图 7-14)。瘢痕内可见增生性动脉内膜炎，使小动脉管壁增厚，溃疡边缘可见黏膜肌层与肌层粘连或融合。另可见溃疡底部神经纤维断端呈小球状增生，是患者产生疼痛的原因之一。

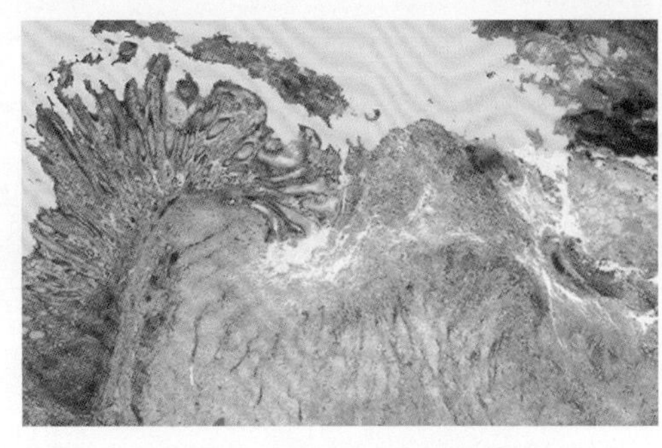
图 7-14 消化性溃疡镜下观

三、临床病理联系

1. 周期性上腹部疼痛 疼痛主要与胃酸刺激溃疡面裸露的神经末梢及胃壁平滑肌痉挛有关。疼痛的周期性与进食有较明显的关系，胃溃疡患者的疼痛多出现在餐后30min至2h，下一餐前消失；十二指肠溃疡患者的疼痛则出现在夜间或饥饿时，进餐后缓解。临床上为缓解疼痛，可选用抑制胃酸分泌药、中和胃酸药及解除胃肠道平滑肌痉挛的药物。

2. 反酸、嗳气、上腹饱胀不适 与胃酸刺激引起幽门括约肌痉挛、胃逆蠕动和幽门狭窄等有关。

考点：消化性溃疡病的并发症

四、结局与并发症

多数消化性溃疡积极治疗后，溃疡缺损由肉芽组织增生形成瘢痕修复而愈合。若溃疡长期反复发作，可出现以下并发症。

1. 出血 出血是最常见的并发症，占消化性溃疡患者的10%～35%，轻者表现为大便潜血试验阳性，严重时表现为柏油样便、呕血，甚至发生失血性休克。

2. 穿孔 穿孔易发生于十二指肠溃疡，发生率约5%。穿孔发生后，由于酸性胃内容物漏入腹腔，可引起急性弥漫性腹膜炎。表现为突发剧烈的刀割样疼痛，并迅速蔓延至全腹疼痛和压痛，腹肌紧张如板状，X线表现为膈下出现游离气体。

3. 幽门梗阻 幽门梗阻主要由瘢痕收缩引起，发生率3%。表现为反复呕吐、营养不良、水电解质及酸碱平衡紊乱。

4. 癌变 十二指肠溃疡极少恶变，胃溃疡患者中发生癌变者小于1%。发生癌变后，疼痛规律性消失。

情境案例 7-4 诊断分析

①患者有上腹部疼痛，饥饿时明显，伴反酸、嗳气，有时大便隐血等症状，与十二指肠溃疡表现相符。②腹肌紧张呈板状腹，有明显压痛及反跳痛，肠鸣音未闻及。X线：双膈下游离气体。符合消化性溃疡穿孔体征。

诊断结论：十二指肠溃疡合并穿孔。

情境对话

学生：老师，我爸爸最近上腹部总是感觉不舒服，尤其是饿了的时候就疼痛，经检查诊断为十二指肠溃疡。他有时还感到烧心，腹胀，也是这个病引起的吗？

老师：是的，消化性溃疡病主要表现为胃酸过多，你提到的“烧心”就是反酸引起了食管炎症。另外，胃内容物排空受阻，滞留在胃内的食物发酵、产气，就会引起腹胀。

学生：我爸爸有时喝茶也会感到胃有些不舒服，与消化性溃疡有关吗？

老师：当然有关系了，饮咖啡、浓茶都会刺激胃酸分泌，对胃黏膜也有损伤。

学生：哦，那我得告诉爸爸平时注意饮食，少吸烟、少喝浓茶。另外老师，我还想问一下这病以后会发展成什么样呢？

老师：通过合理规律饮食，规范治疗会痊愈。但是如果不及时调整饮食及规范治疗，有可能会发生出血、穿孔、幽门梗阻等并发症。

学生：嗯，知道了，我会督促爸爸注意平时饮食和配合治疗的，谢谢老师！

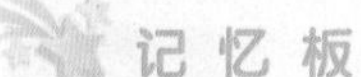

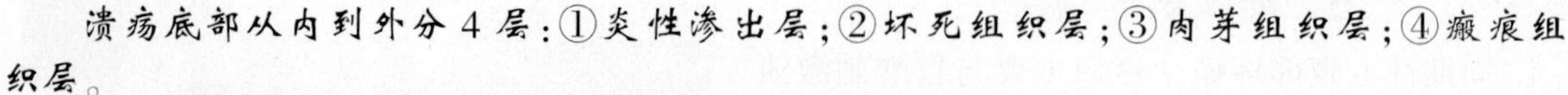

溃疡底部从内到外分4层：①炎性渗出层；②坏死组织层；③肉芽组织层；④瘢痕组织层。

消化性溃疡的主要临床表现是周期性上腹部疼痛。

消化性溃疡并发症：①出血；②穿孔；③幽门梗阻；④癌变。

第6节　病毒性肝炎

病毒性肝炎(viral hepatitis)是由一组肝炎病毒引起的以肝细胞变性、坏死为基础病变的传染性肝脏疾病。据统计，我国公民乙型肝炎表面抗原(HBsAg)阳性率为8%～20%，男女发病率相差不大，各年龄段均可发生。临床表现为乏力、食欲减退、厌油腻、黄疸、肝大、肝区疼痛和肝功能异常等。

一、病因和发病机制

目前已知的肝炎病毒有甲型(HAV)、乙型(HBV)、丙型(HCV)、丁型(HDV)、戊型(HEV)、庚型(HGV)等6种类型。其中，HAV、HEV主要经消化道传播，其余均经血液、体液传播。乙型、丙型病毒性肝炎容易转化成慢性肝炎、肝硬化甚至肝癌。病毒性肝炎的发生机制主要是，肝炎病毒侵害了肝细胞，引起以肝细胞变性、坏死为基础的急、慢性肝脏炎症。一般认为HAV在肝细胞内复制时可直接损伤肝细胞。HBV在肝细胞内复制后释放入血，其中一部分HBV抗原与肝细胞膜结合，使肝细胞膜的抗原性发生改变。进入血液的HBV可刺激免疫系统产生致敏T淋巴细胞，致敏T淋巴细胞释放淋巴毒素或经抗体依赖性细胞毒素作用杀伤病毒，同时也损伤含病毒抗原信息的肝细胞。

临床链接：乙型肝炎的预防

乙型肝炎病毒(HBV)感染呈全球性，高危人群主要是接受输血和血制品治疗的患者、密切接触者和母亲感染的婴幼儿，感染后可表现为急性肝炎、慢性肝炎、重型肝炎、肝硬化及肝癌，HBV携带者终身具有传染性。

实施乙肝疫苗免疫接种能赋予机体抵抗乙型肝炎病毒感染的能力。乙肝疫苗是从慢性携带者血浆中提纯或用DNA重组技术制得，在感染前或感染时接种；95%的免疫个体可诱发产生保护性抗体，具有长期的免疫保护作用，可有效防止乙型肝炎的发生。

二、基本病理变化

(一) 肝细胞变性、坏死

1. 肝细胞变性

(1) 胞质疏松化和气球样变：最常见。肝细胞体积增大，胞质疏松淡染，内含红染的细颗粒物，此变化称为胞质疏松化。进一步发展可使肝细胞胞质中水分继续增多，细胞高度肿胀呈球形，胞质几乎透明，称为气球样变。

(2) 嗜酸性变：肝细胞胞质脱水浓缩，嗜酸性染色增强，细胞体积缩小。

2. 肝细胞坏死

(1) 嗜酸性坏死：嗜酸性变的肝细胞胞质进一步浓缩，核溶解消失，最终形成深红色圆形小体，称为嗜酸性小体。

(2) 溶解坏死：由气球样变发展而来，肝细胞核浓缩、核碎裂、核溶解，最后细胞解体。根据溶解坏死的范围和分布，又可分为：①点状坏死，肝小叶内单个或数个肝细胞的小范围坏死；②碎片状坏死，肝小叶边缘界板肝细胞的灶状坏死及崩解；③桥接坏死，2个中央静脉之间、2个汇管区之间或中央静脉与汇管区之间呈带状分布的肝细胞坏死；④大片坏死，肝细胞坏死累及整个肝小叶，仅少量残存肝细胞夹杂在一片坏死碎片中。

肝细胞损伤后，其细胞质中的丙氨酸氨基转移酶(ALT)和天冬氨酸氨基转移酶(AST)释放入血，因此,临床上可根据血清转氨酶的测定来反映肝细胞的受损程度,但应注意大片而严重的肝细胞坏死,血清转氨酶反而升高不明显。

(二) 炎细胞浸润

病变肝小叶内或汇管区常有不同程度炎细胞浸润,主要为淋巴细胞、单核细胞,还可见少量浆细胞及中性粒细胞。

(三) 间质反应性增生及肝细胞再生

1. 库普弗(Kupffer)细胞增生、肥大 位于肝窦内壁表面的吞噬细胞,称为 Kupffer 细胞,当肝细胞发生损伤时,这种细胞会发生增生,体积增大并突出于肝窦内壁或脱落到肝窦内成为游走的巨噬细胞。

2. 间叶细胞及纤维细胞增生 肝小叶内及汇管区中的间叶细胞具有多向分化潜能,可增生分化为吞噬细胞并参与炎症浸润和修复,也可增生分化为纤维组织,产生胶原纤维并导致肝硬化。

3. 肝细胞再生 再生的肝细胞体积大,核大,可有双核,染色较深。

情境案例 7-5

一位 28 岁男子面色蜡黄,神情疲惫地向医生诉说:3 天前出现极度乏力,伴上腹饱胀、厌油恶心、呕吐咖啡色样物。全身皮肤发黄,尿黄。医生给予体检,发现:该男子皮肤及巩膜重度黄染,肝脏浊音界缩小,腹胀、肠鸣音减弱。验血:血清胆红素 342μmol/L,ALT 300U/L,AST 275U/L,凝血时间 145s。入院后该男子黄疸进行性加重,出现精神错乱,继之昏迷,抢救无效死亡。

三、临床病理类型及特点

(一) 急性(普通型)肝炎

临床上最常见,分为黄疸型和无黄疸型,两者病变基本相同。

1. 病变特点 主要病变为肝细胞广泛变性,胞质疏松化和气球样变最为普遍。坏死轻微,可见点状坏死和嗜酸性坏死(图 7-15)。

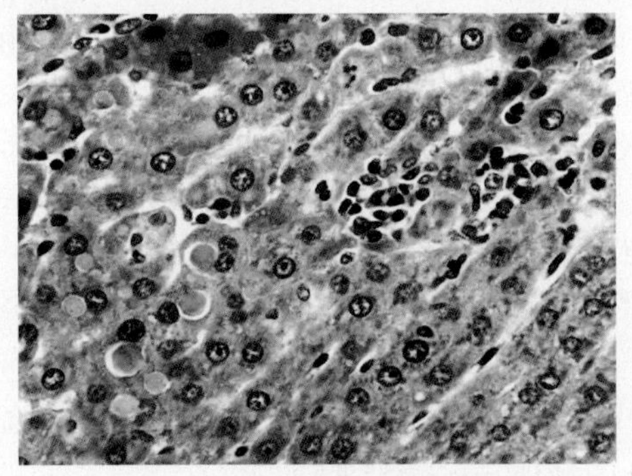

图 7-15 急性病毒性肝炎

2. 临床病理联系 因肝细胞肿胀,临床可表现为肝大、肝区疼痛或压痛;由于肝细胞的点状坏死,血清转氨酶可升高;肝细胞受损后,对胆红素的摄取、结合和分泌发生障碍,以及毛细胆管损伤,使血液中胆红素增高,甚至出现黄疸。因毒血症及胆汁分泌障碍等,表现为发热、乏力、食欲减退、腹胀、厌油、恶心、呕吐等症状。

3. 结局 经适当治疗,多在半年内恢复。少数(约 10%)乙肝、丙肝可转为慢性肝炎。

(二) 慢性(普通型)肝炎

病程持续半年以上的病毒性肝炎即为慢性肝炎。病变特点为肝细胞长期慢性损伤,不同程度的肝纤维化及肝小叶结构破坏。根据炎症、坏死、纤维化程度可将慢性肝炎分为 3 型。

1. 轻度慢性肝炎 肝细胞呈点状坏死、轻度碎片状坏死,汇管区慢性炎性细胞浸润,少量纤维增生,肝小叶结构完整。

2. 中度慢性肝炎 肝细胞呈中度碎片状坏死,有桥接坏死,汇管区及小叶内炎细胞浸润明显,小叶内有纤维间隔形成,肝小叶结构开始紊乱。

3. 重度慢性肝炎 肝细胞重度碎片状坏死及大范围桥接坏死,肝细胞结节状再生,大量炎细胞浸润,肝小叶结构被破坏,早期肝硬化形成(图 7-16)。

(三) 重型肝炎

较少见,临床经过凶险。根据起病缓急及病理变化分为以下两型。

1. 急性重型肝炎　临床特点:起病急,进展快,病情重,病程短,死亡率高,又称“暴发型”或“电击型”肝炎。肉眼观,肝脏体积显著缩小,质量减小,质地柔软,被膜皱缩。切面呈黄色或红褐色,有的区域呈红黄相间的斑纹状,故又称急性黄色(或红色)肝萎缩。镜下观,肝细胞坏死严重而广泛,呈弥漫性大片坏死,坏死区内仅残存少量单个肝细胞,无明显肝细胞再生(图 7-17)。

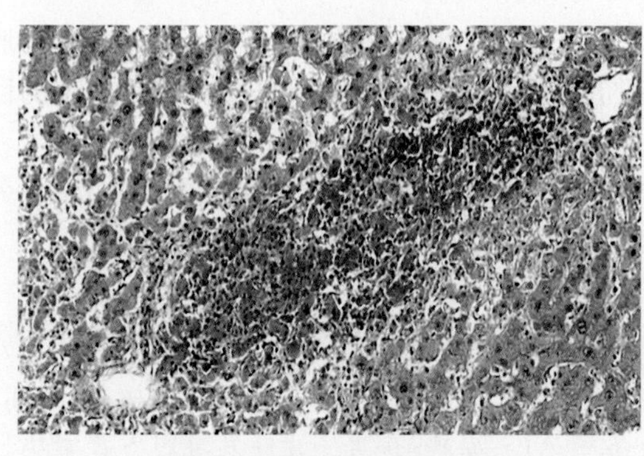

图 7-16　慢性肝炎,桥接坏死

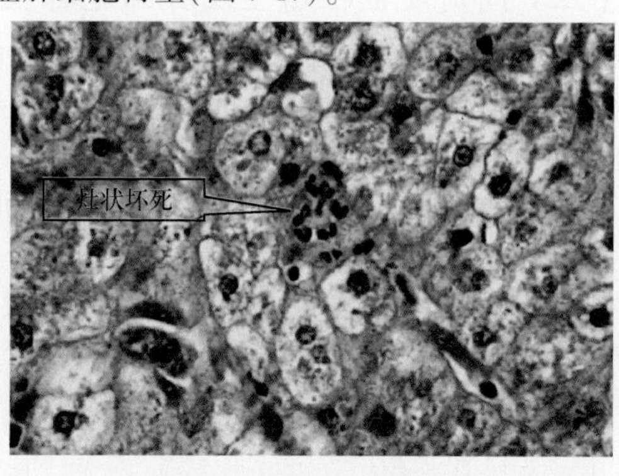

图 7-17　急性重型肝炎

临床表现有极度乏力、食欲丧失、高度腹胀、频繁呕吐、重度黄疸、肝浊音界显著缩小、精神错乱、出血及肝性脑病等。多数患者在 10 日内死于急性肝衰竭,少数转为亚急性重型肝炎。

2. 亚急性重型肝炎　起病稍缓,多数由急性重型肝炎转变而来,病程较长。肉眼观,肝不同程度缩小,被膜皱缩,呈黄绿色(亚急性重型肝炎)。镜下观,大片新旧不等的肝细胞坏死,坏死区明显的炎细胞浸润和纤维组织增生,肝细胞结节状再生。

临床表现与急性相似,积极治疗可阻止病情进一步发展。病变持续,患者可死于肝衰竭或发展为坏死后性肝硬化,甚至肝癌。

情境案例 7-5 诊断分析

①患者表现极度乏力、上腹饱胀、厌油恶心、呕血等症状。②体查:肝脏缩小,重度黄疸,精神错乱并迅速昏迷。③化验显示:酶胆分离,胆红素显著升高,转氨酶升高不明显。

诊断结论:急性重型肝炎。

考点:各型病毒性肝炎的病变特点

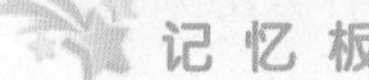

记忆板

病毒性肝炎的基本病理变化:①肝细胞变性、坏死;②炎细胞浸润;③间质反应性增生及肝细胞再生。

病毒性肝炎临床病理类型:①急性(普通型)肝炎;②慢性(普通型)肝炎;③重型肝炎。

第 7 节　肝　硬　化

肝硬化是多种原因引起的慢性进行性肝脏疾病,主要病变包括弥漫性肝细胞变性坏死、纤维组织增生和肝细胞结节状再生。这 3 种改变反复交替进行,导致肝小叶结构破坏,肝内血液循环途径逐渐被改建,最终使肝变形、变硬而形成肝硬化。本病早期可无明显症状,后期出现一系列不同程度的门静脉高压和肝功能障碍的表现。

临床上一般结合病因及病理特点,将肝硬化分为门脉性、坏死后性、胆汁性、淤血性、寄生虫性、色素性等类型。其中以门脉性肝硬化最常见,其次是坏死后性肝硬化。

一、门脉性肝硬化

(一) 病因和发病机制

凡能引起肝细胞长期慢性损伤的因素,都可能成为门脉性肝硬化的原因。常见病因有以下几个。

1. 病毒性肝炎　慢性病毒性肝炎(尤其是乙型慢性肝炎)是我国肝硬化最常见的原因。

2. 慢性酒精中毒　慢性酒精中毒为欧美国家肝硬化的主要原因,在我国也已成为肝硬化的又一重要原因。

3. 营养缺乏　研究发现,动物食物中缺乏胆碱或蛋氨酸,引起脂肪肝并可发展为肝硬化。

4. 药物和毒物　多种常用药物(如抗菌药、解热镇痛抗炎药等)和毒性物质(如四氯化碳、二甲基氨基偶氮苯、二乙基亚硝胺、磷、砷等)对肝细胞有损伤作用,长期滥用或接触可引起肝硬化。

上述各种原因造成反复的肝细胞变性、坏死及炎症反应,在此基础上发生纤维组织增生,增生纤维组织分割肝小叶,以及肝细胞结节状再生,最终使肝小叶结构和肝内血液循环途径被改建,导致肝脏变形、变硬。

考点:肝硬化病因及病变特点

(二) 病理变化

肉眼观,早、中期肝脏体积正常或略增大,质地正常或稍硬。后期肝脏体积缩小,质量减小,硬度增加,表面呈颗粒状或小结节状,结节大小相仿,直径不超过1.0cm。切面见小结节周围为纤维组织条索包绕。结节呈黄褐色(脂肪变)或黄绿色(淤胆),弥漫分布于全肝(图7-18)。

镜下观,正常肝小叶结构被破坏,广泛增生的纤维组织将肝小叶分割包绕成大小不等、圆形或椭圆形的肝细胞结节,称为假小叶(图7-19),此乃肝硬化的病变特征。假小叶内肝细胞排列紊乱,有不同程度的变性、坏死;假小叶内常无中央静脉,或中央静脉偏位,或有两条偏位的中央静脉;假小叶周围的纤维组织内有淋巴细胞、单核细胞浸润及小胆管增生。

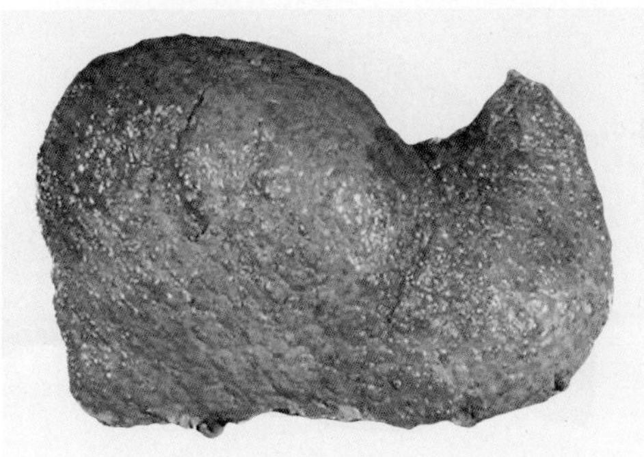

图7-18　门脉性肝硬化(肉眼观)

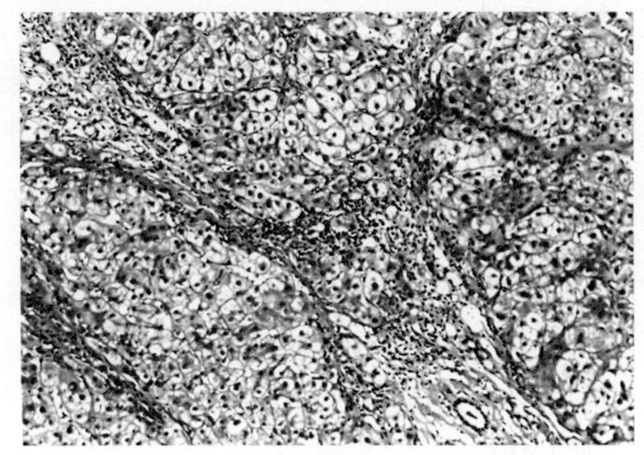

图7-19　门脉性肝硬化(镜下观)

(三) 临床病理联系

1. 门静脉高压　肝硬化时门静脉压可升高到19~30mmHg或以上(正常为4~15mmHg)。主要原因是:正常肝小叶结构破坏,假小叶内肝窦闭塞引起门静脉回流受阻;假小叶周围广泛纤维组织增生压迫小叶下静脉,使其扭曲、闭塞,导致肝窦内血液流出受阻;门静脉与肝动脉之间形成异常吻合支,使压力高的动脉血流入门静脉。门静脉高压的主要表现如下。

(1) 脾大:门静脉压力升高,使脾静脉回流受阻,引起脾淤血、肿大;血细胞在脾脏内破坏增多,表现为贫血、感染和出血倾向(脾功能亢进)。

(2) 胃肠淤血、水肿:门静脉压力升高,使胃肠静脉回流受阻,导致胃肠壁淤血、水肿,影响胃肠的消化吸收功能,出现腹胀、食欲缺乏等症状。

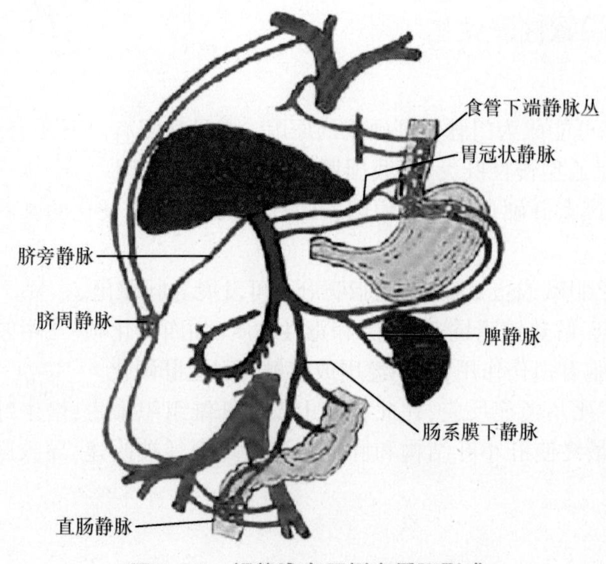

图 7-20　门静脉高压侧支循环形成

(3) 腹水:为澄清的漏出液。形成机制有:①门静脉高压使门静脉系统毛细血管内淤血,血管内液体漏入腹腔;②肝窦内压升高,从窦壁渗入间隙的液体增多进入腹腔;③肝脏合成蛋白功能减退,使血浆胶体渗透压降低,促进腹水形成;④肝功能障碍,醛固酮、抗利尿激素灭活减少,引起水钠潴留。

(4) 侧支循环形成:门静脉高压时,促使门静脉与腔静脉间吻合支开放,门静脉血经吻合支直接流入腔静脉(图 7-20)。侧支循环形成后主要表现有:①胃底食管下段静脉丛曲张,如破裂可引起致命性大出血;②直肠静脉丛曲张,形成痔核,破裂时发生便血;③脐周及腹壁浅静脉网曲张,可形成"海蛇头",是门静脉高压的重要体征。

2. 肝功能不全　肝细胞长期反复受破坏及肝内血液循环障碍,均可引起肝功能障碍,主要表现有:血浆蛋白合成障碍,白蛋白明显减少;体内雌激素灭活障碍,可出现"蜘蛛痣"及"肝掌",男性还可出现乳房发育、睾丸萎缩;凝血因子合成减少,可导致出血倾向;胆红素代谢障碍,出现肝细胞性黄疸;肝脏解毒功能障碍,体内氨等毒性代谢产物增多引起肝性脑病。

考点:门脉性肝硬化的临床病理联系

二、坏死后性肝硬化

坏死后性肝硬化是在肝细胞发生大片坏死的基础上形成的。

(一) 病因

(1) 肝炎病毒感染:多由亚急性重型肝炎及慢性肝炎反复发作且坏死严重,逐渐发展为坏死后性肝硬化。

(2) 物理及化学物质中毒。

(二) 病理变化

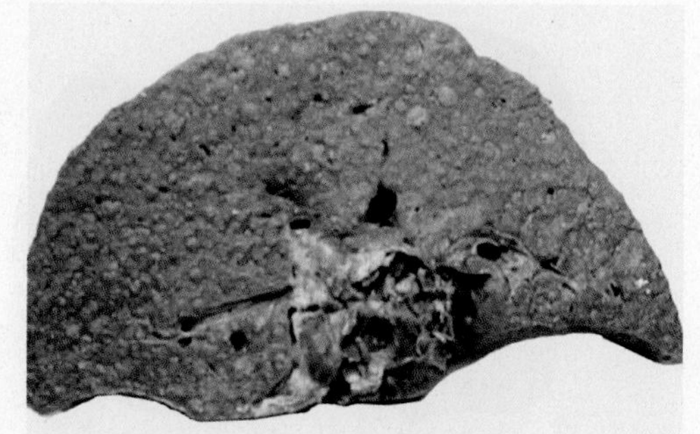

图 7-21　坏死后性肝硬化

(1) 肉眼观,肝体积缩小,质量减小,质地变硬。表面有较大且大小不等的结节,最大结节直径可达 5~6cm(图 7-21)。

(2) 镜下观,肝小叶呈灶状、带状甚至整个小叶坏死,周围纤维组织增生,形成宽阔且厚薄不均的间隔,将原来的肝小叶分割为大小不等的假小叶。

考点:门脉性肝硬化的临床病理联系

记忆板

门脉性肝硬化的临床病理联系:

1. 门静脉高压　脾大、胃肠淤血、水肿、腹水、侧支循环形成。

2. 肝功能不全　白蛋白明显减少;激素灭活障碍,凝血因子合成减少,肝细胞性黄疸;肝性脑病。

第8节 肾小球肾炎

肾小球肾炎是一组以肾小球损害为主的疾病，主要分为原发性肾小球肾炎和继发性肾小球疾病两种。原发性肾小球肾炎是指原发于肾脏并主要损害肾脏的独立性疾病；继发性肾小球疾病是由免疫性、血管性或代谢性全身性疾病引起的肾小球病变。本节主要介绍原发性肾小球肾炎。

情境案例 7-6

一位9岁男孩因眼睑水肿、尿色深、尿少4天由其母亲送医院诊治。医生询问病史得知患儿2周前曾出现上呼吸道感染及咽喉疼痛。体检发现：患儿体温37.8℃，心肺(－)，血压17.3/12kPa(130/90mmHg)。眼睑水肿，咽红肿。实验室检查：尿红细胞(++)，尿蛋白(++)，红细胞管型0～2/HP；24h尿量360ml，尿素氮11.4mmol/L，血肌酐170μmol/L。B超：双肾对称性增大。

一、病因和发病机制

大多数原发性肾小球肾炎多由异常的免疫反应引起，主要由抗原抗体复合物形成或沉积于肾小球后，发生变态反应所致。引起肾小球肾炎发病的抗原可分为内源性和外源性两类。内源性抗原包括肾小球基膜抗原等肾性抗原和细胞核抗原等非肾性抗原，外源性抗原包括细菌、病毒、寄生虫、真菌、螺旋体等生物性抗原和药物、异种血清蛋白、外源性凝集素等。根据抗原抗体反应场所的不同，免疫复合物的形成有两种基本方式。

(一) 原位免疫复合物形成

肾小球内固有的抗原成分或与经血液循环植入肾小球内的抗原刺激机体免疫系统产生相应的抗体，抗体经血液循环运输到肾小球，与肾小球内抗原发生反应，形成原位免疫复合物，引起肾小球的免疫性损伤。

(二) 循环免疫复合物沉积

非肾小球性的外源性或内源性抗原刺激机体免疫系统产生相应抗体后，抗体与抗原在血液中发生反应，结合形成抗原抗体复合物，随血液循环入肾时沉积在肾小球内，引起肾小球的免疫性损伤。

以上两种形式形成的免疫复合物，可通过各种途径引起炎症介质的产生和释放，导致肾小球发生变质、渗出和增生等炎症性改变。

考点：门脉性肝硬化的临床病理联系

二、病理变化及临床病理联系

肾小球肾炎的种类很多，本节介绍最常见的两型。

(一) 弥漫性毛细血管内增生性肾小球肾炎

本型又称急性肾小球肾炎，简称急性肾炎。好发于6～10岁的儿童，成人少见。临床表现为急性肾炎综合征，预后良好。发病大多与A族乙型溶血性链球菌感染有关，患者在发病前1～3周常有咽炎、猩红热等链球菌感染史。发病机制为产生循环免疫复合物沉积。

考点：急性肾炎病变及病理临床联系

1. 病理变化

(1) 肉眼观，双肾对称性肿大，质量增大，包膜紧张，颜色发红，称为“大红肾”。有的肾脏表现和切面上见散在粟粒样大小的出血点，似跳蚤咬过，称为“蚤咬肾”(图7-22)。

(2) 镜下观，肾小球体积增大、细胞数目增多，主要为毛细血管内皮细胞、系膜细胞增生，另有多少不等的中性粒细胞和单核-巨噬细胞浸润。肾小管上皮细胞细胞变性，管腔内出现各种管型。肾间质充血、水肿，并有少量淋巴细胞浸润(图7-23)。

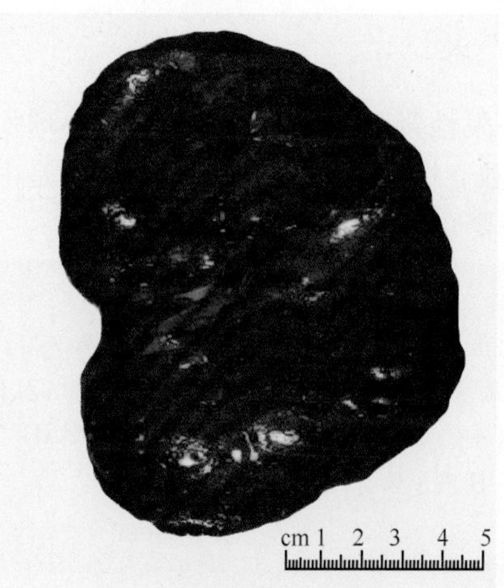

图7-22 弥漫性毛细血管内增生性肾小球肾炎（肉眼观）
大红肾，蚤咬肾

2. 临床病理联系

（1）尿的变化：由于肾小球毛细血管受压或闭塞，肾血流量减少，肾小球滤过率降低，而此时肾小管重吸收无明显障碍，故引起少尿，严重者可发展为无尿，引起氮质血症。因肾小球毛细血管受损，通透性升高，可引起血尿、蛋白尿及管型尿。

（2）水肿：一般为轻度至中度，常先出现于组织疏松的眼睑部，晨起明显，重时波及全身。水肿的主要原因是肾小球滤过率下降所引起的钠水潴留。

（3）高血压：主要是钠水潴留、血容量增多所致，严重者可导致心力衰竭或高血压脑病。

3. 结局　多数预后良好，不到1%的患者可转化为快速进行性肾小球肾炎，有1%～2%的患者转化为慢性肾炎。

（二）弥漫性硬化性肾小球肾炎

本型为其他各型肾小球肾炎发展到晚期的结果，属于慢性肾炎晚期。本病多见于成人，预后差，多数患者有肾小球疾病病史，少数起病隐匿，发现时已进入晚期。

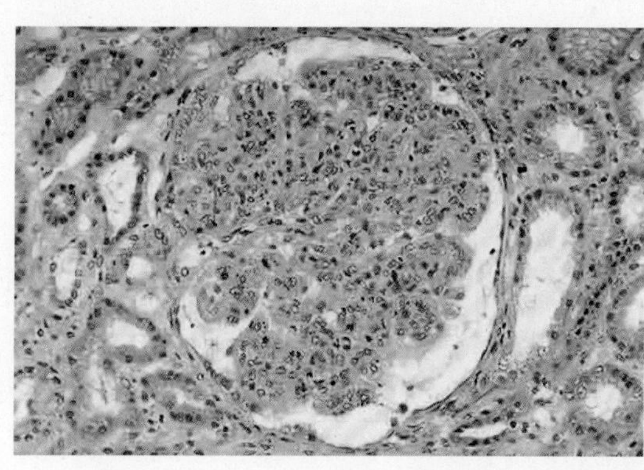
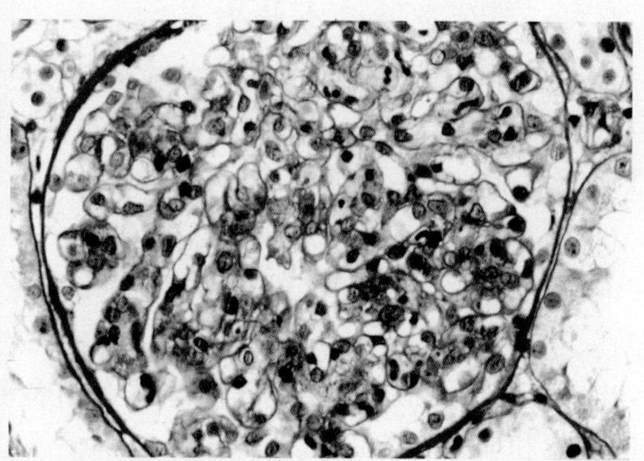

图7-23 弥漫性毛细血管内增生性肾小球肾炎（镜下观）

1. 病理变化

（1）肉眼观，双侧肾脏对称性缩小，质量减小，颜色苍白，质地变硬，表面呈均匀的细颗粒状，称为“颗粒性固缩肾”。切面皮质变薄，皮髓质分界不清，纹理模糊，小动脉管壁增厚（图7-24A）。

（2）镜下观，大量肾小球纤维化、玻璃样变，所属肾小管萎缩、消失；间质纤维组织增生、淋巴细胞浸润；残留肾单位肾小球代偿性肥大，肾小管扩张；肾入球小动脉玻璃样变性，管壁增厚，管腔狭窄（图7-24B）。

2. 临床病理联系　早期临床表现与肾炎类型有关，晚期表现为慢性肾炎综合征。

（1）尿的变化：由于大量肾单位被破坏，血液流经残存肾单位的滤过速度加快，而肾小管尿浓缩功能相对下降，可导致多尿、夜尿、尿比重降低（常固定在1.010）。由于残存肾单位结构功能相对正常，故蛋白尿、血尿、管型尿不如早期明显。

（2）贫血：由于大量肾单位被破坏，红细胞生成素分泌减少，加上肾功能不全引起氮质血症，造成自身中毒抑制骨髓造血功能。

（3）高血压：因大量肾单位纤维化，肾血流量减少，肾素-血管紧张素系统被激活而导致血压升高，高血压使肾内小动脉硬化而加重肾缺血，血压持续升高。

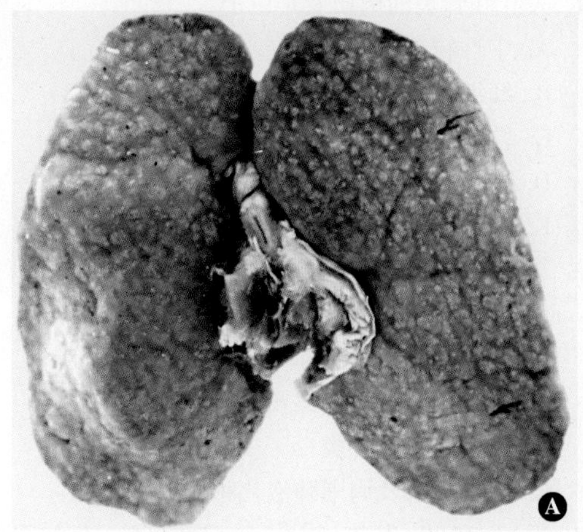

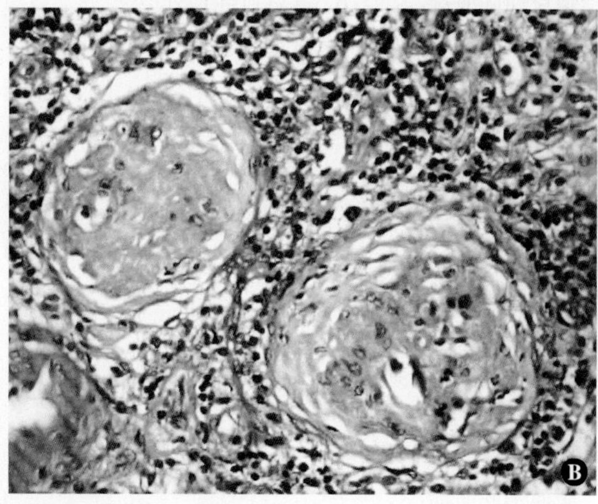

图7-24　弥漫性硬化性肾小球肾炎

A. 肉眼观；B. 镜下观

（4）氮质血症和尿毒症：由于残存的肾单位减少，肾小球滤过率下降，各种代谢产物在体内蓄积。

3. 结局　预后差，患者常死于慢性肾衰竭或尿毒症，也可死于心力衰竭或脑出血等。

情境案例 7-6 诊断分析

根据尿的性状改变，眼睑水肿及高血压体征，2周前的上呼吸道感染及咽喉疼痛病史，以及实验室检查结果可确诊。

诊断结论：急性肾小球肾炎。

记忆板

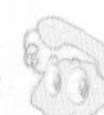

弥漫性硬化性肾小球肾炎肉眼形态特点为颗粒性固缩肾。镜下主要病变为肾小球纤维化，玻璃样变。

弥漫性硬化性肾小球肾炎主要临床表现有：多尿、夜尿、贫血、高血压、氮质血症。

自测题

一、名词解释

1. 高血压　2. 冠心病　3. 心绞痛　4. 心肌梗死　5. 小叶性肺炎　6. 消化性溃疡　7. 肝硬化　8. 假小叶　9. 肾小球肾炎

二、填空题

1. 动脉粥样硬化病变主要累及________动脉，而高血压病变主要累及________动脉。
2. 原发性高血压时脑部病变包括________、________和________。
3. 风湿病的________期病变，形成具有诊断意义的________。
4. 大叶性肺炎的病理变化分为以下4期：________、________、________、________。
5. 根据病理学变化，大叶性肺炎为________炎症，小叶性肺炎为________炎症。
6. 消化性溃疡病溃疡底部的结构从内到外分为________、________、________、________等4层。
7. 病毒性肝炎是由肝炎病毒引起的以肝细胞________、________为基础病变的一组传染性肝脏疾病。
8. 肝硬化门静脉高压时，侧支循环形成的表现有________、________、________。
9. 弥漫性毛细血管内增生性肾小球肾炎与________感染有关，肾小球内________和________增生明显。

三、单项选择题

1. 原发性高血压脑出血时，最常见的出血部位是

   A. 小脑皮质　B. 蛛网膜下腔

   C. 桥脑　D. 内囊和基底核

   E. 延髓

2. 原发性高血压时的肾脏病理变化表现为

A. 颗粒性固缩肾　B. 肾贫血性梗死
C. 肾动脉动脉瘤形成　D. 肾的多发性大瘢痕凹陷
E. 肾脏淤血

3. 下列有关风湿病的描述,哪项是错误的
A. 属于变态反应性疾病
B. 与溶血性链球菌感染有关
C. 心脏病变的后果最为严重
D. 可累及全身结缔组织
E. 风湿性关节炎常导致关节畸形

4. 原发性高血压脑出血死亡患者,心脏重 550g,左心室壁厚 1.6cm,乳头肌和肉柱增粗,心腔不扩张,应诊断为
A. 肥厚型心肌病
B. 心脏肥大(代偿期)
C. 心脏肥大(失代偿期)
D. 心脏脂肪变性
E. 心肌脂肪组织浸润

5. 原发性高血压最严重的病变是
A. 左心室肥大　B. 颗粒性固缩肾
C. 脑软化　D. 脑出血
E. 视网膜出血

6. 肺组织切片检查,见细支气管上皮脱落,腔内有脓性渗出物,周围的肺泡腔内亦有多少不等的脓性渗出物,应诊断为
A. 慢性肺淤血
B. 大叶性肺炎灰色肝变期
C. 小叶性肺炎
D. 大叶性肺炎溶解消散期
E. 肺结核变质渗出期

7. 心肌梗死最常发生的部位在
A. 室间隔后 1/3　B. 左心室后壁
C. 右心室前壁　D. 左心室前壁
E. 左心室侧壁

8. 原发性高血压时,细动脉硬化的病理改变是
A. 动脉壁纤维化　B. 动脉壁水肿
C. 动脉壁玻璃样变性　D. 动脉壁纤维素样坏死
E. 动脉壁脂质沉着

9. 风湿性心肌炎病变主要累及
A. 心肌细胞　B. 心肌间质结缔组织
C. 心肌间质的小血管　D. 心肌间质神经组织
E. 心肌间质的嗜银纤维

10. 铁锈色痰常见于大叶性肺炎的
A. 充血水肿期　B. 红色肝样变期
C. 灰色肝样变期　D. 溶解消散期
E. 中毒性休克

11. 大叶性肺炎的肉质变是由于
A. 中性粒细胞渗出过多
B. 红细胞漏出过多
C. 纤维蛋白原渗出过多
D. 中性粒细胞渗出过少
E. 红细胞漏出过少

12. 最能反映小叶性肺炎病变特征的是
A. 病变累及肺小叶范围
B. 病灶多位于背侧和下叶
C. 病灶相互融合或累及全叶
D. 支气管化脓性炎
E. 细支气管及周围肺泡化脓性炎

13. 男性,25 岁,发热、咳嗽、咳铁锈色痰,右侧胸痛 3 天。X 线检查,右肺下叶可见大片致密阴影,该患者最可能的诊断是
A. 大叶性肺炎　B. 小叶性肺炎
C. 病毒性肺炎　D. 支原体肺炎
E. 肺结核

14. 男性,3 岁,出现发热、咳嗽、咳痰、气喘,X 线检查:两肺下叶散在分布着边界不清的阴影,最可能的诊断是
A. 大叶性肺炎　B. 干酪样肺炎
C. 间质性肺炎　D. 肺脓肿
E. 小叶性肺炎

15. 消化性溃疡的主要临床症状是
A. 反酸　B. 周期性上腹部疼痛
C. 呕吐　D. 恶心
E. 嗳气

16. 胃溃疡最常见的部位是
A. 胃窦部小弯侧　B. 胃体部
C. 胃底部　D. 胃幽门部
E. 胃贲门部

17. 肝细胞有碎片状坏死和桥接坏死见于
A. 急性重型肝炎　B. 亚急性重型肝炎
C. 中度慢性肝炎　D. 急性普通型肝炎
E. 轻度慢性肝炎

18. 肝硬化腹水发生的主要原因是
A. 血浆胶体渗透压下降
B. 门静脉高压
C. 肝淋巴液生成增多
D. 钠水潴留
E. 以上都是

19. 假小叶的结构特点应除外
A. 中央静脉缺如或偏位
B. 汇管区被包绕到假小叶内

C. 肝细胞索呈放射状排列

D. 假小叶呈椭圆形

E. 增生的纤维组织包绕假小叶

20. 导致急性肾小球肾炎患者出现少尿的主要病变是

A. 毛细血管的纤维素样坏死

B. 毛细血管内皮细胞和系膜细胞增生

C. 毛细血管内血栓形成

D. 毛细血管基膜增生

E. 抗原抗体复合物沉积

21. 急性肾小球肾炎水肿发生的主要原因是

A. 淋巴回流受阻　　B. 钠水潴留

C. 低蛋白血症　　D. 毛细血管血压升高

E. 血浆胶体渗透压降低

22. 慢性肾小球肾炎的主要病变是

A. 肾小球纤维化、玻璃样变

B. 肾小球周围纤维化,肾小囊壁增厚

C. 肾小动脉玻璃样变性

D. 肾小球毛细血管内皮增生,肾小球缺血

E. 肾小球囊脏层上皮细胞明显增生

四、简答题

1. 简述动脉粥样硬化的基本病理变化。
2. 简述原发性高血压的病理变化及临床病理联系。
3. 叙述风湿病的基本病理变化。
4. 简述消化性溃疡溃疡底部的结构。
5. 简述病毒性肝炎的基本病变。
6. 简述肝硬化时门静脉高压症和肝功能障碍的主要临床表现。
7. 简述急性肾小球肾炎的主要病变及其尿量变化的主要原因。

五、情境案例讨论

病例摘要:王××,一周前开始骑车上坡时感心前区痛,并向左肩放射,经休息可缓解,两天来走路快时亦有类似情况发作,每次持续3~5min,含硝酸甘油迅速缓解,为诊治来诊,医生以“心前区痛一周,加重两天”收治入院。发病以来进食好,大小便正常,睡眠尚可,体重无明显变化。既往有高血压病史5年,血压150~180/90~100mmHg,无冠心病史,无药物过敏史,吸烟十几年,1包/天,其父有高血压病史。

查体:T 36.5℃,P 84次/分,R 18次/分,Bp 185/115mmHg,一般情况好,无皮疹,浅表淋巴结未触及,巩膜不黄,心界不大,心率84次/分,律齐,无杂音,肺叩清,无啰音,腹平软,肝脾未触及,下肢不肿。

问题:

1. 该患者最有可能的临床诊断是什么?依据有哪些?
2. 为明确诊断,应进一步做哪项检查?

(陈　刚　李晓杰)

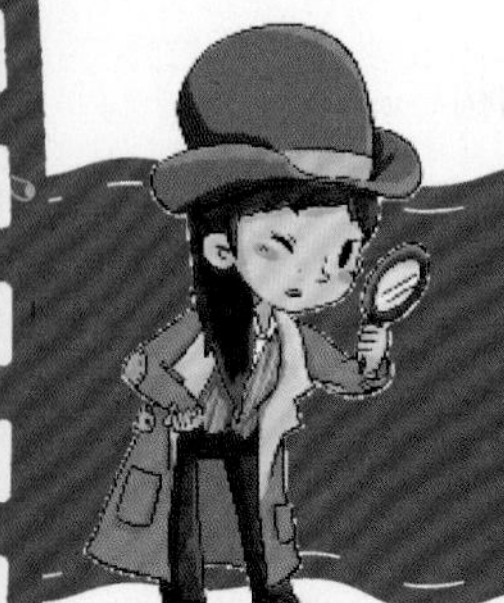

第8章 传染病

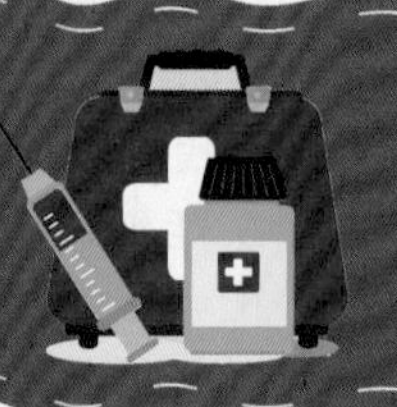

传染病，其传染的本质特征使得疾病的蔓延速度快，影响范围广，对人体健康危害大，为此，造成不少人对传染病谈“疾”色变，唯恐躲避不及而惹“病”上身。那应该如何预防和积极面对呢？

第1节 结核病

情境案例 8-1

女性患者，55岁，间断性咳嗽、咳痰5年，伴午后低热、盗汗、食欲缺乏，咳白色黏痰，咯血2个月。近日因受凉后症状加重，X线显示，右肺尖处有边缘模糊的云雾状阴影，痰中检出结核杆菌。肌内注射链霉素1个月，口服利福平、异烟肼3个月，症状逐渐减轻。

一、概　述

结核病是由结核分枝杆菌引起的慢性传染病。其病变性质为慢性肉芽肿性炎症，病变特点为结核结节形成及不同程度的干酪样坏死。结核病可侵犯全身各种组织、器官，但以肺结核病多见。临床上全身表现为低热、盗汗、乏力、消瘦，局部以咳嗽、咯血等呼吸系统表现为主。

知识拓展

卡介苗（简称BCG，中文名称取自两位法国发明学者卡迈尔与介兰）是用于预防结核病的疫苗，是用活的无毒牛型结核杆菌制成。接种人体后通过引起轻微感染而产生对人型结核杆菌的特异性免疫力。卡介苗接种被称为“出生第一针”，在产院、产科新生婴儿一出生就接种，接种后可使儿童产生对结核病的特殊抵抗力。

（一）病因和发病机制

1. 病原体　结核病的病原菌是结核杆菌，对人致病的主要是人型和牛型，其致病性与多种菌体成分即脂质、蛋白质和多糖类有关。

2. 传染源　传染源为肺结核病患者（主要是空洞型肺结核）和带菌者。

3. 传播途径　主要经呼吸道传染，肺结核病患者在咳嗽和喷嚏时，从呼吸道喷出大量含菌微滴，近距离吸入这些带菌微滴后引起传染。少数也可经消化道和皮肤伤口传染。

4. 发病机制　结核病的发生和发展主要取决于两方面的因素，一是感染细菌的菌量及其毒力大小，二是机体的免疫反应和变态反应。

当结核菌的菌量多、毒力强，机体抵抗力即免疫反应处于劣势时，引起机体的变态反应，病灶以渗出或干酪样坏死为主，使病情恶化。当结核菌的菌量少、毒力弱，机体抵抗力强时，以免疫反应占优势，病变局限，疾病好转。

结核病的免疫反应以细胞免疫为主，即T细胞在受到结核菌的抗原刺激后可转化为致敏淋巴细胞。当再次与结核杆菌相遇时，致敏淋巴细胞很快释放出各种淋巴因子，这些因子激活巨噬细胞游走并聚集于结核杆菌所在部位，限制结核杆菌扩散，吞噬和消灭结核杆菌，在结核杆菌感染的局部形成以上皮样细胞为主的结核性肉芽肿——结核结节（tubercle），为结核病的特征性病变。

（二）基本病理变化

1. 渗出为主的病变　多发生在疾病早期或病情恶化时，此时机体抵抗力低下，菌量多、毒力强，变态反应较强。病变表现为浆液性或浆液纤维蛋白性炎，好发于肺、质膜、滑膜、脑膜等部位，早期病变组织充血、水肿，中性粒细胞浸润，但很快被巨噬细胞取代，在渗出液和巨噬细胞内易查见结核杆菌。

2. 增生为主的病变　多发生于菌量少、毒力较低或机体免疫较强时，表现为结核结节形成。肉眼观察，单个结核结节不易被发现，只有多个结节融合成较大结节才能见到，其境界清楚，呈圆形，粟粒大小，灰白色或黄白色，微隆起于器官表面或切面（图 8-1）。镜下观，典型结核结节中央为干酪样坏死，周围是类上皮细胞及朗格汉斯巨细胞，外围是淋巴细胞和成纤维细胞（图 8-2）。类上皮细胞由吞噬结核杆菌的巨噬细胞演化而来，呈梭形或多角形。类上皮细胞可互相融合形成朗格汉斯巨细胞，该细胞具有特征性，体积大，胞质丰富，核十几个至数十个不等，排列在细胞质的偏周边部，呈马蹄铁形、花环形或密集在细胞体一侧（图 8-3）。

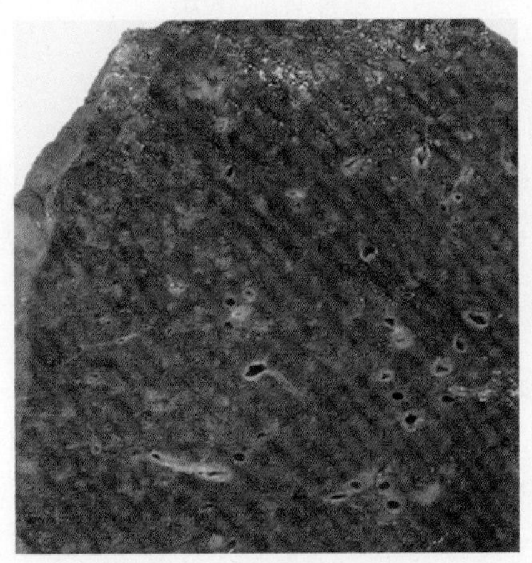

图 8-1　结核结节（肉眼观）
肺组织切面大量粟粒样大小黄白色结节

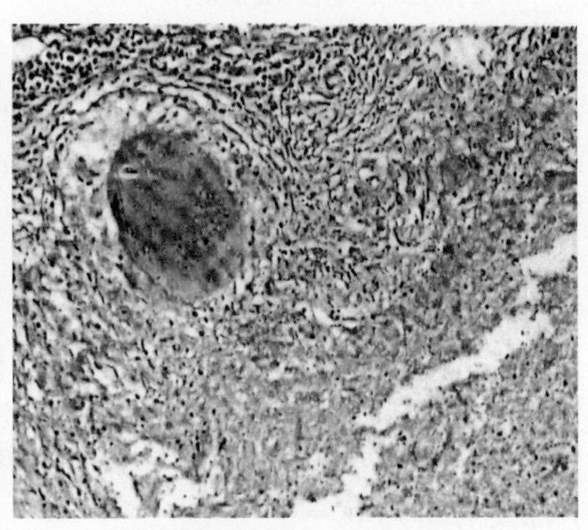

图 8-2　结核结节（镜下观）
中央轻微干酪样坏死，周围见类上皮细胞及朗格汉斯巨细胞

3. 变质为主的病变　当机体抵抗力低下，菌量多、毒力强或变态反应强烈时，病变表现为干酪样坏死。肉眼观，坏死组织由于含脂质较多而呈淡黄色，均匀细腻似奶酪，故称干酪样坏死。镜下观，坏死区组织结构轮廓消失，呈红染无结构的颗粒状物（图 8-4）。干酪样坏死物中常含有一定量的结核杆菌，其液化可造成病菌蔓延播散，是结核病恶化的主要原因。

以上 3 种变化往往同时存在于结核病的不同阶段，但以其中一种改变为主，而且可相互转化。

（三）病变的转化规律

结核病的发展和结局取决于机体抵抗力和结核杆菌致病力的强弱，当机体抵抗力强时，结核杆菌被抑制、杀灭，病变转向愈合；反之，则转向恶化。

1. 愈合

（1）吸收消散：为渗出性病变的主要愈合方式。渗出物逐渐经淋巴管吸收，病灶缩小或消散。较小的干酪样坏死灶及结核结节，经积极治疗可吸收消散或缩小。

（2）纤维化、纤维包裹及钙化：结核结节和小的干酪样坏死灶，可逐渐纤维化，最后形成瘢痕而愈合。较大的干酪样坏死灶难以全部纤维化，由其周边纤维组织增生将坏死物包裹，并发生钙盐沉积。钙化的干酪样坏死灶内仍含有少量结核杆菌，当机体抵抗力降低时，有结核病复发的可能。

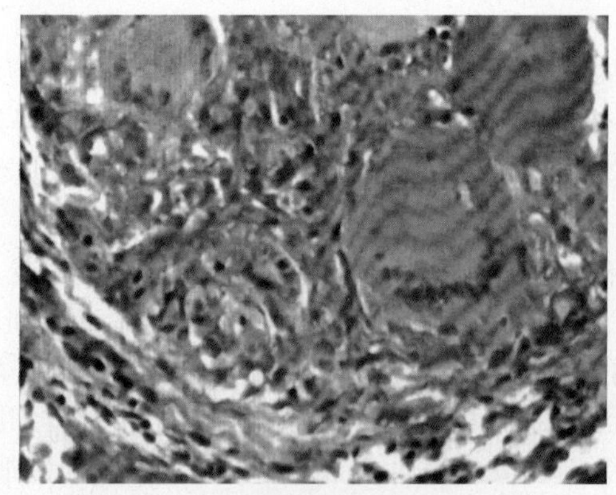

图 8-3　朗格汉斯巨细胞（镜下观）
细胞体积大，核排列成花环形或马蹄形，数目不等，胞质丰富淡染

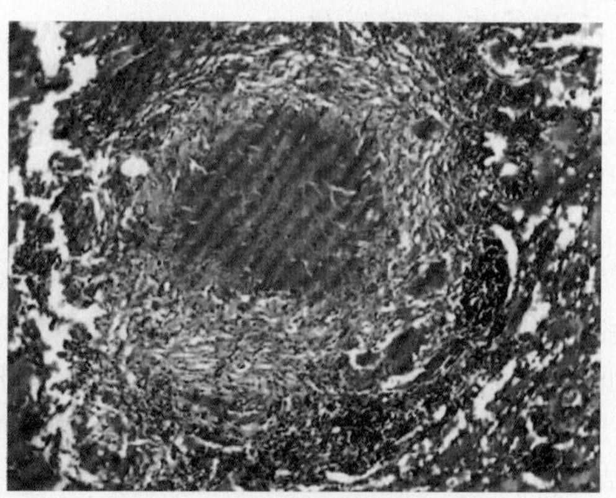

图 8-4　干酪样坏死（镜下观）
结节中央干酪样坏死物红染，无结构，呈细颗粒状

2. 恶化

（1）浸润进展：原有结核病灶周围出现不断扩大的渗出性病变，并继发干酪样坏死。

（2）溶解播散：干酪样坏死物发生溶解、液化形成半流体物质，经体内自然管道排出，局部形成空洞。坏死组织内含有的大量结核杆菌可经自然管道播散到其他部位，也可经淋巴道及血道播散到全身各处。

考点：结核病的传染源、传染途径和基本病变

二、肺结核病

结核杆菌主要经呼吸道传染，所以肺结核最为常见。因初次感染和再次感染结核杆菌时机体的反应性不同，可将肺结核病分为原发性和继发性肺结核病两大类。

（一）原发性肺结核

人体初次感染结核杆菌引起的肺结核病称为原发性肺结核病。本病多发生于儿童，仅少数发生于未感染过的成年人，故又称儿童型肺结核病。

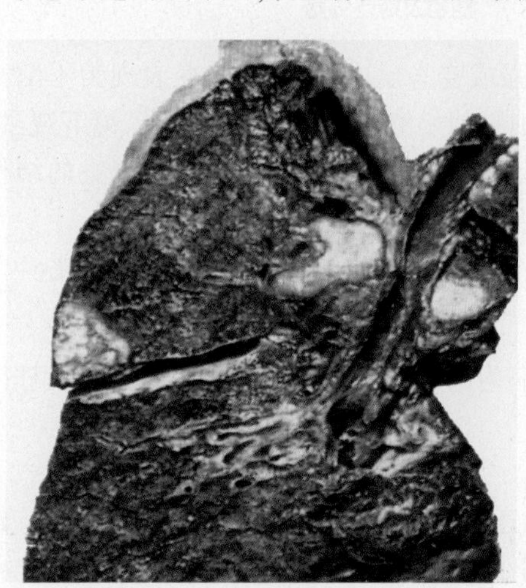

图 8-5　肺结核病原发复合征

1. 病变特点　结核杆菌初次经呼吸道吸入肺后，引起的结核病灶称为肺原发灶，病灶常为单个，多位于肺上叶下部或下叶上部近胸膜处，起初为渗出性病变，以后中央发生干酪样坏死。由于是初次感染，局部巨噬细胞对其杀灭能力有限，故结核杆菌可很快侵入淋巴管，随淋巴液的引流蔓延到肺门淋巴结，引起结核性淋巴管炎和肺门淋巴结结核，病变表现为肺门淋巴结肿大和干酪样坏死（图 8-5）。肺原发灶、结核性淋巴管炎和肺门淋巴结结核统称为原发复合征。典型病例 X 线检查表现为哑铃状阴影。

2. 转归　大多数患者（95%）自然痊愈，病灶可完全吸收或纤维化和钙化，其中部分病例肺门淋巴结病变继续发展，形成支气管淋巴结结核。少数患者因抵抗力下降，结核杆菌可通过淋巴道或血道播散到整个肺组织及全身其他器官，形成粟粒性肺结核或全身粟粒性结核病。

(二) 继发性肺结核

人体再次感染结核杆菌引起的肺结核病称为继发性肺结核病。本病多见于成人,故又称成人型肺结核病。因患者对结核杆菌已有一定的免疫力,所以与原发性肺结核相比有不同的特点(表 8-1)。

表 8-1 原发性肺结核与继发性肺结核的比较

项目	原发性肺结核	继发性肺结核
结核杆菌感染	初次感染	再次感染
好发人群	儿童	成人
特异性免疫力	无	有
病理特征	肺原发复合征	病变多样、较局限,新旧病灶并存
起始病灶	上叶下部或下叶上部近胸膜处	肺尖部
主要播散途径	淋巴道或血道	支气管
病程	短,大多自愈	长,需治疗

根据临床经过和主要病变的不同,继发性肺结核病可分为以下几种类型。

1. 局灶型肺结核　局灶型肺结核为继发性肺结核病的早期病变。因无明显临床症状,不易被发现,常在健康体检时被查到,X 线检查肺尖部见单个或多个境界清楚的结节状阴影。病灶常位于右肺尖下 2~4cm,直径 0.5~1cm,境界清楚,有纤维包裹。镜下观,以增生为主,中央发生干酪样坏死。

2. 浸润型肺结核　浸润型肺结核是临床上最常见的活动性、继发性肺结核。多由局灶型肺结核发展而来。病变多位于右肺锁骨下区,以渗出为主,中央有干酪样坏死,周围有炎症包绕(图 8-6)。临床上患者常有低热、盗汗、食欲缺乏、乏力等结核中毒症状和咳嗽、咯血等局部症状。X 线检查锁骨下区肺组织可见边缘模糊的云雾状阴影。及早发现和有效抗结核治疗,渗出性病变可吸收,增生、坏死性病变可通过纤维化、钙化而愈合。少数可恶化发展为慢性纤维空洞型肺结核。

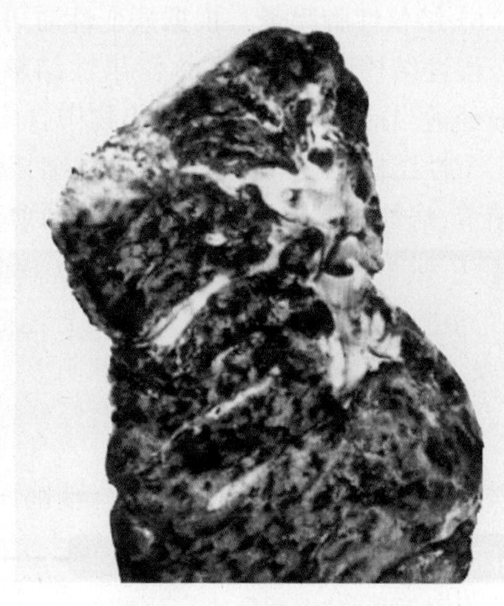

图 8-6 浸润型肺结核

病灶位于肺尖部,为渗出性病变,境界不清

3. 慢性纤维空洞型肺结核　慢性纤维空洞型肺结核多由浸润型肺结核形成急性空洞发展而来。病变特点是肺内沿支气管自上而下形成一个或多个厚壁空洞,空洞多位于肺上叶,大小不一,不规则,壁厚达 1cm 以上(图 8-7)。镜下观,洞壁结构分 3 层:内层为干酪样坏死物,其内含大量结核杆菌;中层为结核性肉芽组织;外层为纤维结缔组织。病情迁延使肺组织严重破坏,广泛纤维化,胸膜增厚并与胸壁粘连,肺体积缩小、变形,严重影响肺功能,甚至肺功能丧失。病变空洞与支气管相通,空洞内结核杆菌向外排放,成为结核病的重要传染源,故本型又称为开放性肺结核。后期因肺组织严重破坏,肺动脉高压可引起慢性肺源性心脏病。

经积极有效治疗并增强机体抵抗力,较小的空洞,可发生纤维化,收缩而闭塞;较大空洞,结核性肉芽组织逐渐变成瘢痕组织,内壁坏死组织脱落,由支气管上皮再生覆盖,空洞内的细菌消失,称为开放性愈合。

4. 干酪样肺炎　可由浸润型肺结核恶化进展而来,也可由急、慢性空洞内的结核杆菌经支气管播散引起。镜下观,主要为大片干酪样坏死灶,肺泡腔内有大量浆液纤维蛋白性渗出物。本型结核病病情危重。

5. 结核球　结核球又称结核瘤。为纤维包裹的孤立的球形干酪样坏死灶,境界分明,多为单个,常位于肺上叶(图 8-8),X 线片上与周围型肺癌容易混淆。结核球因有纤维包裹,抗结核药物难以透入病灶中央发挥作用,且有恶化进展的可能,因此临床上常采取手术切除。

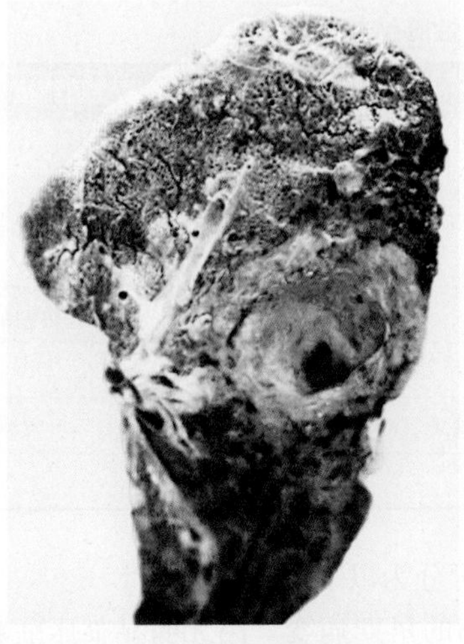

图 8-7　慢性纤维空洞型肺结核

肺内可见一个后壁空洞,壁厚约 1.5cm

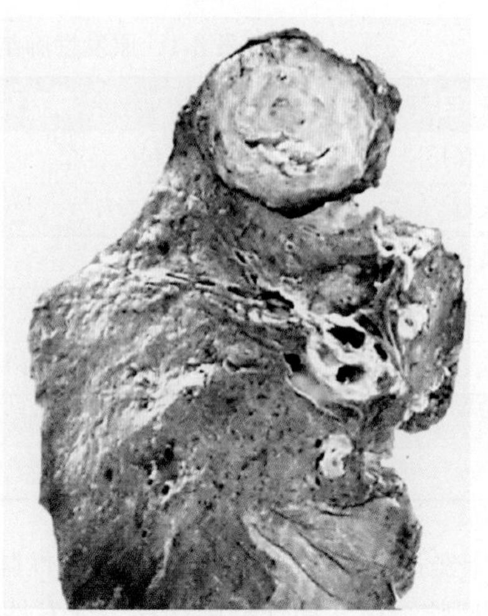

图 8-8　结核球

肺尖部可见纤维包裹的球形干酪样坏死

6. 结核性胸膜炎　根据病变性质可分为干性和湿性两种,其中以湿性结核性胸膜炎较为常见。

湿性结核性胸膜炎又称渗出性结核性胸膜炎,多见于青年人。病变主要为浆液纤维蛋白性炎。一般经适当治疗可吸收,如渗出物中含多量纤维蛋白,则可因机化而使胸膜增厚和粘连。

干性结核性胸膜炎又称增生性结核性胸膜炎,多发生于肺尖部,病变以增生性改变为主,形成结核结节,病灶多局限,一般经纤维化而愈合,可引起局部胸膜增厚、粘连。

情境案例 8-1 诊断分析

①患者间断性咳嗽、咳痰 5 年。②临床表现:患者低热、盗汗、咳嗽、咯血——结核病典型的症状。③X 线检查:右肺尖处有边缘模糊的云雾状阴影。④痰涂片:结核杆菌(+)。

诊断结论:浸润性肺结核。因抗结核药物对症治疗有效,患者症状逐渐减轻。

考点:原发性肺结核与继发性肺结核的比较

临床链接:世界防治结核病日

结核病俗称"痨病",至今已有几千年的历史。1882~1945 年,德国科学家罗伯特·科霍发现,在结核杆菌到链霉素等抗结核药物没有广泛应用之前这一时期,人类已经明确了该病的传染源和传播途径,在肺结核的诊断、预防、治疗、消毒、隔离等方面取得了进展;从 1945 年开始,进入现代化学疗法的阶段,随着各种抗结核药物的问世、卡介苗(BCG)的接种,结核病的流行呈加速下降趋势。但近年来随着环境污染和艾滋病的传播,肺结核在全球各地死灰复燃。为进一步推动全球预防与控制结核病的宣传活动,把每年的 3 月 24 日定为"世界防治结核病日"。

三、肺外器官结核

(一) 肠结核病

肠结核病分为原发性和继发性两种类型。原发性肠结核很少见,主要因饮用含结核杆菌的乳制品而引起,常见于小儿,可形成类似于原发性肺结核病的原发复合征,病变由原发性肠结核病灶、结核性淋巴管炎和肠系膜淋巴结结核组成。

绝大多数肠结核属继发性,多继发于活动性空洞型肺结核病,因咽下大量含菌痰液引起,病变好发于回盲部,依病变特点不同可分为两种。

1. 溃疡型 溃疡型较多见。结核杆菌侵入肠壁淋巴组织,形成结核结节,继而发生干酪样坏死并融合,黏膜处破溃形成溃疡。由于肠壁淋巴管呈环形分布,因而肠结核溃疡长径多与肠腔长轴垂直。溃疡边缘不规则,一般较浅,溃疡底部有干酪样坏死物,其下为结核性肉芽组织。病变修复时,大量纤维组织增生和瘢痕形成,易使肠壁收缩变形而引起肠腔狭窄。临床上常有腹痛、腹泻、营养不良和结核中毒症状。

2. 增生型 增生型较少见。病变特征为大量结核性肉芽组织增生,使肠壁组织局限性增厚和变硬,常形成肿瘤样团块突入肠腔引起肠腔狭窄。临床表现为慢性不完全低位肠梗阻,右下腹可触及包块,需与肠癌相鉴别。

(二) 结核性腹膜炎

青少年多见。常由肠结核、肠系膜淋巴结结核、输卵管结核直接蔓延而来,也可为全身粟粒性结核的一部分。病变可分为干性、湿性两种类型,但临床以混合型多见。干性结核性腹膜炎除形成结核结节外,以大量纤维蛋白渗出为特征,常因机化引起腹腔脏器的粘连,导致粘连性肠梗阻。湿性结核性腹膜炎以大量浆液渗出为特征,可形成腹水。

(三) 结核性脑膜炎

结核性脑膜炎多见于儿童。主要由原发性肺结核经血道播散引起,常为全身粟粒性结核病的一部分。病变以脑底部的软脑膜和蛛网膜及蛛网膜下腔最为严重,蛛网膜下腔内积聚大量混浊的灰黄色胶冻样渗出物,蛛网膜、脑室脉络丛及室管膜等处可形成结核结节,严重者可累及脑皮质形成脑膜脑炎。渗出物压迫可损伤脑神经,引起相应症状。渗出物机化可导致蛛网膜下腔阻塞,影响脑脊液循环,可引起脑积水,出现颅内高压症状和脑膜刺激征。脑脊液内可查到结核杆菌。

(四) 肾结核病

肾结核多见于20~40岁青壮年男性。主要由原发性肺结核病经血道播散而来。病变常为单侧,多起始于肾皮质和髓质交界处或肾乳头,最初为局灶性结核病变,继而发生干酪样坏死,逐渐破坏肾乳头而存入肾盂成为结核性空洞。随着干酪样坏死不断扩大,肾内可形成多数空洞。最后可使肾实质仅剩一个空壳,肾功能丧失。由于干酪样坏死物大量从尿中排出,沿途可引起同侧输尿管结核和膀胱结核,也可逆行蔓延到对侧输尿管和肾。临床表现有膀胱刺激症状、肾盂积水、血尿和蛋白尿,尿中可查到结核杆菌。

(五) 骨与关节结核

骨、关节结核多见于儿童和青少年,多由血道播散而来,常侵犯脊椎骨、指骨及长骨干骺端。病变自骨松质内的小结核病灶开始,以后可发展为干酪样坏死型和结核结节型。干酪样坏死型表现为骨质破坏和死骨形成,坏死物液化后在骨旁组织形成结核性脓肿,由于缺乏急性炎症的红、肿、热等表现,称为"冷脓肿"。病变穿破皮肤可形成经久不愈的窦道。增生型较少见,主要形成结核性肉芽组织,病灶内骨小梁可被逐渐侵蚀、吸收和消失。

(六) 淋巴结结核

淋巴结结核病多见于儿童和青年,以颈部、支气管和肠系膜淋巴结多见。病原菌多自肺门淋巴结结核播散而来,淋巴结常成群受累,形成结核结节和干酪样坏死,致使淋巴结肿大,早期病变淋巴结可推动,以后逐渐与周围组织粘连,各个淋巴结也可相互融合成团,形成不易推动的结节性肿块,晚期可发生干酪样坏死、液化,形成"冷脓肿",脓肿破溃后,形成经久不愈的窦道。

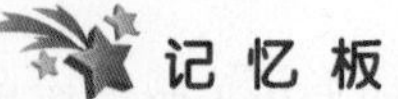
记忆板
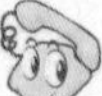

结核病可发生于全身各器官，主要经呼吸道传染，以肺结核最常见，其病变特点是形成结核结节并伴有不同程度的干酪样坏死。原发性肺结核与继发性肺结核在发病年龄、发病部位、病理变化和播散途径等方面有所不同。

第2节　伤　　寒

情境案例 8-2

男性患者，32岁，持续高热，伴乏力、头痛、食欲减退5天，腹部不适，体查：体温39.6℃，胸腹部皮肤出现淡红色小丘疹，肝未触及，脾肋下二横指。血常规检查：血红蛋白125g/L，RBC 4.2×10^{12}/L，WBC 2.8×10^{9}/L。

伤寒（typhoid fever）是由伤寒杆菌引起的急性传染病。病变特征是全身单核-巨噬细胞系统的巨噬细胞增生和伤寒肉芽肿形成。病变以回肠末端淋巴组织最为明显，故又称肠伤寒。临床主要表现为持续高热、相对缓脉、脾大、皮肤玫瑰疹、外周血中性粒细胞和嗜酸粒细胞减少等。

一、病因和发病机制

（一）病原菌

伤寒杆菌属沙门氏菌属，革兰染色阴性。伤寒杆菌菌体裂解释放的内毒素是主要的致病因素。

（二）传染源及传播途径

伤寒病患者和带菌者是本病的传染源。细菌随粪、尿排出，通过污染饮用水，或以苍蝇为媒介污染食品，经口进入消化道而感染。易感者主要是儿童和青壮年。全年均可发病，以夏、秋两季最多。病后可获得稳固免疫力，很少再感染。

临床链接：肥达试验

肥达试验是一种血清凝集反应，最早由法国医学家肥达（Widal）于1896年发现并用于临床。其原理是用已知伤寒菌的H（鞭毛）抗原和O（菌体）抗原，以及甲型（A）、乙型（B）、丙型（C）副伤寒沙门氏菌的标准液与患者血清做凝集试验，用于伤寒、副伤寒的辅助诊断或用于流行病学调查的免疫凝集试验。

（三）发病机制

伤寒杆菌进入胃后，大部分被胃酸杀灭，当机体抵抗力低下或感染菌量多时，未被杀灭的细菌即进入小肠并穿过小肠黏膜上皮细胞，侵入回肠末端集合淋巴小结或孤立淋巴小结，并可沿淋巴管到达肠系膜淋巴结。淋巴组织中的伤寒杆菌被巨噬细胞吞噬，并在其中繁殖，后随淋巴液经胸导管入血，引起菌血症。血液中的细菌很快被全身单核-巨噬细胞系统的巨噬细胞所吞噬，并在其中大量繁殖，致使肝、脾、淋巴结肿大。此阶段患者无任何症状，称为潜伏期，约10天。此后，细菌繁殖及释放的内毒素再次入血，引起败血症和毒血症。当胆囊内大量伤寒杆菌随胆汁排入肠道，再次侵入已致敏的肠壁淋巴组织时，可发生强烈的过敏反应，引起肠黏膜坏死、脱落而形成溃疡。

二、病理变化及病理临床联系

伤寒是以单核-巨噬细胞系统中巨噬细胞增生为特征的急性增生性炎症。增生活跃时巨噬细胞常吞噬伤寒杆菌、红细胞和细胞碎片等成分，这种巨噬细胞称为伤寒细胞。伤寒细胞常聚集成团，形成小结节，称为伤寒肉芽肿（typhoid granuloma）或伤寒小结（typhoid nodule）（图8-9），是伤寒的特征性病变，具有病理诊断价值。

(一) 肠道病变

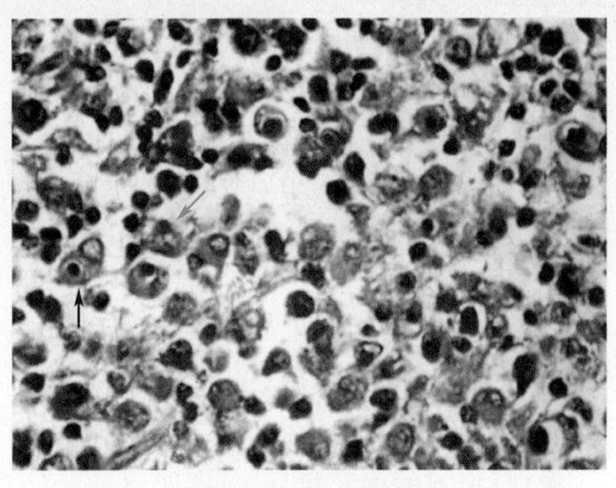

图 8-9 伤寒肉芽肿

大量伤寒细胞增生，其胞质内可见被吞噬的淋巴细胞、红细胞和组织碎片

以回肠下段集合和孤立淋巴小结的病变最为常见和明显。其病变发展过程可分为4期(图8-10)，每期大约持续一周。

1. 髓样肿胀期 发病第一周，回肠下段淋巴组织因巨噬细胞增生而肿胀，局部隆起于黏膜表面，色灰红，质软，形状似大脑的沟回，以集合淋巴小结最为典型。

2. 坏死期 发病第二周，肠壁内淋巴组织明显增生，压迫周围血管，导致局部组织缺血，使病变部分肠黏膜坏死。

3. 溃疡期 发病第三周，坏死肠黏膜组织脱落后形成溃疡。溃疡边缘隆起，底部不平。集合淋巴小结处形成的溃疡呈椭圆形，其长轴与肠的长轴平行。孤立淋巴小结处形成的溃疡小而呈圆形。溃疡一般深及黏膜下层，坏死严重者可深达肌层及浆膜层，甚至可导致肠穿孔，如侵及肠壁小动脉，可引起严重肠出血。

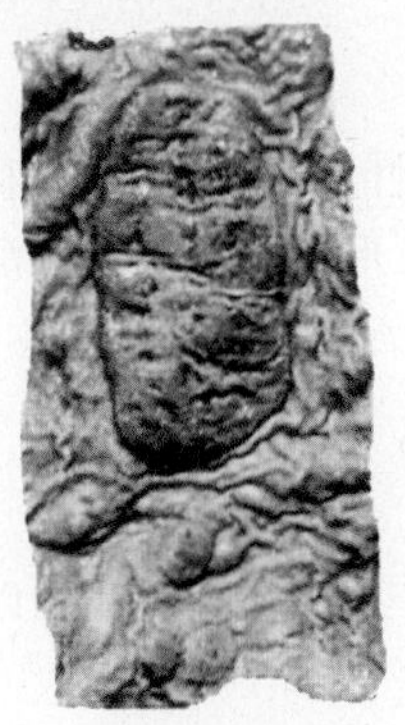

髓样肿胀期

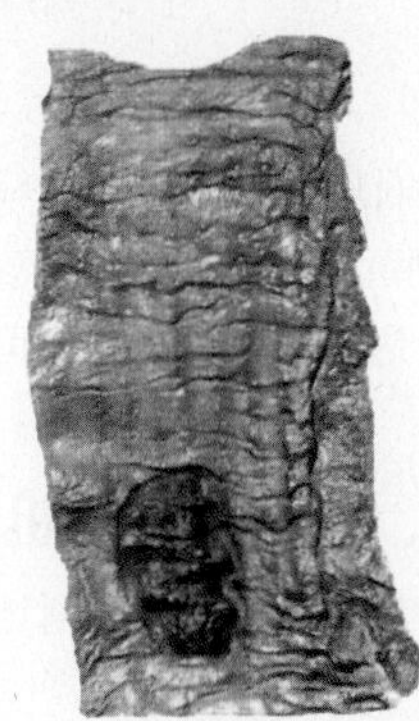

坏死期

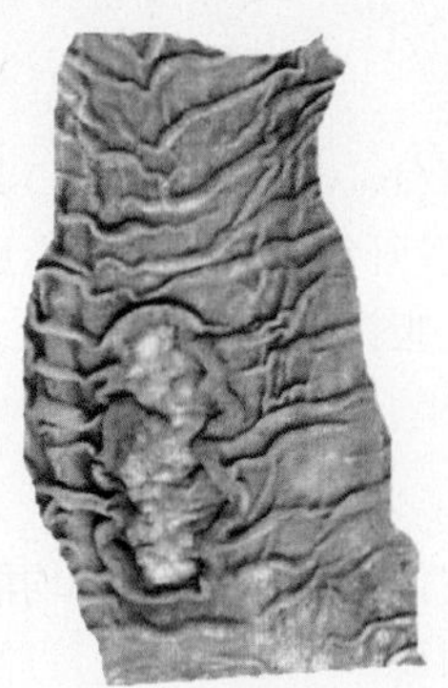

溃疡期

图 8-10 伤寒肠道病变(肉眼观)

4. 愈合期 发病第四周，坏死组织脱落，溃疡处肉芽组织增生将溃疡填平，溃疡边缘上皮再生覆盖而愈合。

由于临床上早期使用有效抗菌药物，目前已很难见到典型的四期病变。

(二) 其他病变

肠系膜淋巴结、肝、脾及骨髓由于巨噬细胞的增生和伤寒肉芽肿的形成而肿大。镜下可见伤寒芽肿形成和灶性坏死。伤寒杆菌的内毒素还可引起多种器官组织的病变：心肌细胞发生细胞水肿和脂肪变性；肾小管上皮细胞发生细胞水肿；膈肌、腹直肌及股内收肌等发生凝固性坏死等；皮肤可出现淡红色小丘疹(称玫瑰疹)。大多数患者胆囊无明显病变，但伤寒杆菌可在胆囊中大量繁殖，并持续排入肠道至疾病痊愈，甚至成为慢性带菌者和终身带菌者。

伤寒患者如不出现并发症，一般经4~5周痊愈。少数病例可有肠出血、肠穿孔、支气管肺炎等并发症。

情境案例 8-2 诊断分析

患者出现持续高热(病菌释放内毒素),脾大(巨噬细胞反应性增生所致),皮肤出现淡红色小丘疹(伤寒杆菌阻塞毛细血管),血常规白细胞未见升高等临床表现。

诊断结论:初步诊断为伤寒。可做肥达试验和相应细菌学检查进一步确诊。

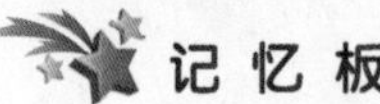

记忆板

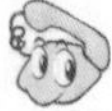

伤寒是以伤寒杆菌引起的全身性单核-巨噬细胞增生为特点的增生性炎,好发于回肠末端淋巴结,以增生、坏死、溃疡、愈合为特点,形成肉芽肿——伤寒小结是其病变特征。

考点:伤寒的病变特征、伤寒肠道病变的典型发病过程

第3节　细菌性痢疾

情境案例 8-3

男性患者,8岁,3天前出现发热、腹痛、腹泻,伴头疼、乏力、食欲缺乏等。开始大便量多而清稀,含大量泡沫。随后有里急后重感,大便逐渐减少,便次增加,为黏液脓血便。查体:腹平软,左下腹压痛,肠鸣音亢进。末梢血白细胞 12.5×10^9/L,中性粒细胞 74%;大便呈黏液脓血便,WBC(+++),RBC(++)。

细菌性痢疾(bacillary dysentery)是由痢疾杆菌引起的一种急性肠道传染病,简称菌痢。病变多局限于大肠,以大量纤维蛋白渗出并形成假膜为特征,假膜脱落后可形成不规则浅表溃疡。临床主要表现为发热、腹痛、腹泻、黏液脓血便及里急后重等。全年均可发病,以夏、秋两季多见,主要好发于儿童,其次是青壮年,老年患者较少。

一、病因和发病机制

鲍氏和志贺菌四群痢疾杆菌,均能产生内毒素,志贺菌还能产生外毒素。我国以福氏菌和宋内氏菌为主要流行菌群。

患者和带菌者是传染源。痢疾杆菌经粪便排出体外后,可直接或间接(以苍蝇为媒介)污染食物而传染给健康人。污染水源可引起菌痢的暴发流行。随食物入胃的痢疾杆菌大部分被胃酸杀灭,少部分可进入肠道。是否致病取决于细菌的数量、毒力和机体抵抗力等多种因素。进入肠道的细菌侵入肠黏膜,并在内繁殖,释放内毒素使肠黏膜损伤,导致炎症及溃疡。内毒素吸收入血,可引起全身毒血症反应。志贺菌释放的外毒素是导致水样腹泻的主要因素。

二、病理变化及病理临床联系

菌痢的病变主要发生在大肠,以乙状结肠和直肠较重。严重者可波及整个结肠甚至蔓延到回肠下段,很少引起肠道以外的病变。主要介绍以下两种类型。

(一) 急性细菌性痢疾

典型病变初期呈急性卡他性炎,随后特征性假膜性肠炎和浅表性溃疡形成,最后愈合。病变早期黏液分泌亢进,黏膜充血、水肿、中性粒细胞和巨噬细胞浸润,可见点状出血。进一步发展,黏膜浅表坏死,大量纤维蛋白渗出,与坏死组织、炎症细胞、红细胞及细菌等成分共同构成特征性假膜。假膜首先出现于黏膜皱襞的顶部,呈糠皮样,随病变的扩大可融合成片(图 8-11),3天左右,假膜开始脱落,形成大小不等、呈地图状的浅表性溃疡。

由于病变肠管蠕动亢进、痉挛，可引起患者阵发性腹痛和腹泻，炎症刺激直肠壁内的神经末梢及肛门括约肌，可引起里急后重和排便次数增多。与肠道病变相对应，最初卡他性炎时为黏液稀便，继而转为黏液脓血便，便量减少，偶见片状假膜。内毒素吸收入血，可引起发热、白细胞增多等全身中毒症状。

急性菌痢病程一般为1~2周，经治疗大多能痊愈，如未及时彻底治疗，少数病例可转为慢性。

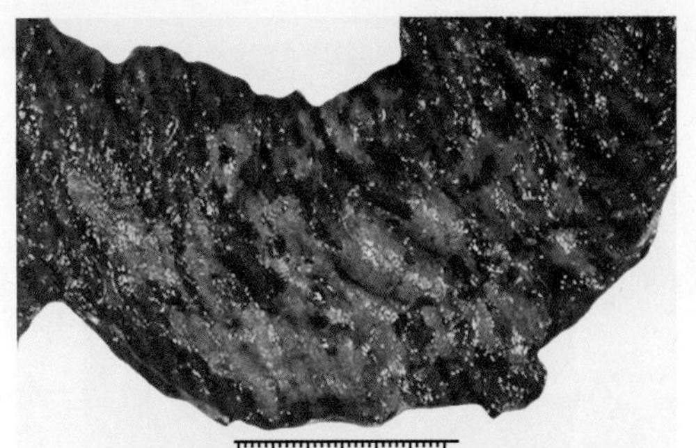

图8-11 急性细菌性痢疾

肠黏膜表面散在分布灰白色假膜

情境案例 8-3 诊断分析

①发热、腹痛、腹泻、里急后重及黏液脓血便，左下腹有明显压痛；②末梢血白细胞升高；③粪便镜检：有大量白细胞（脓细胞）及红细胞。

诊断结论：急性细菌性痢疾。

（二）中毒性细菌性痢疾

本型菌痢起病急骤，多见于2~7岁的儿童。特征是肠道病变及症状轻，全身中毒症状重。病原菌常为毒性较低的福氏或宋内氏痢疾杆菌，肠道病变一般为轻微卡他性炎，有时肠壁集合和淋巴小结滤泡增生肿大。发病后数小时可出现中毒性休克或呼吸衰竭，预后较差，临床上容易误诊。

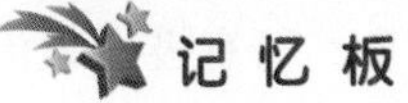

记忆板

菌痢属于假膜性炎，好发于乙状结肠和直肠，溃疡表浅，出现黏液脓血便，以消化道传播为主。

第4节 流行性脑脊髓膜炎

情境案例 8-4

男婴，9个月，高热，呕吐3天，抽搐2次，查体：嗜睡，前囟膨隆，颈强(+)，穿刺脑脊液外观混浊，白细胞数5×10^9/L，蛋白质(+)，糖减少、氯化物略低。大剂量青霉素治疗5天后，体温恢复正常，复查脑脊液化验指标趋于正常，呕吐、抽搐症状消失。

流行性脑脊髓膜炎（epidemic cerebrospinal meningitis）是由脑膜炎双球菌感染引起的脑脊髓膜急性化脓性炎症。本病多为散发，冬春季节较流行，故又简称为流脑。患者多为儿童和青少年。临床表现为发热、头痛、皮肤黏膜瘀点、瘀斑和颈项强直等脑膜刺激征，部分患者可出现中毒性休克。

一、病因及发病机制

脑膜炎双球菌属奈瑟氏菌属，革兰阴性。病原菌存在于患者和带菌者的鼻咽部黏膜，主要经咳嗽、喷嚏借飞沫由呼吸道直接传播，但大多数人只引起局部炎症，成为带菌者。只有少数人因机体抵抗力低下或菌量多、毒性大，细菌在体内大量繁殖，形成菌血症或败血症，并侵入脑（脊）膜，而引起化脓性脑脊髓膜炎。

二、病理变化及临床病理联系

（一）病理变化

肉眼观，脑脊髓膜血管扩张充血，病变严重者蛛网膜下腔充满灰黄色脓性渗出物，覆盖于脑沟、脑回表面，以致脑沟、脑回结构不清。由于渗出物的阻塞，可至脑脊液循环障碍，出现程度不同的脑室扩张。镜下

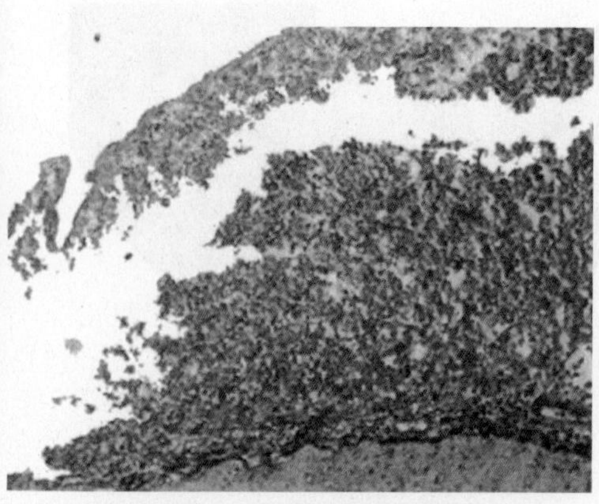

图 8-12 流行性脑脊髓膜炎
脑膜表面血管高度扩张充血，蛛网膜下隙内见大量脓性渗出物

观，蛛网膜血管高度扩张充血，蛛网膜下腔增宽，腔内见大量中性粒细胞、浆液及纤维蛋白等脓性渗出物(图 8-12)。

（二）病理临床联系

除一般化脓性炎的全身症状外，主要为中枢神经系统症状。

1. 颅内压升高　由于脑膜血管扩张，渗出物的阻塞，脑脊液循环障碍，可引起颅内压升高，表现为剧烈头痛、喷射性呕吐，小儿前囟饱满等症状体征。

2. 脑膜刺激征　由于炎症累及脊神经周围的蛛网膜及软脑膜，致使神经在通过椎间孔处受挤压，当颈部或腰背部肌肉运动时可引起疼痛及保护性痉挛，表现为颈后疼痛、颈项强直、屈髋伸膝征阳性等，婴幼儿还可出现角弓反张。

3. 脑脊液改变　脑脊液压力高，呈混浊或呈脓性，蛋白质含量增多，糖含量减少明显，涂片及培养均可找到脑膜炎双球菌。

4. 败血症　脑膜炎双球菌入血引起败血症，患者出现寒战、高热、头痛及外周血中性粒细胞增高，皮肤黏膜出现瘀点、瘀斑，用瘀点血液直接涂片可见脑膜炎双球菌。

考点：流脑病变及临床病理联系。

三、结局和并发症

由于磺胺类药物及抗生素的广泛应用和及时有效的治疗，大多数患者均能治愈。只有极少数治疗不当者可发生以下后遗症。①脑积水：由脑膜粘连，脑脊液循环障碍引起。②脑神经麻痹：如视力障碍、斜视、耳聋、面瘫等。③脑梗死：因脑底部动脉炎引起脑缺血，导致相应部位脑梗死。

少数病例(以儿童为主)起病急骤，病情凶险，发展迅速，治疗不及时可危及生命，称为暴发性流脑，依临床病理特点不同，可分为暴发型脑膜炎败血症和暴发型脑膜脑炎，可引起中毒性休克及微循环障碍而导致死亡。

情境案例 8-4 诊断分析

①患儿出现高热，呕吐，抽搐，嗜睡，前囟膨隆，颈项强直(+)——颅内压升高和脑膜刺激征；②实验室检查：腰穿脑脊液外观混浊，白细胞数明显增高，蛋白质(+)。

诊断结论：根据患儿的临床表现，且大剂量青霉素治疗后症状消失逐渐好转，初步诊断为流行性脑脊髓膜炎。

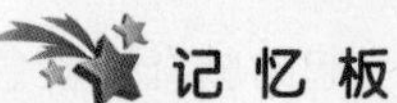

记忆板

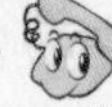

流脑属于化脓性炎，以蛛网膜下腔充满灰黄色脓性渗出物为特点，颅内高压和脑膜刺激征为主要临床表现，由呼吸道直接传播。

第 5 节　流行性乙型脑炎

流行性乙型脑炎(epidemic encephalitis B)是乙型脑炎病毒感染中枢神经系统引起的一种急性传染病。病变主要累及中枢神经系统，表现为神经细胞的变性、坏死。起病急，病情重，死亡率高，临床主要表现为高热、嗜睡、抽搐、昏迷等。儿童尤其是婴幼儿发病率较高。

一、病因和发病机制

本病的病原体是嗜神经性乙型脑炎病毒。传染源为患者和中间宿主家畜、家禽。主要传播媒介为蚊子。蚊子叮咬患者或中间宿主后感染病毒，再次叮咬健康人后引起传染。病毒在机体局部组织细胞、淋巴结及血管内皮细胞内繁殖，入血后引起病毒血症。当机体免疫功能低下或血脑屏障功能不健全时，病毒可侵入中枢神经系统。

二、病理变化及临床病理联系

（一）病理变化

病变主要发生在脑实质，以大脑皮质、基底核、视丘等部位最为严重。肉眼观，脑实质表面软脑膜充血、水肿明显，脑回变宽、脑沟变浅。切面脑皮质可见散在粟粒或针尖样大小的软化灶，一般以顶叶及丘脑等处最为明显。

镜下观，通常可出现以下几种基本病变。①炎症反应：脑实质血管高度扩张充血，有时可见小出血灶，血管周围间隙增宽，出现以淋巴细胞为主的袖套状浸润，称为淋巴细胞套（图8-13）。②神经细胞变性、坏死：表现为神经细胞肿胀，尼氏小体消失，胞质内出现空泡，核偏位，严重者可发生核固缩、核碎裂、核溶解。变性、坏死的神经细胞周围，常有增生的少突胶质细胞围绕，称为神经细胞卫星现象。小胶质细胞及中性粒细胞侵入变性坏死的神经细胞内，称为噬神经细胞现象（图8-14）。③软化灶形成：神经组织发生局灶性坏死液化，形成质地疏松、染色较淡的筛网状软化灶（图8-15），为本病特征性病变。④胶质细胞增生：主要是小胶质细胞呈弥漫性或局灶性增生。在小血管或坏死的神经细胞附近，增生的小胶质细胞可聚集成团，形成胶质细胞结节。

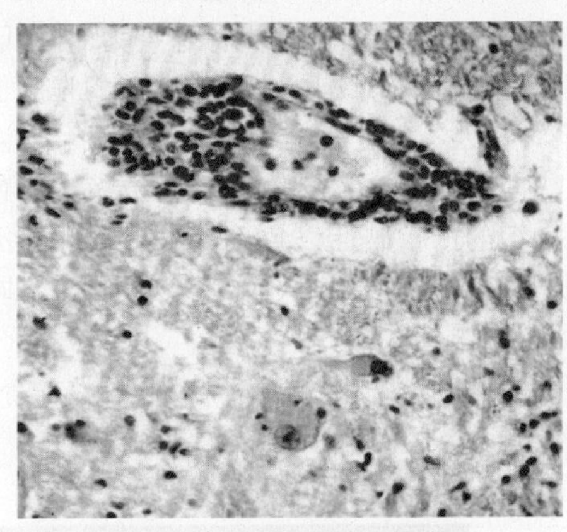

图8-13 流行性乙型脑炎

淋巴细胞围绕血管呈袖套状浸润

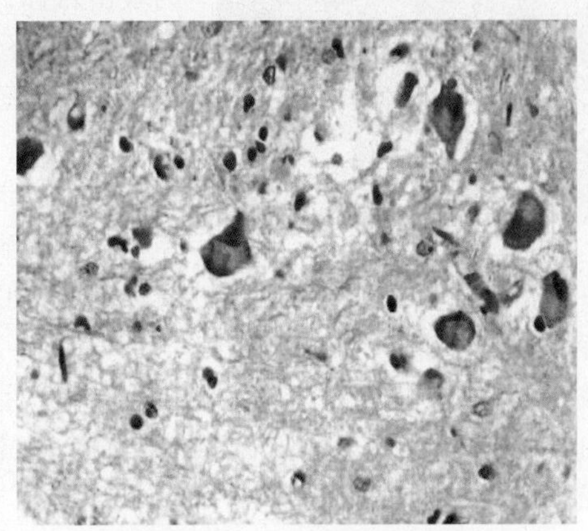

图8-14 噬神经细胞现象

退变的神经细胞胞质中可见小胶质细胞侵入

（二）病理临床联系

早期病毒血症可引起高热、全身不适等症状。之后由于炎症和神经细胞变性、坏死，患者可出现嗜睡、昏迷；因脑内运动神经细胞受损，可出现肌张力增强，腱反射亢进，抽搐等表现；由于脑实质血管高度扩张充血、水肿，可引起颅内压升高，出现头痛、呕吐。严重颅高压可引起脑疝，可致延髓呼吸中枢和循环中枢受压，导致呼吸、循环衰竭。由于脑膜有不同程度的炎症反应，患者可出现脑膜刺激症状。

考点：乙脑的病变特点及临床病理联系

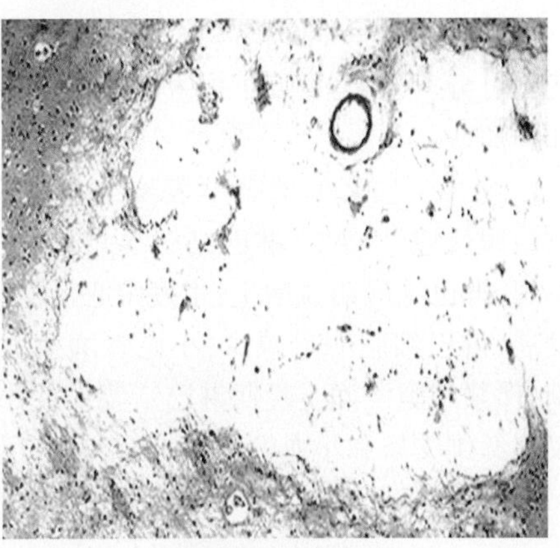

图8-15 软化灶

脑组织坏死、液化、质地疏松，淡染，呈筛网状

三、结局和并发症

多数患者经及时有效治疗后痊愈。部分脑组织

病变较重者，可出现痴呆、语言障碍、肢体瘫痪等后遗症。

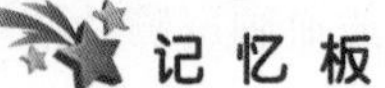
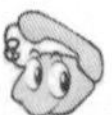

记忆板

流行性乙脑属于变质性炎，其特点为以脑实质神经细胞变性坏死为主。借蚊虫叮咬而传播。

第6节 艾滋病

艾滋病即获得性免疫缺陷综合征(acquired immunodeficiency syndrome，AIDS)，是由人类免疫缺陷病毒(human immunodeficiency virus，HIV)感染所引起的以全身性严重免疫缺陷为主要特征的传染病，易发生各种机会性感染和恶性肿瘤，传播迅速、发病缓慢、病死率极高。主要经性接触或血液、血制品传播。临床表现主要有发热、乏力、盗汗、消瘦、腹泻、全身淋巴结和肝脾大及神经系统症状。

一、病因及发病机制

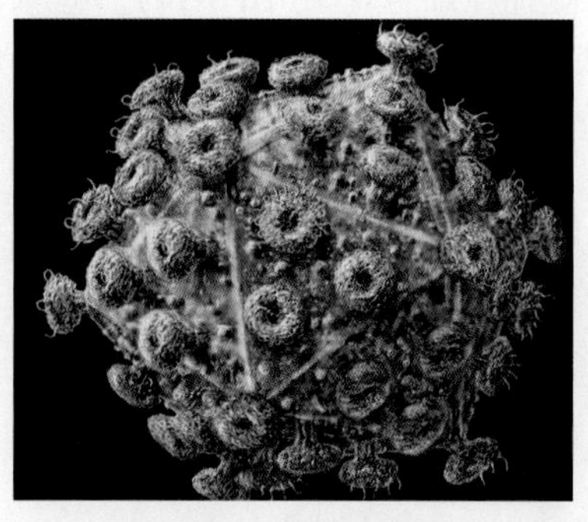

图 8-16 艾滋病病毒

艾滋病病毒(图 8-16)简称 HIV，是一种能攻击人体免疫系统的病毒。它以人体免疫系统中最重要的 CD_4^+T 淋巴细胞作为攻击目标，大量吞噬、破坏 CD_4^+T 淋巴细胞，从而破坏人的免疫系统，最终使免疫系统崩溃，随着人体免疫力的降低，人会越来越频繁地感染上各种致病微生物，而且感染的程度也会变得越来越严重，最终会因各种复合感染而导致死亡。艾滋病病毒在人体内的潜伏期平均为12～13年。当艾滋病病毒感染者的免疫功能受到病毒的严重破坏以致不能维持最低的抗病能力时，感染者便发展为艾滋病患者，AIDS 的传染源为不同病程的 AIDS 患者及 HIV 感染者，HIV 病毒终生传染。

艾滋病主要的传播途径为：①性传播，是本病主要的传播途径；②注射针头或医用器械等传播；③通过输血或血制品传播；④母婴传播；⑤其他途径，器官移植、职业性感染、医源性感染等。

考点：艾滋病的病因，传染源及传播途径。

二、病理变化及临床病理联系

(一) 病理变化

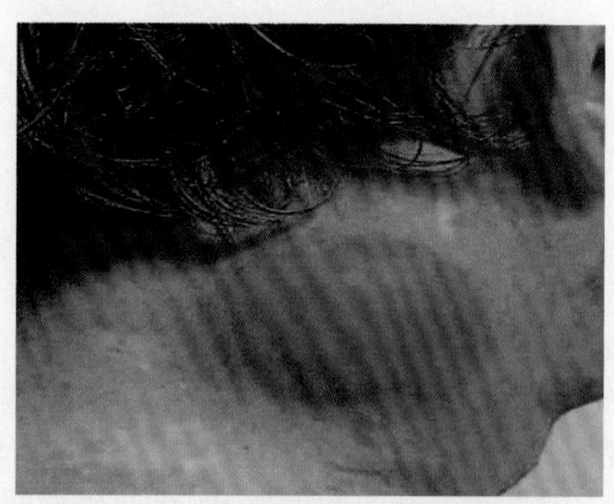

图 8-17 艾滋病患者淋巴结肿大

AIDS 患者在不同时期其病理改变也不一样，主要病理变化可分三大类：免疫学损害的形态学表现、机会性感染和肿瘤。

1. 免疫学损害的形态学表现　早期及中期表现为淋巴组织反应性增生，淋巴结明显增生肿大(图 8-17)，镜下观，淋巴滤泡明显增生，生发中心活跃。随病变进一步发展，淋巴细胞明显减少，小血管增生，生发中心零碎分割，伴浆细胞浸润。晚期淋巴结萎缩变小，淋巴细胞几乎仅存纤维支架和小血管增生，残存一些巨噬细胞和浆细胞。

2. 机会性感染　机体免疫功能遭到严重破坏、发生免疫缺陷,导致多发性机会感染,是本病重要的死亡原因,患者体内可有多种病原体感染混合存在,常见有病毒(巨细胞病毒、疱疹病毒等)、细菌(结核杆菌、痢疾杆菌、沙门氏菌等)、真菌(新型隐球菌、毛霉菌、曲菌)和寄生虫(卡氏肺孢子虫、弓形虫等),感染范围广,累及器官多,主要以肺、中枢神经系统、消化道继发感染最常见。

3. 恶性肿瘤　约 1/3 AIDS 患者可发生 Kaposi 肉瘤,它是一种非常罕见的血管增生性疾病,增生的细胞来源于血管内皮细胞,病变广泛累及皮肤、黏膜和内脏,以下肢多见。其他常见伴发的肿瘤还有霍奇金淋巴瘤、伯基特(Burkitt)淋巴瘤和脑原发性淋巴瘤等。

(二) 临床病理联系

AIDS 病程的临床分期如下。

(1) 急性期:发生在初次感染 HIV 的 2~4 周,临床表现以发热最为常见,可伴有全身不适、头痛、呕吐、腹泻、淋巴结肿大及神经系统症状等。多数患者临床症状轻微,持续 1~3 周后缓解。

(2) 无症状期:可从急性期或无明显的急性期症状进入此期。持续时间一般为 6~8 年,此期 HIV 在感染者体内不断复制,CD_4^+T 淋巴细胞计数逐渐下降,此期具有传染性。

(3) 艾滋病期:为感染 HIV 后的最终阶段。主要表现为 HIV 相关症状、各种机会性感染及肿瘤。持续一个月以上的发热、盗汗、腹泻,体重减轻 10% 以上;部分患者表现为神经精神症状,如记忆力减退、精神淡漠、性格改变、头痛、癫痫及痴呆等;另外还可出现持续性全身性淋巴结肿大,患者 CD_4^+T 淋巴细胞明显下降。

本病预后极差,总死亡率几乎为 100%,90% 在诊断后 2 年内死亡。因目前尚无治愈该病的有效方法,所以自我预防、自我保护、自我约束显得尤为重要,是避免艾滋病最有效的措施。

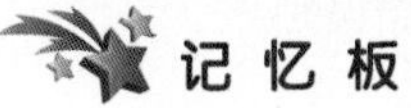

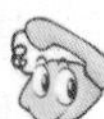

艾滋病是由人类免疫缺陷病毒(HIV)感染引起的以全身型严重免疫缺陷为主要特征的致命性传染病。其传染源为 AIDS 患者及 HIV 感染者。传播途径主要有:①性传播;②注射针头或医用器械等传播;③通过输血或血制品传播;④母婴传播等。病理变化分三大类:免疫学损害的形态学表现、机会性感染和恶性肿瘤。

情境对话

学生:老师,我隔壁村里有一个小伙子到外地打工多年,最近因病死亡,据说是死于超级癌症艾滋病,弄得大家人心惶惶的,为什么艾滋病称为超级癌症呢?

老师:艾滋病是一种传播迅速但病死率极高的传染病,死亡率几乎为 100%,90% 在诊断后 2 年内死亡,目前还没找到很好的根治方法,所以又有超级癌症之称。

学生:怪不得村里的人那么害怕,都不敢从他家附近经过,老师,路过他家会被传染艾滋病吗?

老师:不会。艾滋病病毒不是从空气中播散的,它对外界环境的抵抗力较弱,离开人体后,常温下只可生存数小时至数天,高温、干燥及常用消毒药品都可以杀灭这种病毒,日常的生活接触不会感染艾滋病。

学生:哦,那艾滋病是怎么传染的呢?

老师:艾滋病主要通过性接触、血液和母婴 3 种途径传播。使用被艾滋病病毒污染而又未经消毒的注射器、针灸针或其他接触人体的器械也会传播艾滋病。

学生:天呐,那护士工作岂不是很危险?

老师:没必要那么紧张!只要我们在护理工作中注意安全防范,严格遵守安全操作规程,防止皮肤、黏膜受到污染和刺伤,严格消毒等措施,完全可以避免感染艾滋病。

学生:哦,知道了,我们会遵守的,谢谢老师!

自 测 题

一、名词解释

1. 肺结核原发复合征　2. 结核球　3. 伤寒肉芽肿　4. 艾滋病(AIDS)

二、填空题

1. 结核病的基本病变包括________、________和________,其中具有特征性的病变是________。
2. 原发性肺结核常好发于右肺________和________,靠近________处。
3. 绝大多数肠结核属于________肠结核,其病变多位于________。
4. 伤寒的病变特征是________系统的________增生,形成________,病变以________淋巴组织最为明显。
5. 典型伤寒肠道病变的发展过程可分为 4 期,依次是________、________、________、________。
6. 细菌性痢疾根据肠道病变特征和临床经过不同,可分为________、________。
7. 艾滋病(AIDS)主要的传播途径为________、________、________、________等。

三、单项选择题

1. 结核病的主要传染方式是
A. 虫媒传染　B. 消化道传染
C. 呼吸道传染　D. 垂直传染
E. 密切接触传染
2. 结核结节中最具有特征性的细胞是
A. 淋巴细胞　B. 成纤维细胞
C. 类上皮细胞　D. 朗格汉斯巨细胞
E. 中性粒细胞
3. 结核结节中类上皮细胞来源于
A. 巨噬细胞　B. 淋巴细胞
C. 浆细胞　D. 类上皮细胞
E. 成纤维细胞
4. 继发性肺结核中最常见的类型是
A. 局灶型肺结核　B. 浸润型肺结核
C. 干酪样肺炎　D. 结核球
E. 慢性纤维空洞型肺结核
5. 下列不是由血道播散而来的结核病是
A. 肠结核　B. 结核性脑膜炎
C. 肾结核　D. 输卵管结核
E. 骨、关节结核
6. 伤寒的传染途径是
A. 虫媒传染　B. 消化道传染
C. 呼吸道传染　D. 垂直传染
E. 密切接触传染
7. 伤寒的病变特征是
A. 肠黏膜肿胀
B. 肠黏膜坏死
C. 肠黏膜溃疡形成
D. 肠壁淋巴结反应性增生
E. 全身单核-巨噬细胞系统中巨噬细胞增生
8. 细菌性痢疾的好发部位是
A. 结肠上段　B. 回肠
C. 直肠和乙状结肠　D. 空肠
E. 盲肠
9. 流行性乙型脑炎最具特征性的病变是
A. 噬神经细胞现象
B. 卫星现象
C. 筛网状软化灶
D. 淋巴细胞袖口状浸润
E. 胶质结节
10. 关于暴发型流脑,下述哪项是错误的
A. 高热、头痛伴呕吐
B. 常见周围循环衰竭
C. 皮肤黏膜广泛瘀点、瘀斑
D. 蛛蛛膜下腔大量脓细胞
E. 双侧肾上腺出血

四、简答题

1. 列表说明原发性肺结核和继发性肺结核的区别。
2. 简述结核病变的基本病变及其转归。
3. 简述伤寒肠道病变的典型经过。

五、情境案例讨论

病例摘要:患者,男,22 岁,持续高热和腹泻 7 天,大便每天 5~6 次,右下腹隐痛,伴食欲减退。4 年前曾患血吸虫病,接受锑剂治疗,后未恢复,此后无血吸虫疫水接触。体检:肝脏右肋下 2cm,脾脏左肋下 1cm,躯干背侧隐约可见 3 颗比米粒小、压之退色的淡红色皮疹。血液检查:白细胞未见升高,中性粒细胞占 0.7,淋巴细胞占 0.30,肥达反应 1∶160。

问题:

1. 该患者初步诊断为什么疾病? 依据是什么?
2. 试运用所学病理知识解释患者的主要临床表现。

(贺　玲)

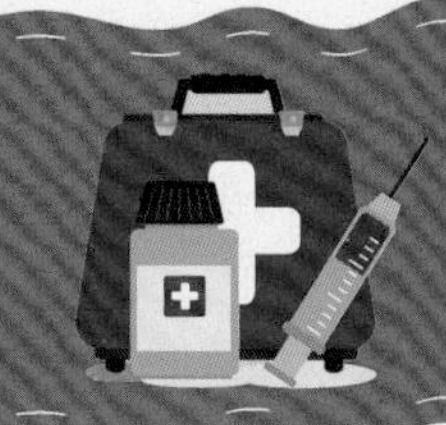

第9章 水、电解质代谢紊乱

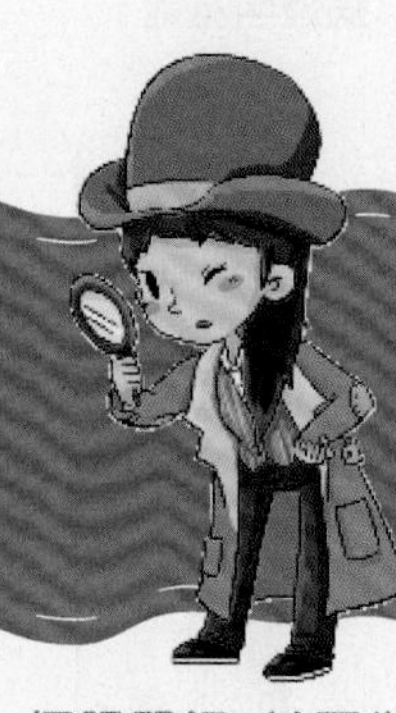

当宝宝发生严重呕吐、腹泻或者大量出汗时，会出现眼窝凹陷、皮肤弹性下降、烦躁哭闹，甚至发热、惊厥、抽搐，通过本章的学习，你会知道维持体液容量及钠、钾等离子浓度的相对恒定对健康是多么的重要。

第1节 水、钠代谢紊乱

水和电解质广泛分布于细胞内外，参与构成机体及细胞新陈代谢过程，对维持正常的生命活动起着非常重要的作用。疾病和外界环境的剧烈变化常会引起水、电解质平衡的紊乱，从而导致体液的容量、分布、电解质浓度和渗透压的变化。这些紊乱得不到及时纠正，常会引起严重后果，甚至危及生命。其中以水、钠的代谢紊乱最为常见。

情境案例 9-1

一位43岁的男子来到社区诊所，对医生诉说：呕吐、腹泻伴发热已经4天了，浑身乏力、口唇干裂、尿少发黄。医生测其体温38.2℃，血压110/80mmHg。抽血化验：血清 Na^+ 155mmol/L。立即给予静脉滴注5% GS和抗生素等。2天后情况不见好转，反而出现肌肉软弱无力，肠鸣音减弱，腹壁反射消失，浅表静脉萎陷，脉搏加快，血压70/50mmHg，血清 Na^+ 122mmol/L，血清 K^+ 3.0mmol/L。

一、脱　水

脱水是指体液容量的明显减少并出现一系列功能、代谢紊乱的病理过程。脱水时，除了水的丢失外，体液中的电解质，尤其是对细胞外液渗透压起决定作用的钠离子也随之丢失。根据细胞外液渗透压的改变，可将脱水分为高渗性脱水、低渗性脱水和等渗性脱水。

考点：高渗性脱水的原因及影响

（一）高渗性脱水

高渗性脱水是指失水大于失钠，血清钠浓度>150mmol/L，血浆渗透压>310mmol/L，伴细胞内外液量减少。

1. 病因和发生机制

（1）水摄入不足：见于不能饮水和水源缺乏等，如口腔、咽喉和食管疾病，恶心、呕吐或昏迷不能饮水者；脑外伤、脑血管意外等引起口渴感丧失和沙漠迷路、海上失事等摄入水量不足。

（2）水丢失过多：主要见于①经皮肤和肺丢失，如高热或甲状腺功能亢进致使大量出汗；癔症、代谢性酸中毒、脑炎等引起的过度通气；②经胃肠丢失，严重呕吐、腹泻等；③经肾丢失，如尿崩症患者可排出大量低渗尿，反复使用甘露醇或高渗葡萄糖液引起渗透性利尿等。

2. 对机体的影响　由于失水大于失钠，细胞外液渗透压升高，可产生以下机体变化。

（1）口渴：细胞外液渗透压增高，刺激口渴中枢，引起渴感，为轻度高渗性脱水患者的早期表现。

（2）尿少：细胞外液渗透压增高可刺激渗透压感受器，引起抗利尿激素（ADH）分泌增多，使肾小管重吸收水、钠增多，尿量减少。

（3）细胞内液向细胞外转移：由于细胞外液呈高渗状态，而细胞内液渗透压相对较低，细胞内水

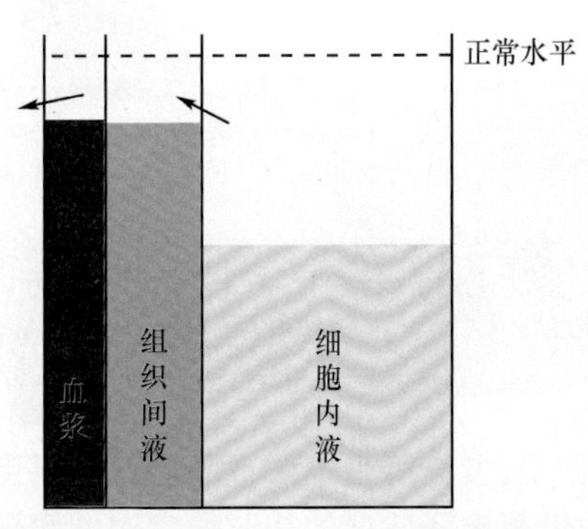

图 9-1　高渗性脱水时体液容量变动示意图

分向细胞外转移,补充减少的细胞外液,造成细胞内脱水(图 9-1)。

(4) 中枢神经系统功能障碍:细胞外液高渗使脑细胞脱水和脑压降低,可引起头晕、烦躁、谵妄、抽搐、晕厥甚至昏迷等症状,严重时可引起脑出血及蛛网膜下腔出血。

(5) 脱水热:严重脱水时,汗腺分泌减少,散热功能下降,致使体温升高,称为脱水热。临床上常见于婴幼儿。

(二) 低渗性脱水

低渗性脱水是指失钠大于失水,血清钠浓度<130mmol/L,血浆渗透压<280mmol/L,伴细胞外液量减少。

1. 病因和发生机制　低渗性脱水多由治疗措施不当所致,如体液丢失时只补水和葡萄糖溶液而未补充足够的电解质,导致失钠大于失水,引起低渗性脱水。

(1) 肾外丢失:见于①呕吐、腹泻或胃、肠引流导致消化液大量丢失;②大量出汗、大面积烧伤、大量抽放胸腔积液、腹腔积液后仅补充水分而未补盐。

(2) 经肾丢失:主要见于①长期大量使用排钠利尿药(如氯噻嗪、呋塞米、依他尼酸等);②肾上腺皮质功能不全,醛固酮分泌不足,使肾小管钠重吸收减少;③肾脏疾病如急性肾衰竭多尿期,肾小球滤过率开始增加而肾小管功能未恢复,水、钠排出增多。

考点:低渗性水的原因及影响

2. 对机体的影响　由于失钠大于失水,细胞外液渗透压降低,可产生以下机体变化。

(1) 细胞外液减少:由于细胞外液呈低渗透状态,水由细胞外向渗透压高的细胞内转移,使细胞外液进一步减少(图 9-2),故容易发生低血容量性休克。外周循环衰竭症状出现较早,患者有直立性眩晕、血压下降、脉搏细速、心率加快、四肢厥冷、神志淡漠、尿量减少等症状。

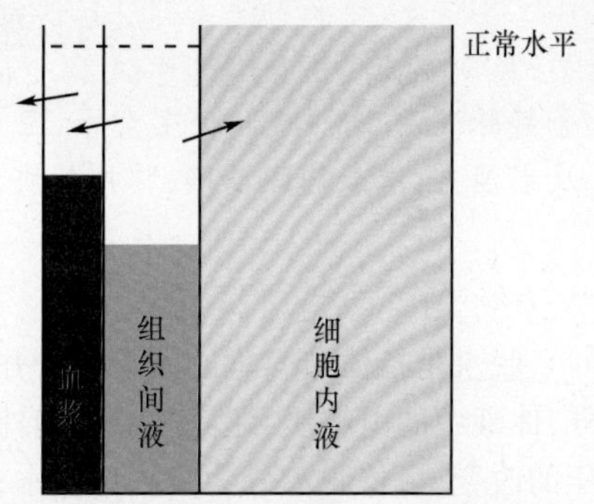

图 9-2　低渗性脱水时体液容量变动示意图

(2)有明显的失水体征:由于血容量减少,组织间液向血管内转移,组织间液明显减少,患者较早出现皮肤弹性降低、眼窝下陷等体征(脱水外貌),婴幼儿则可有“三凹”体征,即囟门凹陷、眼窝凹陷和舟状腹。

(3) 尿的变化:早期,细胞外液低渗,ADH 分泌减少,肾小管上皮细胞重吸收水减少,排出低渗尿,尿比重降低;严重时,因血容量不足,可刺激容量感受器使 ADH 分泌增多,肾重吸收水分增多,使尿量减少,尿比重升高。

(4) 细胞水肿:由于细胞外液向细胞内转移,引起细胞水肿,如脑水肿可引起中枢神经系统功能紊乱,肺水肿可引起呼吸困难。

(5) 无明显口渴:由于细胞外液低渗,抑制口渴中枢,故无口渴感;晚期因血管紧张素Ⅱ分泌增加和血容量明显降低,刺激口渴中枢,产生轻度渴感。

(三) 等渗性脱水

等渗性脱水是指水与钠等比例丢失,血清钠浓度在 130～150mmol/L,血浆渗透压在 280～310mmol/L。

1. 病因和发生机制　任何等渗体液大量丢失所引起的脱水,在短期内均属于等渗性脱水。此型脱水在临床上最为多见。常见病因有:①严重呕吐、腹泻、肠梗阻和胃肠引流等引起等渗消化液的丢失;②大面积烧伤和严重创伤使血浆丢失;③大量抽放胸腔积液水、腹腔积液等。

2. 对机体的影响

(1) 细胞外液减少：血容量及组织间液均减少，严重者可出现皮肤弹性下降、眼窝和婴儿囟门内陷、血压下降、休克等低渗性脱水的表现。

(2) 渗透压在正常范围，细胞内液变化不大(图 9-3)。

(3) 尿变化：循环血量减少，ADH 和醛固酮分泌增多，肾对钠、水的重吸收增多，患者尿量减少、尿钠减少。

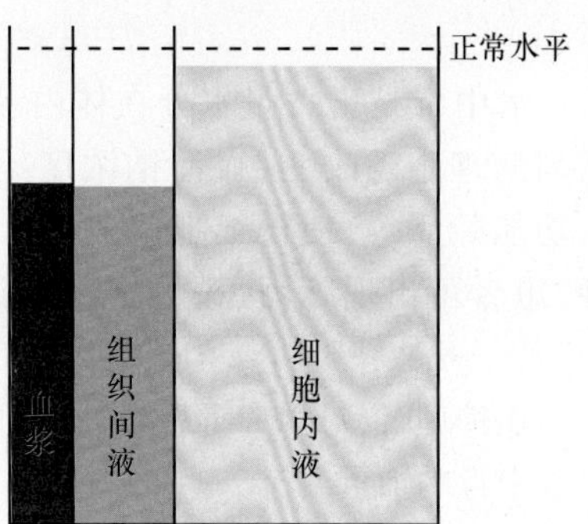

图 9-3　等渗性脱水时体液容量变动示意图

等渗性脱水如未及时处理，可因皮肤水分蒸发、呼吸等途径不断丢失水分而转为高渗性脱水，如在处理上只补水而不注意补钠，也可使之转变为低渗性脱水。

考点：等渗性脱水的原因

3 种类型脱水的比较见表 9-1。

表 9-1　3 种类型脱水的比较

项目	高渗性脱水	低渗性脱水	等渗性脱水
特征	失水大于失钠	失钠大于失水	水、钠呈等渗比例丢失
主要失水部位	细胞内液	细胞外液	细胞外液
血钠浓度	大于 150mmol/L	小于 130mmol/L	130~150mmol/L
血浆渗透压	大于 310mmol/L	小于 280mmol/L	280~310mmol/L
主要临床表现	口渴、脱水热、尿少、尿密度高、中枢神经系统功能紊乱	眼眶凹陷、皮肤弹性降低、血压下降	严重时血压下降(可兼有高、低渗性脱水的临床表现)

临床链接：脱水的补液原则

高渗性脱水因失水多于失钠，临床上应以补水为主，最好口服，原则上先补水再补钠；低渗性脱水因失钠多于失水，临床上应以补钠为主，轻者补充生理盐水即可，重者应补充高渗盐水；等渗性脱水因失水失钠程度接近，应补充偏低渗的氯化钠溶液。

情境对话

学生：老师，我 1 岁半的小侄子，最近几天老拉肚子，每天十多次，粪便最初是蛋花汤样，后来发展为水样便，有时呕吐，不爱吃饭。伴有发热，面色发灰，烦躁不安，整天哭闹，难以入睡，才几天就瘦得连眼窝都凹陷了。这是得了什么病呀？

老师：看情形得的是婴儿腹泻，并且引起了脱水。

学生：什么是脱水？

老师：水是人体的重要组成成分，它占人体体重的 60%。人体的新陈代谢是在体液环境中进行的。严重腹泻时，水分丢失过多，加上厌食，水摄入不足，体液容量明显减少，并导致一系列功能代谢紊乱，这就是脱水。

学生：哦，为什么脱水人会变瘦？

老师：脱水时因眼窝凹陷看似消瘦，是因脱水造成的体征，又称为脱水貌，在婴幼儿通常表现为“三凹”体征，即囟门凹陷、眼窝凹陷和舟状腹。

学生：烦躁不安、整天哭闹也与脱水有关系吗？

老师：是的。腹泻严重时，不仅仅是水分丢失过多，也丢失钠离子，当失水多过失钠时，细胞外液呈高渗状态，使脑细胞内水分外移、脑细胞脱水引起脑功能紊乱，你侄子烦躁哭闹与这有关。

学生：哦，我明白了，谢谢老师！

二、水 中 毒

水中毒是指大量水分在体内潴留，导致细胞内、外液容量扩大，并出现稀释性低钠血症等一系列病理生理改变，血清钠浓度<130mmol/L，血浆渗透压<280mmol/L。ADH 分泌过多及肾排水功能障碍等，使得细胞外液因水过多呈低渗，水向渗透压较高的细胞内转移，引起脑细胞水肿，患者可出现乏力、头晕、嗜睡、记忆力减退、恶心、呕吐等中枢神经系统症状，严重者可致脑疝，甚至死亡。

在护理时，对水中毒患者，应嘱其控制摄水，在输液时也要严格控制滴速，避免输液过多、过快，防止水中毒的加重。

记忆板

根据细胞外液渗透压的改变，可将脱水分为高渗性脱水、低渗性脱水和等渗性脱水 3 类：①高渗性脱水特征是失水大于失钠；②低渗性脱水特征是失钠大于失水；③等渗性脱水是临床上最为常见的脱水，其特征是水与钠等比例丢失。

第 2 节　钾代谢紊乱

钾是体内最重要的无机阳离子之一，其中 98% 存在于细胞内，2% 存在于细胞外，血清钾浓度为 3.5～5.5mmol/L。

正常人体钾的摄入和排出处于动态平衡状态，体内钾的主要来源是食物，经小肠吸收入血，80%～90% 的钾经肾随尿液排出，其余随粪便、汗液排出，肾脏排钾的特点是“多吃多排、少吃少排、不吃也排”。

钾的主要生理功能包括：①参与物质代谢；②调节细胞内外的渗透压，参与机体酸碱平衡的调节；③保持细胞膜的静息电位，参与维持心脏和神经肌肉的正常活动。

知识拓展

钾与神经肌肉、心肌兴奋性及酸碱平衡的关系

钾对神经和骨骼肌是应激性离子，对心肌则是麻痹性离子。钾在细胞内、外液的分布受酸碱平衡和激素的影响。酸中毒时，细胞外液中 H^+ 进入细胞内，细胞内 K^+ 释出到细胞外，因此酸中毒可导致高钾血症。碱中毒时，H^+ 从细胞内液逸出，K^+ 由细胞外液进入细胞内，因此，碱中毒可导致低钾血症。一般血浆 pH 每升高或降低 0.1，血钾浓度可降低或升高 0.6mmol/L。

一、低钾血症

血清钾浓度低于 3.5mmol/L，称为低钾血症。

（一）原因和机制

1. 钾摄入不足　见于长期不能进食或禁食者，如胃肠手术前后禁食、消化道梗阻、昏迷等。

2. 钾丢失过多

（1）经消化道丢失：是临床上常见的缺钾原因。常见于频繁呕吐、腹泻、肠瘘或胃肠引流等。

（2）经肾丢失：是成人失钾最重要的原因。常见于：①长期大量使用排钾利尿剂；②长期大量使用肾上腺皮质激素，原发性或继发性醛固酮分泌增多；③急性肾衰多尿期。

（3）经皮肤丢失：高温环境下进行剧烈体力活动，引起大量出汗而未适当补充电解质。

3. 细胞外钾转入细胞内

（1）碱中毒：细胞外液 H^+ 减少，H^+ 从细胞内转移至细胞外，而细胞外 K^+ 进入细胞内，使血钾降低。

(2) 糖原合成增加：如应用大剂量胰岛素治疗糖尿病酮症酸中毒时，胰岛素可促进细胞糖原合成，血钾随葡萄糖进入细胞。

(3) 其他：家族性周期性麻痹症，发作时细胞外 K^+ 移入细胞内，钡中毒、粗制生棉油中毒可使细胞 K^+ 外流受阻。

考点：低钾血症的原因及影响

(二) 对机体的影响

低钾血症时，不同个体之间存在较大差异，对机体的影响主要取决于血钾降低的速度、幅度及持续时间。血钾降低越快，浓度越低，对机体影响越大。一般当血清钾低于 3.0mmol/L 或 2.5mmol/L 时，才出现较为明显的临床表现。

1. 神经肌肉兴奋性降低　神经肌肉兴奋性降低是急性低钾血症的突出表现，表现为肌无力以至肌麻痹，以下肢肌最为明显，严重时可出现呼吸肌麻痹和麻痹性肠梗阻。

2. 对心肌的影响　低钾血症可引起各种心律失常，表现为“三高一低”的特点，即心肌的兴奋性增高、自律性增高、收缩性增高、传导性降低，心电图表现为 QRS 波增宽，T 波低平、出现 U 波、ST 段压低及 Q-T 间期延长(图 9-4)。严重缺钾时可导致细胞代谢障碍，心肌收缩性可降低。

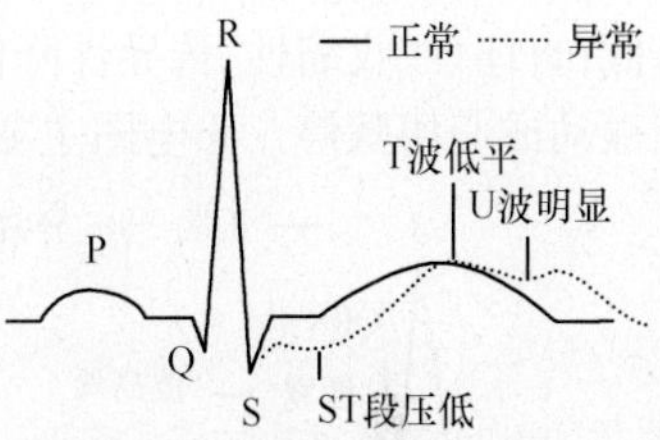

图 9-4　低钾血症心电图变化

3. 对酸碱平衡的影响　①碱中毒：低钾时因细胞内 K^+ 外流而细胞外 H^+ 内移，血液 pH 呈碱性，引起代谢性碱中毒。②反常性酸性尿：血钾降低时，肾小管上皮细胞内 K^+ 浓度降低，导致肾小管上皮细胞 Na^+-K^+ 交换减弱，Na^+-H^+ 交换增强，随尿液排出 H^+ 增加，此时血液呈碱性，而尿液呈酸性，故被称为“反常性酸性尿”。

(三) 防治和护理原则

(1) 防治原发病：去除引起缺钾的原因，如停用某些排钾的利尿药。

(2) 适当补钾：如有可能，应尽早恢复正常饮食来纠正缺钾。低钾血症严重、临床表现明显者应及时补钾，并遵循以下原则：见尿补钾，最好口服，不能口服或情况紧急者可考虑静脉滴注，但应低浓度、慢滴速，在心电监护下进行。

(3) 纠正水、其他电解质和酸碱平衡紊乱。

(4) 护理时要鼓励患者进食含钾丰富的食物；静脉补钾时应注意核对静脉补钾的量、浓度，调整好速度；补钾时要防渗漏，保护静脉；密切观察患者的尿量、生命体征、神经肌肉的表现、心电图和血钾浓度等，严防医源性高钾血症的发生。

情境案例 9-1 诊断分析

1. ①呕吐、腹泻伴发热 4 天；②有口渴、尿少、口唇干裂等症状；③抽血化验：血清 Na^+ 155mmol/L。上述情况符合高渗性脱水。

2. ①治疗时只给予静脉滴注 5% GS 和抗生素；②浅表静脉萎陷，脉搏加快，血压 70/50mmol/L；③血清 Na^+ 122mmol/L。以上符合低渗性脱水。

3. ①呕吐、腹泻 4 天丢失钾；②治疗时未补钾；③肌肉软弱无力，肠鸣音减弱，腹壁反射消失；④血清 K^+ 3.0mmol/L。以上符合低钾血症。

诊断结论：①呕吐、腹泻致高渗性脱水；②治疗不当引起低渗性脱水；③低钾血症。

二、高钾血症

血清钾浓度高于 5.5mmol/L，称为高钾血症。

考点：高钾血症的原因及影响

（一）原因和机制

1. 肾排钾减少　肾排钾减少是引起体内钾潴留和高钾血症的主要原因。见于：①休克、大失血、急性肾衰竭引起的少尿或无尿等；②长期大量使用保钾利尿剂；③醛固酮减少或肾小管排钾障碍如双侧肾上腺切除、糖尿病性肾病等。

2. 细胞内钾转移到细胞外　①酸中毒：细胞外 H^+ 移入细胞内而细胞内 K^+ 移至细胞外，导致细胞外液 K^+ 增高。②组织分解：如严重创伤、血型不合的输血，大量溶血，组织坏死，使细胞释出大量 K^+。③严重缺氧：能量代谢障碍，ATP 生成不足，使细胞 Na^+-K^+ 泵功能低下，K^+ 不易进入细胞，使血清钾升高。

3. 钾摄入过多　静脉输入钾盐过多、过快或输入大量库存过久的血液。

（二）对机体的影响

1. 对心肌的影响　高钾血症对心肌有明显的毒性作用，轻度时心肌兴奋性增高，严重时兴奋性降低；自律性、收缩性、传导性降低。主要表现为心律失常，出现传导阻滞、心肌收缩无力，甚至心室纤维颤动或心搏骤停。心电图主要表现为 T 波高耸、QRS 波增宽（图 9-5）。

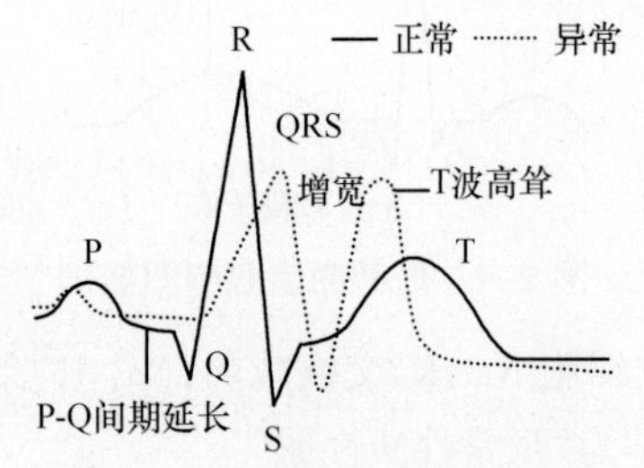

图 9-5　高钾血症时心电图变化

2. 神经肌肉兴奋性增高　轻度高钾血症（5.5～7.0mmol/L）常表现为神经肌肉兴奋性增高，表现为：手足感觉异常，肌肉震颤、肌痛或肠绞痛与腹泻；重度高钾血症（7.0～9.0mmol/L）时，神经肌肉组织受抑制，出现肌肉软弱无力甚至弛缓性麻痹等。由于急性高钾血症时心脏的表现非常突出，常会掩盖骨骼肌的表现。

3. 对酸碱平衡的影响　①酸中毒：高钾血症时 H^+ 向细胞外转移增多，血液呈酸性，引起代谢性酸中毒。②反常性碱性尿：高钾血症时肾小管上皮细胞内 K^+ 浓度增高，以致肾小管 K^+-Na^+ 交换增强，H^+-Na^+ 交换减弱，随尿液排出 H^+ 减少，此时血液呈酸性，而尿液呈碱性，故被称为"反常性碱性尿"。

（三）防治和护理原则

1. 防治原发病　轻度高钾血症在去除原因，积极治疗原发病，并限制高钾饮食后，多能自行缓解。

2. 拮抗措施　应用钙盐和钠盐拮抗高钾对心肌的毒性作用，必要时采取血液透析等。

3. 促使钾向细胞内转移　用葡萄糖和胰岛素静脉输入，促使糖原合成；或输入碳酸氢钠提高血液 pH，促使钾向细胞内转移，降低血钾浓度。

4. 纠正水和其他电解质代谢紊乱。

5. 注意监测 K^+ 浓度、心电图变化、神经肌肉的表现、尿量和生命体征，并注意防止代谢性酸中毒。此外，采血时应注意防止溶血，以免造成假性高钾血症。

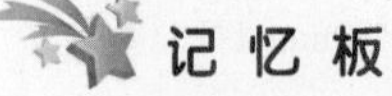

记忆板

低钾血症使神经肌肉兴奋性降低，表现为肌无力、肌麻痹、腹胀和麻痹性肠梗阻；高钾血症对心肌有明显的毒性作用，严重时使心肌兴奋性降低，自律性、收缩性、传导性降低，主要表现为心律失常，出现传导阻滞、心肌收缩无力，甚至心室纤维颤动或心搏骤停。

自 测 题

一、名词解释

1. 脱水　2. 高渗性脱水　3. 低渗性脱水　4. 等渗性脱水　5. 低钾血症　6. 高钾血症

二、填空题

1. 最容易出现外周循环衰竭的脱水是________；最常见的脱水是________；容易出现脱水热的脱水是________；容易出现脱水貌的脱水是________。
2. 低钾血症的主要原因包括________、__________、________。
3. 高钾血症的主要原因包括________、__________、________。
4. 低钾血症时骨骼肌的兴奋性________；高钾血症时骨骼肌的兴奋性随着钾离子的浓度升高先________后________。

三、单项选择题

1. 高钾血症对机体最严重的危害是
   A. 对心肌的毒害　B. 对脑细胞的损害
   C. 严重酸中毒　D. 呼吸肌麻痹
   E. 急性肾衰竭
2. 高渗性脱水的特点是
   A. 失钠多于失水　B. 失水多于失钠
   C. 失钾多于失水　D. 失水多于失钾
   E. 钠、钾、水成比例丢失
3. 高热的患者易发生
   A. 高渗性脱水　B. 低渗性脱水
   C. 等渗性脱水　D. 细胞外液显著丢失
   E. 早期出现多尿，尿密度低
4. 低钾血症时可出现
   A. 正常性酸性尿　B. 正常碱性尿
   C. 反常性酸性尿　D. 反常性碱性尿
   E. 中性尿
5. 高渗性脱水的主要部位是
   A. 细胞内液　B. 细胞外液
   C. 体腔液　D. 血液
   E. 淋巴液
6. 低渗性脱水对机体最主要的影响是
   A. 酸中毒　B. 氮质血症
   C. 外周循环衰竭　D. 脑出血
   E. 神经系统功能衰竭
7. 低渗性脱水的原因是
   A. 饮水不足
   B. 水经胃肠丢失过多
   C. 水经皮肤和肺丢失过多
   D. 水经肾丢失过多
   E. 胃肠反复引流但只补充葡萄糖液
8. 低钾血症是指血清钾浓度低于
   A. 3.5mmol/L　B. 3mmol/L
   C. 2.5mmol/L　D. 2mmol/L
   E. 1.5mmol/L
9. 哪种情况可导致钾从细胞外液进入到细胞内液中
   A. 急性酸中毒　B. 急性碱中毒
   C. 血管内溶血　D. 严重缺氧
   E. 挤压综合征
10. 大量输入库存过久的血液会导致
    A. 高钠血症　B. 高钾血症
    C. 高磷血症　D. 高钙血症
    E. 高镁血症

四、简答题

1. 比较 3 种类型脱水的原因和对机体的影响。
2. 低钾血症和高钾血症对机体各有何危害？

五、情境案例讨论

病例摘要：女性，22 岁，诊断为结核性腹膜炎和肠梗阻。手术后禁食，并连续胃肠减压 7 天，共抽吸液体 2200ml。平均每天静脉补液（5% 葡萄糖溶液）2500ml。尿量平均每天 2000ml。手术后 2 周，患者精神不振，嗜睡，全身乏力，食欲减退，腱反射迟钝。血 K^+ 2.4mmol/L，血 Na^+ 140mmol/L，血 Cl^- 103mmol/L。立即开始每天以氯化钾加入 5% 葡萄糖溶液滴注，4 天后血 K^+ 至 4.6mmol/L，患者康复出院。

问题：

1. 患者低血钾的原因可能有哪些？
2. 该患者哪些症状与低血钾有关？

（徐雪冬）

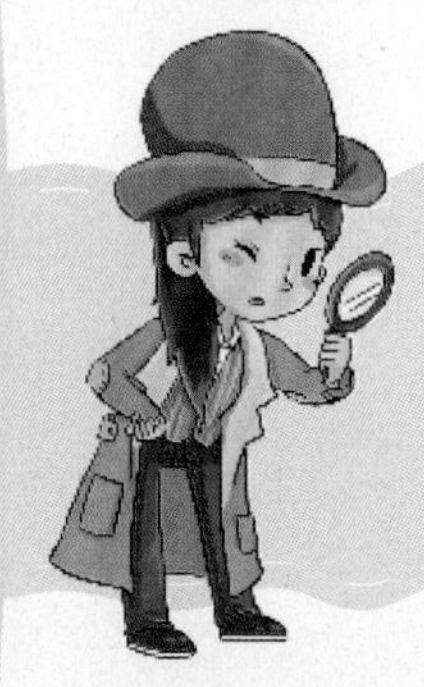

第 10 章 水　肿

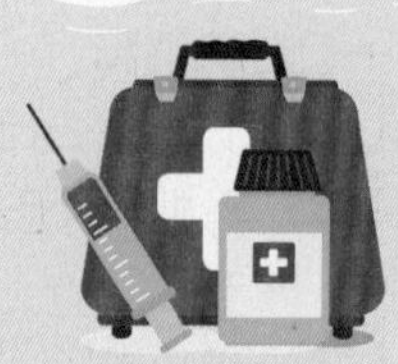

正常人的皮肤，具一定弹性，随按随弹，不留凹痕。有的孕妇，坐的时间久了，会发现鞋子变小了，脚背上有明显的压痕，有的人一觉醒来，发现眼皮水肿，是睡眠不足、休息不够引起的吗？脚扭伤了，局部会肿胀起来，为什么会出现这些现象呢？通过本章的学习，你会寻求到答案。

考点：水肿和积液的概念

第 1 节　水肿的概念

过多的体液在组织间隙或体腔中积聚，称为水肿（edema）。体腔中体液积聚又称为积水或积液（hydrops），如胸腔积液、腹腔积液、心包积液等。

水肿不是独立的疾病，而是一种见于多种疾病的重要病理过程。根据水肿波及的范围，分为全身性水肿和局部水肿；根据水肿发生的部位，可分为脑水肿、肺水肿、喉头水肿、下肢水肿、皮下水肿等；根据水肿发生原因，又分为心性水肿、肾性水肿、肝性水肿、炎性水肿、营养不良性水肿、淋巴性水肿及特发性水肿（原因不明）等。

第 2 节　水肿的原因和发生机制

正常人体液容量和组织间液的容量保持相对恒定，这种恒定有赖于血管内外和体内外液体交换平衡来维持，如果平衡被破坏，就有可能发生水肿。

一、血管内外液体交换失平衡

正常情况下组织间液和血浆之间不断进行液体交换，毛细血管的血压、组织液的胶体渗透压促使毛细血管内液体流入组织间隙，血浆胶体渗透压及组织液的流体静压促使组织液回流入血。正常时组织液的生成略大于回流，多余的组织液可通过淋巴管回流入血液循环，保证了液体不会在组织间隙积聚，使组织液的生成和回流保持着动态平衡（图 10-1），若失去平衡则可引起水肿。

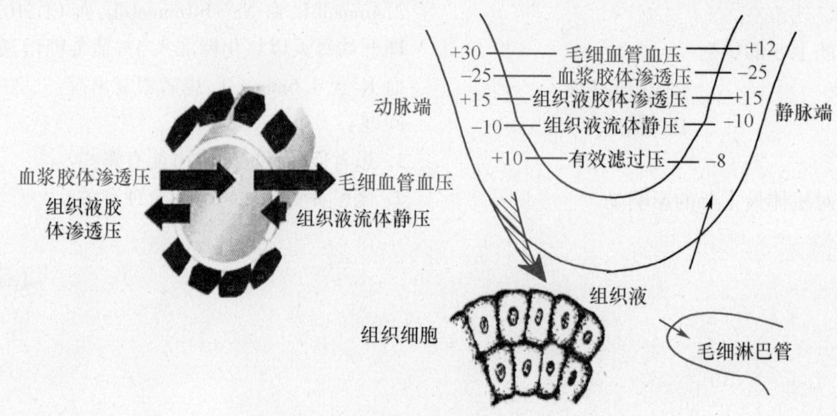

图 10-1　血管内外液体交换示意

考点:引起血管内外液体交换失衡的原因

引起血管内外液体交换失平衡的原因有以下几方面。

(一) 毛细血管流体静压增高

毛细血管流体静压增高可使有效滤过压增大,组织液生成大于回流,引起水肿。常见于:①充血性心力衰竭时静脉回流受阻,静脉压增高导致全身性水肿;②静脉受压或静脉血栓形成使静脉回流受阻,静脉压增高引起局部水肿;③动脉充血可引起毛细血管流体静压增高,为炎性水肿发生的重要原因之一。

(二) 血浆胶体渗透压降低

血浆胶体渗透压的高低主要取决于血浆白蛋白的含量。当血浆白蛋白含量减少时,血浆胶体渗透压下降,平均有效滤过压增大,组织液生成大于回流,引起水肿。常见于:①蛋白质摄入不足及合成障碍,见于严重的营养不良和肝硬化;②蛋白质丢失过多,见于肾病综合征时大量蛋白质随尿排出;③蛋白质分解代谢增强,见于慢性消耗性疾病如恶性肿瘤、慢性感染等。

(三) 微血管壁通透性增加

正常时,毛细血管壁只允许小分子蛋白质滤过,当微血管壁通透性增高时,血浆蛋白质大量从毛细血管和微静脉壁滤出,使血管内胶体渗透压下降而组织液的胶体渗透压升高,促使血管内溶质和水分滤出,导致水肿。常见于感染、烧伤、冻伤、化学伤、过敏性疾病及昆虫咬伤等。

(四) 淋巴回流受阻

正常情况下,淋巴回流不仅能把组织液及所含蛋白质回收到血液循环,而且在组织液生成增多时还能代偿回流,具有重要的抗水肿作用。当淋巴管被堵塞时,淋巴回流受阻,体液在组织间隙积聚,形成淋巴性水肿。常见原因有:①恶性肿瘤细胞侵入并堵塞淋巴管;②乳腺癌根治术后摘除主干通过的淋巴结,引起相应部位水肿;③丝虫病时阻塞淋巴管,引起下肢和阴囊水肿。

二、体内外液体交换失平衡

正常情况下,钠、水的摄入量与排出量保持动态平衡,从而保持体液量的相对恒定。这种平衡主要依赖肾脏的调节。正常时经肾小球滤过的钠、水总量,只有0.5%~1%排出体外,99%~99.5%被肾小管重吸收。当某些因素导致球-管的平衡失调时,便可导致钠、水潴留,引起水肿。

考点:引起体内外液体交换失衡的原因

(一) 肾小球滤过率(GFR)下降

当肾小球滤过钠、水减少,在不伴有肾小管重吸收相应减少时,就会导致钠、水潴留。引起肾小球滤过率下降的常见原因有以下几个。

1. 广泛的肾小球病变　例如,急性肾炎时,由于肾小球内细胞增生、肿胀,毛细血管管腔狭窄甚至闭塞,肾小球滤过率下降。慢性肾炎时,因肾单位进行性破坏,滤过面积明显减少,肾小球滤过率下降。

2. 有效循环血量减少　例如,充血性心力衰竭、肾病综合征、肝硬化腹水时,有效循环血量减少,使肾血流量减少、肾小球滤过率降低,以及继发性交感-肾上腺髓质系统、肾素-血管紧张素系统兴奋,使肾入球小动脉收缩,肾血流量进一步减少,肾小球滤过率下降,导致钠、水潴留。

知识拓展

肾小球-肾小管平衡失调(球-管失衡)

肾在调节钠、水平衡中起着重要作用,其调节作用主要依赖于肾内的球-管平衡,即肾小球滤过率增加,肾小管重吸收也随之增加;反之,肾小球滤过率减少,肾小管重吸收也随之减少。如果肾小球滤过率减少,而肾小管重吸收功能正常;或肾小球滤过率正常,而肾小管重吸收功能增高;或肾小球滤过率减少,而肾小管重吸收功能增高,均可引起球-管失衡,导致钠、水潴留而产生水肿。

（二）肾小管重吸收钠、水增多

1. 近曲小管重吸收钠、水增多　在充血性心力衰竭、肾病综合征时，肾血流量随有效循环血量的减少而减少，儿茶酚胺和肾素-血管紧张素系统活性增强，可使肾出球小动脉比入球小动脉收缩更明显，肾小球滤过率相对增高，流入肾小管周围毛细血管血液中的蛋白质和血浆胶体渗透压也相应增高，使近曲小管重吸收钠、水增多。

2. 远曲小管和集合管对钠、水的重吸收增加　远曲小管和集合管对钠、水的重吸收受激素调节。有效循环血量减少可激活肾素-血管紧张素-醛固酮系统和容量感受器，使醛固酮和 ADH 分泌增加，严重肝脏疾病可使醛固酮和 ADH 灭活减少。醛固酮的作用是促进远曲小管对钠的重吸收，抗利尿激素（ADH）的作用是促进远曲小管和集合管对水的重吸收，从而引起钠、水潴留。

一般而言，临床上单一因素引起的水肿并不多见，往往是多个因素综合作用的结果。因此，在治疗实践中，应具体分析并选择适宜的治疗和护理方案。

情境对话

学生：老师，我表姐怀孕7个多月了，这次回老家过年，一路上坐了近十小时的班车，到家时脚掌特难受，足和踝部皮肤绷得紧紧的，一按一个窝，这是咋回事呢？

老师：看情形你表姐足踝部是出现了水肿。

学生：这么说表姐是病了？

老师：水肿是体液在组织间隙积聚过多的一种表现。造成水肿的原因很多，既可以是疾病引起，又可以是非疾病因素造成的。

学生：那表姐足踝部为什么会出现水肿呢？

老师：你表姐这种情况，估计与两方面因素有关：一是她怀孕7个多月了，增大的子宫会压迫盆腔的静脉，使下肢静脉血液回流不畅；二是她坐车的时间太久，由于长时间保持坐姿，下肢静脉血回流也不畅，这样的话足部静脉内血液淤积，静脉压力增加，液体外渗，使组织液生成增多，导致水肿。

学生：那严重吗？要不要去医院治疗？

老师：这要视水肿的发展情况而定。如果水肿不是很严重，又无其他明显不舒服，适当走动走动，减轻子宫对盆腔静脉的压迫，血液循环改善了，水肿就会消退，没必要治疗。如果除出现严重水肿外，还出现血压升高、头痛、眼花、胸闷、恶心、呕吐等现象，应及时到医院检查，看是否有妊娠高血压综合征等疾病。

学生：这么说妊娠妇女足踝部轻微水肿没什么大碍，如果水肿得厉害，又有血压高及其他不适，就要当心点？

老师：是的。

学生：哦，知道了，谢谢老师！

情境案例 10-1

一位32岁的女性患者，因发热、呼吸急促、心悸、食欲缺乏3周来到医院。经询问病史得知她患风湿性心脏病已十余年。护士测其体温 39.8℃，脉搏 165 次/分，呼吸 32 次/分，血压 110/80mmHg。患者口唇发绀，不能平卧（采用半卧位），嗜睡，颈静脉怒张，心界向两侧扩大，心尖部可听到明显舒张期及收缩期杂音，两肺可闻及广泛湿啰音。肝脾大，双下肢凹陷性水肿。

第 3 节　常见水肿举例

一、心性水肿

心性水肿主要是指右心衰竭引起的全身性水肿。水肿早期出现于身体下垂部位如下肢，尤以踝部更明显，严重时波及全身，并伴有胸、腹腔积液及心包积液。心性水肿机制与以下因素有关。

1. 钠、水潴留　心泵功能减弱，使心排血量和有效循环血量减少，导致肾小球滤过率下降，同时引起醛固酮和 ADH 分泌增多，使肾小管重吸收增强，导致钠、水潴留。

2. 毛细血管流体静压增高　右心衰竭导致静脉回流受阻而淤血，使毛细血管流体静压增高，组织间液生成增多。

3. 血浆胶体渗透压降低　右心衰竭导致胃肠道淤血,使蛋白质消化吸收障碍,同时,肝淤血使蛋白质合成障碍及钠、水潴留造成的血液稀释,均使血浆胶体渗透压降低。

4. 淋巴回流受阻　右心衰竭导致体静脉压增高,限制了淋巴液的回流,可促使水肿的发生。

二、肾性水肿

肾性水肿是指由于肾病或肾炎导致的水肿,病情轻者仅表现为眼睑和面部等组织疏松部位水肿,重者可发生全身性水肿。

1. 肾病性水肿　肾病综合征时,大量蛋白质从尿中丢失,使血浆胶体渗透压下降,导致组织间液生成增多,同时有效循环血量减少,可激活肾素-血管紧张素-醛固酮系统,使醛固酮和ADH分泌增加,而导致钠、水潴留。

2. 肾炎性水肿　急性肾炎时,由于肾小球内细胞增生、肿胀,压迫毛细血管,使肾小球毛细血管阻塞,肾小球滤过率下降,同时,肾血流量减少,引起肾素-血管紧张素-醛固酮系统兴奋,可使肾小管重吸收钠、水增多而引起钠、水潴留。

三、肝性水肿

由严重肝脏疾病引起的水肿,称为肝性水肿。最常见的原因是肝硬化,突出的表现为腹水,其发生机制如下。

1. 肝静脉回流受阻及门脉高压　肝硬化引起肝静脉回流受阻,肝血窦淤血压力增高,使窦壁漏出的液体入腹腔,与因门静脉高压、肠毛细血管淤血、管壁通透性增强而漏入腹腔的液体共同形成腹水。

2. 血浆胶体渗透压下降　肝静脉回流受阻而使胃肠道淤血,蛋白质消化吸收障碍,同时,肝功能障碍,蛋白质合成减少,使血浆胶体渗透压下降,促进腹水和水肿形成。

3. 钠、水潴留　肝硬化腹水后,有效循环血量减少,使肾小球滤过率下降,醛固酮和ADH分泌增多,同时肝脏严重受损,对醛固酮和ADH灭活能力下降,导致肾小管重吸收增多而引起钠、水潴留,使腹水进一步加重。

情境案例10-1诊断分析

①患者原有心脏病病史。②诱因——发热加重了心脏负荷。③患者出现呼吸急促、心悸、口唇发绀,不能平卧(采用半卧位),两肺可闻及广泛湿啰音等左心衰竭表现。④患者出现颈静脉怒张,肝脾大,双下肢凹陷性水肿等右心及全心衰竭体征。

诊断结论:全心衰竭引起的全身性水肿。

四、肺水肿

过多的液体在肺组织间隙和肺泡内积聚的现象,称为肺水肿。根据水肿液积聚的部位,肺水肿可分为间质性肺水肿与肺泡水肿。肺泡水肿由间质性肺水肿发展而来。肺水肿的发生与以下因素有关。

1. 肺毛细血管流体静压升高　二尖瓣狭窄或左心衰竭时,肺静脉回流受阻,肺静脉内压升高,使肺毛细血管内压增高,组织液生成大于回流。

2. 肺微血管壁通透性增高　肺炎、吸入毒气及氧中毒等各种因素均可损伤肺毛细血管内皮细胞,导致肺毛细血管壁通透性增加,液体渗出增多。

临床链接:手术后快速、大量输液与肺水肿

手术后快速、大量输液可引起血容量急剧增加,由于血液稀释而致血管内流体静压升高,胶体渗透压下降,导致组织液生成增多;大手术患者,机体处于应激状态,交感-肾上腺髓质系统兴奋,引起外周血管收缩,导致血液由体循环急速转移到肺循环,使肺循环血容量急骤增加,并可使肺毛细血管内皮细胞间隙增大,导致血管通透性增大,肺水肿发生。

3. 肺淋巴回流受阻　肺硅沉着病等慢性肺部疾病引起肺淋巴管闭塞时,淋巴回流受阻,易发生肺水肿。

4. 肺血容量增多　大量输血、短时间内输液过多,引起肺微血管流体静压升高、血浆胶体渗透压降低,可导致液体渗出增多。

第4节　水肿的病变特点及对机体的影响

一、水肿的病变特点

水肿的组织或器官体积增大、质量增加、颜色苍白、弹性降低、切面有液体流出。皮下水肿是全身或局部水肿的重要体征。

皮下水肿时,皮肤肿胀、弹性差、皱纹变浅,用手指按压时可出现凹陷,称为凹陷性水肿,又称显性水肿(若指压无凹陷,属无凹陷性水肿,常见于甲状腺功能低下时发生的黏液性水肿)。实际上,全身性水肿患者在出现凹陷性水肿之前已有组织液的增加,并可达原体重的10%,称为隐性水肿。体重的变化能敏感地反映细胞外液容量的变化,因而动态测量患者体重的增减,是判断水肿消长最有价值的指标。

二、水肿对机体的影响

水肿对机体影响的大小与水肿发生的部位、发展速度及程度有关。

水肿发生在重要器官和部位,可引起严重后果甚至危及生命,如喉头水肿引起窒息;肺水肿引起呼吸困难;脑水肿引起颅内压升高,甚至因脑疝而导致死亡。发生在四肢和体表的水肿影响相对较小。若水肿持续过久,可引起组织细胞营养障碍、器官活动受限,局部易发生感染或伤口不易愈合等。

记忆板

过多的体液在组织间隙或体腔中积聚,称为水肿。水肿的机制有:①毛细血管流体静压增高、血浆胶体渗透压降低、微血管壁通透性增加、淋巴回流受阻等导致组织液生成大于回流。②肾小球滤过率下降,肾小管重吸收钠、水增多,使钠、水潴留。

心性水肿一般先出现于身体下垂部位;肾性水肿通常先有眼睑和面部水肿;肝性水肿主要表现为腹水。

自测题

一、名词解释

1. 水肿　2. 积水(积液)　3. 凹陷性水肿

二、填空题

1. 引起肾小球滤过率降低的原因有______________、______________。

2. 心性水肿早期容易发生在________;肾性水肿早期容易发生在________;肝性水肿的主要表现形式是________。

三、单项选择题

1. 营养不良性水肿是由于

A. 毛细血管血压升高　B. 微血管壁通透性升高
C. 血浆胶体渗透压下降　D. 淋巴回流受阻
E. 钠、水潴留

2. 易发生肺水肿的病因是

A. 肺心病　B. 肺气肿
C. 肺梗死　D. 二尖瓣狭窄
E. 房间隔缺损

3. 早晨起床时眼睑或面部水肿时首先考虑为

A. 左心衰竭性水肿　B. 右心衰竭性水肿
C. 肝性水肿　D. 炎性水肿
E. 肾性水肿

4. 造成全身性水肿的原因是

A. 肾小球滤过率增加
B. 肾小球滤过率正常,肾小管重吸收钠、水增加
C. 肾小球滤过率下降,肾小管重吸收钠、水下降
D. 抗利尿激素分泌减少
E. 醛固酮分泌减少

5. 造成体内钠、水潴留的原因是

A. 肾小球滤过率增加　B. 抗利尿激素分泌减少
C. 醛固酮分泌减少　D. 球-管平衡失调

E. 利钠激素分泌增多

6. 肾病综合征引起水肿的主要原因是

A. 肾小球滤过率降低 B. 醛固酮分泌增加

C. 淋巴回流受阻 D. 肾小管重吸收增加

E. 血浆胶体渗透压降低

7. 左心衰竭发生肺水肿的主要机制是

A. 肺毛细血管通透性增加

B. 肺毛细血管血压升高

C. 肺淋巴回流受阻

D. 心排血量减少,肾小球滤过率下降

E. 心脏分泌利钠激素减少

8. 水肿首先出现于身体低垂部位,如足、踝部,可能是

A. 肾炎性水肿 B. 肾病性水肿

C. 心性水肿 D. 肝性水肿

E. 肺水肿

9. 判断机体是否出现水肿较敏感的方法是

A. 检查是否出现凹陷性水肿

B. 检查皮肤弹性

C. 每日测体重

D. 肾功能检查

E. 观察尿量

10. 下述哪项关于水肿的叙述不正确

A. 过多的液体在组织间隙或体腔中积聚称为水肿

B. 细胞内液体过多称为积液

C. 体腔内过多液体积聚称为积水

D. 水肿是许多疾病时一种常见的病理过程

E. 水肿不是独立的疾病

四、简答题

1. 简述血管内外液体交换失衡导致水肿的机制。

2. 简述心性水肿的发生机制。

五、情境案例讨论

病历摘要:男性,48岁,既往有中度慢性乙型肝炎史。4个月来自觉全身乏力,食欲缺乏,腹胀,恶心,呕吐,常有鼻出血。近半个月来腹胀加剧而入院。

查体:营养差,面色萎黄,巩膜轻度黄染,面部及上胸部可见蜘蛛痣,腹部胀满,有明显移动性浊音,下肢轻度凹陷性水肿。实验室检查:HBsAg(+),红细胞 3×10^{12}/L,血红蛋白 100g/L,血小板 61×10^{9}/L,血清胆红素 51μmol/L,血钾 3.1mmol/L,血浆白蛋白 25g/L,球蛋白 40g/L。临床诊断:肝炎后肝硬化。

问题:患者为什么腹部胀满,有明显移动性浊音?

(徐雪冬)

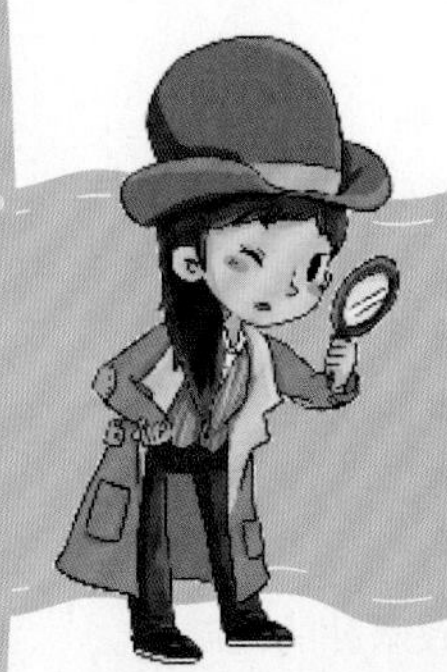

第 11 章 酸碱平衡紊乱

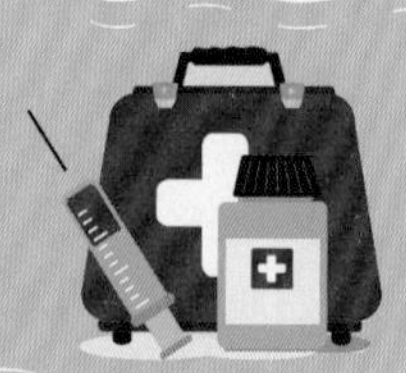

我们每天要摄入酸性或碱性食物，同时机体也源源不断地产生酸性和碱性代谢产物，却没产生不良影响；糖尿病患者为什么会发生酮症酸中毒？休克、心力衰竭的患者为什么会发生代谢性酸中毒？通过本章的学习，你会寻到答案。

第 1 节　酸碱平衡紊乱的概念

正常人体血浆的酸碱度在范围很窄的弱碱性环境变动，用动脉血 pH 表示为 7.35~7.45，平均值为 7.40。机体依靠体内各种缓冲系统及肺和肾的调节作用，维持体液的 pH 相对稳定的过程，称为酸碱平衡。但许多因素可以引起酸碱负荷过度或调节机制障碍导致体液酸碱度稳定性被破坏，称为酸碱平衡紊乱。

酸碱平衡紊乱是临床常见的病理过程，及时发现和正确处理是治疗的关键。

第 2 节　酸碱平衡调节

机体对体液酸碱度的调节主要是通过体液的缓冲，肺、组织细胞和肾对酸碱平衡的调节来维持的。

知识拓展

酸的来源

挥发酸：糖、脂肪、蛋白质在分解代谢过程中，最终产物 CO_2 与水结合生成碳酸，是体内酸性物质的主要来源。碳酸可释放出 H^+ 和 CO_2，后者从肺排出，称为挥发酸。

固定酸：蛋白质分解代谢产生的硫酸、磷酸和尿酸，糖酵解生成的甘油酸、丙酮酸和乳酸，糖氧化过程生成的三羧酸，脂肪代谢产生的乙酰乙酸及 β-羟丁酸等，以及摄入的酸性食物或服用的氯化铵、水杨酸等药物，只能通过肾由尿排出，所以又称非挥发酸。

一、血液的缓冲作用

血液缓冲系统由弱酸及其相对应的弱酸盐组成。血液的缓冲系统主要有碳酸氢盐缓冲系统、磷酸氢盐缓冲系统、血浆蛋白缓冲系统、血红蛋白和氧合血红蛋白缓冲系统。其中最重要的是碳酸氢盐缓冲系统，特点是可以缓冲所有的固定酸，不能缓冲挥发酸；缓冲能力强。全血缓冲系统组成见表 11-1。

表 11-1　全血的 5 种缓冲系统

缓冲酸		缓冲碱
H_2CO_3	$\rightleftharpoons$	$HCO_3^- + H^+$
H_2PO_4	$\rightleftharpoons$	$HPO_4^{2-} + H^+$
HPr	$\rightleftharpoons$	$Pr^- + H^+$
HHb	$\rightleftharpoons$	$Hb^- + H^+$
$HHbO_2$	$\rightleftharpoons$	$HbO_2^- + H^+$

当 H^+ 过多时，反应向左进行，使 H^+ 的浓度不至于发生大幅度的提高，同时缓冲碱的浓度降低；反之亦然。

二、肺在酸碱平衡中的调节作用

通过改变 CO_2 的排出量来调节血浆碳酸（挥发酸）的浓度，以保持 pH 相对恒定。肺的调节效能大，30min 时可达高峰。

三、肾在酸碱平衡中的调节作用

肾主要调节固定酸，通过排酸保碱作用来维持血浆中 HCO_3^-的含量。肾的调节作用比较持久，但是出现较慢。

四、组织细胞在酸碱平衡中的调节作用

组织细胞在酸碱平衡中的调节作用主要是通过离子交换进行的，如 H^+-K^+、H^+-Na^+和 Na^+-K^+交换，以维持电中性。当细胞外液 H^+过多时，H^+弥散进入细胞内，而 K^+从细胞内移出；反之，当细胞外液 H^+过少时，H^+由细胞内移出，所以酸中毒时，往往可伴有高血钾，碱中毒时可伴有低血钾。

考点：酸碱平衡紊乱与钾离子紊乱的关系

第3节 反映血液酸碱平衡的常用指标及其意义

一、pH 和 H^+浓度

pH 和 H^+浓度是酸碱度的指标，正常人动脉血 pH 为 7.35～7.45，平均值为 7.40。凡 pH 低于 7.35 的为失代偿性酸中毒；凡 pH 高于 7.45 的为失代偿性碱中毒。当 pH 在正常范围内时，可以表示酸碱平衡，也可以表示处于代偿性酸、碱中毒阶段，或同时存在程度相近的混合性酸、碱中毒，使 pH 变动相互抵消。

二、动脉血 CO_2分压

动脉血 CO_2分压($PaCO_2$)是指呈物理状态溶解于动脉血浆中的 CO_2分子所产生的张力。

由于 CO_2通过呼吸膜弥散快，动脉血 CO_2分压相当于肺泡气 CO_2分压，因此测定 $PaCO_2$可以了解肺泡通气量的情况，即 $PaCO_2$与肺泡通气量成反比，通气不足时 $PaCO_2$升高，通气过度时，$PaCO_2$降低，所以 $PaCO_2$是反映呼吸性酸碱平衡紊乱的重要指标。

动脉血 CO_2 分压正常值为 33～46mmHg(4.39～6.12kPa)，平均值为 40mmHg(5.32kPa)，它是反映呼吸性酸碱平衡紊乱的重要指标。当 $PaCO_2$<33mmHg(4.39kPa)时，表示肺通气过度，CO_2排出过多，见于呼吸性碱中毒或代偿后的代谢性酸中毒；当 $PaCO_2$>46mmHg(6.12kPa)时，表示肺泡通气不足，体内 CO_2潴留，见于呼吸性酸中毒或代偿后的代谢性碱中毒。

三、标准碳酸氢盐和实际碳酸氢盐

标准碳酸氢盐(standard bicarbonate，SB)是指全血在标准条件下，即 $PaCO_2$为 40mmHg(5.32kPa)、温度 38℃、血氧饱和度 100%的条件下，所测得的血浆 HCO_3^-量。由于标准化后 HCO_3^-不受呼吸因素影响，因此其是判断代谢因素的指标。正常值是 22～27mmol/L，平均 24mmol/L。SB 在代谢性酸中毒时降低，代谢性碱中毒时升高。

实际碳酸氢盐(actual bicarbonate，AB)是指在隔绝空气的条件下，在实际 $PaCO_2$、体温和血氧饱和度条件下所测得的血浆 HCO_3^-浓度。因受代谢因素和呼吸因素两方面的影响，正常人 AB 与 SB 相等。两者数值均低表明有代谢性酸中毒；两者数值均高表明有代谢性碱中毒；AB 与 SB 的差值反映了呼吸因素对酸碱平衡的影响。若 SB 正常，则当 AB>SB 时，表明有 CO_2滞留，可见于呼吸性酸中毒；反之，AB<SB 时，则表明 CO_2排出过多，见于呼吸性碱中毒。

记忆板

口 诀

碳酸氢盐代表碱(SB 与 AB)，碱中毒时，两者增；酸中毒时，两者减。

表 11-2　反映酸碱平衡的常用指标及意义

常用指标	正常值	意义
pH	7.35～7.45	反映溶液的酸碱度
$PaCO_2$	33～46mmHg	反映肺的通气功能
SB	22～27mmol/L	不受呼吸因素影响的代谢指标
AB	22～27mmol/L	受呼吸因素影响的代谢指标
AG	(12±2)mmol/L	诊断代谢性酸中毒及混合型酸碱平衡紊乱

四、阴离子间隙

阴离子间隙(anion gap,AG)是指血浆中未测定的阴离子(undetermined anion,UA)与未测定的阳离子(undetermined cation,UC)的差值,即 AG=UA-UC。AG=12mmol/L,波动范围是(12±2)mmol/L。

AG 可增高也可降低,但增高的意义较大,可帮助区别代谢性酸中毒的类型及诊断混合型酸碱平衡紊乱。反映酸碱平衡的常用指标及意义见表 11-2。

考点:反映酸碱平衡的常用指标及意义

第 4 节　单纯型酸碱平衡紊乱

一、代谢性酸中毒

代谢性酸中毒是指细胞外液 H^+增加和(或)HCO_3^-丢失引起的 pH 下降,以血浆 HCO_3^-原发性减少为特征,是临床上常见的酸碱平衡紊乱类型。

情境案例 11-1

72 岁的张老伯患糖尿病已 17 年,近日由于上呼吸道感染而突然发热、出现不适及昏迷到医院就诊。查体:体温 39℃,血压 95/55mmHg,呼吸 30 次/分。实验室检查:血糖 14mmol/L,β-羟丁酸 10mmol/L,K^+ 5.7mmol/L,pH 7.2,$PaCO_2$ 4.0kPa,AB 10.9mmol/L,SB 11.8mmol/L,尿酮体(+++),尿糖(+++)。辅助检查:心电图提示心脏传导阻滞。

(一) 原因和机制

1. 肾脏排酸保碱功能障碍　常见于肾衰竭时固定酸排出障碍;肾小管性酸中毒及大量使用碳酸酐酶抑制药,导致肾小管泌 H^+和重吸收 HCO_3^-减少,引起 HCO_3^-从尿液中丢失过多。

2. HCO_3^-直接丢失过多　严重腹泻、肠道瘘管或肠道引流及大面积烧伤时大量血浆外渗引起 HCO_3^-的丢失。

3. 代谢功能障碍

(1) 乳酸酸中毒:各种原因引起的缺氧如休克、心力衰竭、严重贫血等使糖酵解过程增强,乳酸生成增多及严重肝脏疾病时对乳酸的利用障碍,都可引起乳酸性酸中毒。

(2) 酮症酸中毒:多见于糖尿病、饥饿和酒精中毒时,由于脂肪分解加速,生成大量酮体(β-羟丁酸、乙酰乙酸等),当超过组织的氧化能力和肾的排出能力时可发生酮症酸中毒。

4. 其他原因　水杨酸中毒或含氯的酸性物质摄入过多,缓冲时消耗 HCO_3^-;高钾血症时,K^+与细胞内的 H^+交换,引起代谢性酸中毒。

情境案例 11-1 诊断分析

①患者有糖尿病史。②诱因:上呼吸道感染。③出现发热、昏迷等症状。④实验室检查:pH 7.2,AB 与 SB 两者均低,提示代谢性酸中毒;$PaCO_2$ 4.0kPa,由呼吸加快(呼吸 30 次/分)过度通气引起。⑤高血糖(血糖 14mmol/L),β-羟丁酸 10mmol/L,尿酮体(+++),尿糖(+++),提示糖尿病酮症。⑥心电图提示传导阻滞,由高血钾(K^+ 5.7mmol/L)引起心律失常。

诊断结论:糖尿病酮症酸中毒;高钾血症。

（二）机体的代偿调节

1. 血液的缓冲作用　血液中过多的 H^+ 被 HCO_3^- 缓冲，消耗大量 HCO_3^-，生成的 H_2CO_3 以 CO_2 的形式由肺排出。

2. 肺的调节　H^+ 浓度增高时刺激外周化学感受器，使呼吸中枢兴奋，引起呼吸加深加快，CO_2 排出增加，血液 H_2CO_3 随之下降。

3. 肾的调节　除肾功能异常引起的代谢性酸中毒外，其他原因引起的代谢性酸中毒通过肾脏排酸保碱能力来发挥代偿，以维持血液 pH 的恒定。

4. 组织细胞的调节　H^+ 通过离子交换方式进入细胞内被缓冲系统缓冲，K^+ 从细胞内移出，可以引起血钾升高。

（三）对机体的影响

1. 心血管系统的改变

（1）心律失常：由血钾升高引起，严重时可发生心室颤动和心搏骤停。

（2）心肌收缩力降低：主要是通过减少心肌细胞 Ca^{2+} 内流、减少肌质网 Ca^{2+} 释放和竞争性抑制 Ca^{2+} 与肌钙蛋白结合，抑制心肌兴奋-收缩耦联，降低心肌收缩力。

（3）血管系统对儿茶酚胺的反应性降低：H^+ 浓度增加时，可降低外周血管对儿茶酚胺的敏感性，使血管扩张，特别是微循环中毛细血管前阻力血管最为明显。血管容量扩大，回心血量减少，血压下降。

考点：代谢性酸中毒的原因与机制

2. 中枢神经系统功能紊乱　中枢神经系统功能紊乱主要表现为抑制，如意识障碍、乏力、反应迟钝、嗜睡或昏迷等。主要是由于抑制性神经递质增多，脑能量供应不足。

二、呼吸性酸中毒

呼吸性酸中毒是指 CO_2 排出障碍或吸入过多引起的 pH 下降，以血浆 H_2CO_3 浓度原发性升高为特征。

情境案例 11-2

75 岁的王老太患肺气肿近 30 年，最近因病情加重而就诊。入院后出现嗜睡、颞部血管充盈，手足水肿。查体：桶状胸，右心大。实验室检查：pH 7.2，$PaCO_2$ 7.4kPa，PaO_2 8.0kPa。

（一）原因

1. CO_2 呼出障碍　CO_2 呼出障碍主要见于各种原因引起的呼吸中枢抑制、呼吸肌麻痹、气道阻塞、胸部病变、严重肺疾病及呼吸机使用不当等。

2. CO_2 吸入过多　CO_2 吸入过多主要见于通风不良的密闭空间、矿井、山洞等，由 CO_2 浓度过高、吸入过多所致。

情境案例 11-2 诊断分析

王老太因长期患有慢性肺气肿，桶状胸等肺气肿体征明显；肺气肿可引起呼气障碍，导致 CO_2 排出受阻，引起 $PaCO_2$ 升高，CO_2 可以扩张血管从而引起颞部血管充盈；嗜睡是中枢功能紊乱表现；右心功能衰竭时静脉回流受阻引起手足水肿。

诊断结论：肺气肿；呼吸性酸中毒；右心功能衰竭。

（二）机体的代偿调节

（1）细胞内外离子交换和细胞内缓冲是急性呼吸性酸中毒的主要代偿方式。

（2）肾的代偿是慢性呼吸性酸中毒的主要代偿方式。

（三）对机体的影响

呼吸性酸中毒对中枢神经及心血管系统的影响比代谢性酸中毒更为明显，严重时可引起颅内高压和脑水肿。当 $PaCO_2$>80mmHg 时，可出现头痛、不安、焦虑，进一步发展可出现震颤、精神错乱、嗜睡甚至昏迷，称为 CO_2 麻醉。

考点：呼吸性酸中毒的原因、血气指标的变化

三、代谢性碱中毒

代谢性碱中毒是指细胞外液 HCO_3^- 增多和(或) H^+ 丢失引起的 pH 升高，以血浆中 HCO_3^- 原发性增多为特征。

情境案例 11-3

68 岁的男性患者，患胃溃疡已 35 余年，最近 1 周出现腹胀、呕吐并进行性加重，呕吐后感腹胀明显缓解，呕吐物为隔餐食，有酸臭味。到医院就诊，查体：血压 115/75mmHg，呼吸 18 次/分。实验室检查：K^+ 3.0mmol/L，Cl^- 90mmol/L，pH 7.55，$PaCO_2$ 6.7kPa，HCO_3^- 48mmol/L。

(一) 原因

1. 胃液丢失过多　这是代谢性碱中毒最常见的原因。剧烈呕吐和胃肠引流等使胃酸丢失过多，肠液中的 HCO_3^- 得不到中和而被大量吸收入血，造成血浆中 HCO_3^- 浓度升高而导致代谢性碱中毒。

2. 碱性物质摄入过多　常见于溃疡病患者或酸中毒治疗过程中碳酸氢钠使用过量，或输入含枸橼酸盐的库存血。

3. H^+ 向细胞内移动　低钾血症时可伴发代谢性碱中毒，同时肾小管上皮细胞内 H^+ 增多，H^+ 排出增多而使尿液呈酸性，称为反常性酸性尿。

4. 盐皮质激素过多　肾上腺皮质增生或肿瘤、细胞外液减少等都可引起醛固酮增多，引起代谢性碱中毒及低钾血症。

5. 低氯血症　胃液大量丢失或使用噻嗪类和呋塞米等利尿药可发生低氯性碱中毒。

情境案例 11-3 诊断分析

患者有胃溃疡史，有腹胀、呕吐，隔餐食吐后缓解的表现，提示幽门梗阻。大量呕吐导致酸性胃液丢失；实验室检查：K^+ 3.0mmol/L，Cl^- 90mmol/L，pH 7.55，$PaCO_2$ 6.7kPa，HCO_3^- 48mmol/L，提示碱中毒。

诊断结论：幽门梗阻；代谢性碱中毒；低钾血症。

(二) 机体的代偿调节

1. 血液的缓冲作用　血浆中 H^+ 浓度降低时，OH^- 浓度升高，OH^- 可被缓冲系统中的弱酸所缓冲。

2. 肺的代偿调节　由于血浆中 H^+ 浓度降低，呼吸中枢受抑制，呼吸变浅变慢，CO_2 排出减少，使血浆 H_2CO_3 浓度上升。

3. 肾的代偿调节　通过抑制肾小管上皮细胞内的碳酸酐酶和谷氨酰胺酶的活性，使肾小管泌 H^+、泌 NH_4^+ 减少，HCO_3^- 的重吸收减少，血浆中 HCO_3^- 有所降低。

4. 细胞内外离子交换　通过 H^+-K^+ 交换引起血钾降低。

(三) 对机体的影响

1. 中枢神经系统功能障碍　患者可以出现烦躁不安、谵妄、精神错乱等中枢神经系统兴奋的表现。

2. 对神经肌肉的影响　患者最常见的症状是面部和肢体肌肉抽动、手足抽搐、腱反射亢进、惊厥等。

3. 低钾血症　碱中毒时，细胞外液 H^+ 浓度降低，细胞内液的 H^+ 外溢，而细胞外液的 K^+ 向细胞内移动，肾小管上皮细胞泌 H^+ 减少，肾排 K^+ 增多，引起低钾血症。除引起神经肌肉症状外，严重时还可引起心律失常。

四、呼吸性碱中毒

呼吸性碱中毒是指肺泡通气过度引起的 $PaCO_2$ 降低，pH 升高，以血浆中 H_2CO_3 浓度原发降低为特征。

情境案例 11-4

卫校护士班某女生在体育长跑测试过程中因精神紧张、劳累，突然倒向身边同学，急送医院就诊，经询问既往有癔病史。入院后体查：体温 36.8℃，呼吸 28 次/分，血压 105/85mmHg。实验室检查：pH 7.50，$PaCO_2$ 3.9kPa，PaO_2 8.6kPa，HCO_3^- 24mmol/L，K^+ 4.0mmol/L，Na^+ 140mmol/L，Cl^- 106mmol/L。

（一）原因

（1）低氧血症和肺疾患：如肺炎、肺水肿等。

（2）中枢神经系统疾病或精神性通气过度：如脑血管意外、脑炎及脑瘤等病变刺激呼吸中枢或癔症引起精神性过度换气。

（3）机体代谢旺盛：见于高热或甲状腺功能亢进患者。

（4）人工呼吸机使用不当：通气量过大引起 CO_2 呼出过多。

（二）机体的代偿调节

（1）细胞内外离子交换和细胞内缓冲是急性呼吸性碱中毒的主要代偿方式。

（2）肾脏代偿调节是慢性呼吸性碱中毒的主要代偿方式。

（三）对机体的影响

呼吸性碱中毒对机体的影响与代谢性碱中毒相似，但更易引起患者眩晕、意识障碍、手足抽搐等症状。4 种单纯型酸碱平衡紊乱的比较见表 11-3。

表 11-3　单纯型酸碱平衡紊乱的比较

项目	原因	血浆 pH	$PaCO_2$	HCO_3^-
代谢性酸中毒	HCO_3^- 减少或 H^+ 增多	正常或↓	↓	↓↓
呼吸性酸中毒	通气不足	正常或↓	↑↑	↑
代谢性碱中毒	HCO_3^- 增多或 H^+ 丢失	正常或↑	↑	↑↑
呼吸性碱中毒	通气过度	正常或↑	↓↓	↓

注：↓表示降低，↑表示升高

情境案例 11-4 诊断分析

患者有癔症史，本次入院并无器质性病变；呼吸 28 次/分，引起过度换气导致 $PaCO_2$ 降低，引起体内碳酸减少；由于代偿调节，血中 K^+、Cl^- 浓度降低。

诊断结论：癔症；呼吸性碱中毒。

第 5 节　混合型酸碱平衡紊乱

混合型酸碱平衡紊乱是指患者体内同时发生 2 种或 2 种以上的单纯型酸碱平衡紊乱，可分为双重型酸碱平衡紊乱和三重型酸碱平衡紊乱（表 11-4）。临床上以呼吸性酸中毒合并代谢性酸中毒最常见。

表 11-4　混合型酸碱平衡紊乱的主要类型

双重型酸碱平衡紊乱	三重型酸碱平衡紊乱
呼吸性酸中毒合并代谢性酸中毒	呼吸性酸中毒合并代谢性酸中毒加代谢性碱中毒
呼吸性酸中毒合并代谢性碱中毒	呼吸性碱中毒合并代谢性酸中毒加代谢性碱中毒
呼吸性碱中毒合并代谢性酸中毒	
呼吸性碱中毒合并代谢性碱中毒	
代谢性酸中毒合并代谢性碱中毒	

记忆板

酸中毒时有高血钾,碱中毒时有低血钾。

AB与SB的差值反映呼吸因素对酸碱平衡的影响。

情境对话

学生: 这一章学起来感觉挺费劲,老师您能帮我把内容梳理一下吗?

老师: 好的,你试着找到与疾病联系的方式去理解记忆,如:

严重呕吐丢失酸性胃液,引起代谢性碱中毒;严重腹泻丢失碱性肠液,引起代谢性酸中毒。

肾衰、尿毒症可引起代谢性酸中毒。

服用碳酸氢钠过量可引起代谢性碱中毒;服用大量阿司匹林可引起代谢性酸中毒;

严重糖尿病患者可引发酮症酸中毒;肺气肿患者可引起呼吸性酸中毒;癔症、呼吸机使用不当、过度换气可引发呼吸性碱中毒;心衰、休克等可引起代谢性酸中毒……

学生: 老师,把疾病与发生的酸碱中毒类型结合起来记忆印象就深多了,我再慢慢理解性多记几遍。谢谢老师……

老师: 这一章内容确实不太好理解和记忆,寻找其规律去记忆就比较容易了。

自测题

一、名词解释

1. 代谢性酸中毒 2. 代谢性碱中毒 3. 呼吸性酸中毒 4. 呼吸性碱中毒

二、填空题

1. 血液中最重要的缓冲系统是________。
2. 人体动脉血正常的pH是________~________,平均为________。

三、单项选择题

1. AB与SB的差值反映
   A. 溶液酸碱度
   B. 代谢性因素对酸碱平衡的影响
   C. 血浆中HCO_3^-的含量
   D. 血浆中H_2CO_3的含量
   E. 呼吸性因素对酸碱平衡的影响
2. 下列哪项不是代谢性酸中毒对心血管的影响
   A. 传导阻滞
   B. 使心肌收缩力增强
   C. 外周阻力血管扩张
   D. 使心肌收缩力下降
   E. 血压下降
3. 下列哪项是代谢性酸中毒的原因
   A. 大量服用阿司匹林 B. 呼吸中枢抑制
   C. 呼吸中枢麻痹 D. 呼吸道阻塞
   E. 肺部疾病
4. 下列哪项是呼吸性酸中毒的原因
   A. 精神性通气过度 B. 高热 C. 甲亢
   D. 脑血管意外 E. 肺气肿
5. 碱中毒时手足抽搐和下列哪种离子有关
   A. K^+ B. Cl^- C. Ca^{2+}
   D. Na^+ E. Mg^{2+}

四、简答题

1. 机体动脉血pH在正常范围内的意义是什么?
2. 酸碱平衡紊乱与钾离子紊乱有什么关系?

五、情境案例讨论

病历摘要:24岁女患者,孕8周,最近早孕反应逐渐加重,恶心、呕吐频繁而剧烈,不能进食。入院检查:B超示宫内早孕;尿酮体(+++)。诊断为妊娠剧吐。住院治疗2天,明显好转。

问题:

1. 该孕妇可能存在的酸碱平衡紊乱类型及离子紊乱类型。
2. 试分析上述酸碱平衡紊乱及离子紊乱的原因。

(张丽华)

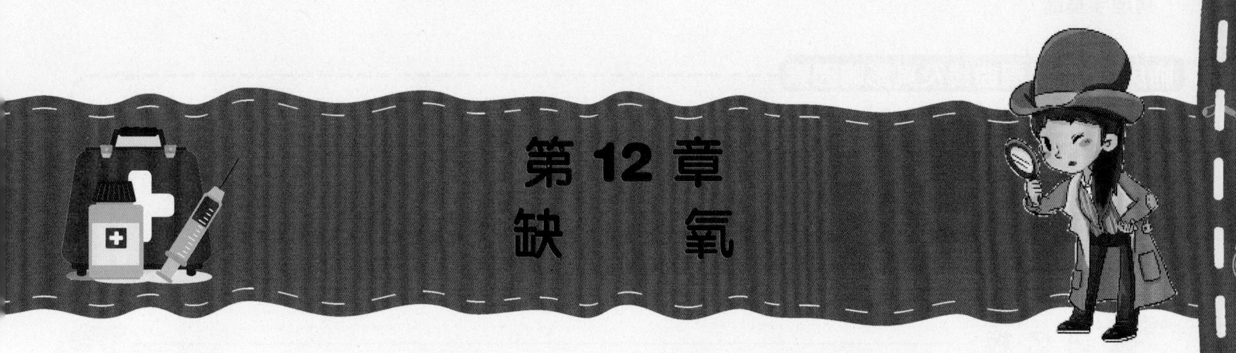

第12章 缺 氧

初到高原的人往往会出现呼吸困难、胸闷、气短的现象；慢性支气管炎患者出现咳嗽、咳痰、呼吸困难和口唇发紫；严重 CO 中毒可以使人死亡。以上这些情况是怎么引起的？你会在以下所学知识中找到答案。

第1节 缺氧的概念

缺氧(hypoxia)指组织供氧不足或利用氧障碍，从而引起机体组织细胞发生功能、代谢以致形态结构发生异常变化的病理过程。

氧是维持生命活动的必需物质，正常成年人在静息状态下，每分钟耗氧量大约为250ml，而人体氧的储量仅为1.5L，一旦呼吸、心脏停搏，机体在数分钟内就可死于缺氧。缺氧不是一种独立的疾病，而是很多疾病中常见的病理过程，也是临床上常见的死亡原因之一。缺氧在临床上常见，在高原、高空、坑道等特殊环境中也会发生。

氧的供给和利用是一个复杂的过程，包括外呼吸、气体运输和内呼吸几个环节。临床上通过血氧指标检测来判断组织的氧供给和利用，并且根据血氧指标变化情况，分析缺氧的发生原因和判断缺氧的类型。

第2节 常用的血氧指标和意义

(1) 血氧分压(PO_2)是指以物理状态溶解在血液中的氧所产生的张力。正常动脉血氧分压(PaO_2)约为13.3kPa(100mmHg)，主要取决于吸入气体的氧分压和外呼吸功能。正常静脉血氧分压(PvO_2)约为5.32kPa(40mmHg)，主要反映组织细胞摄取和利用氧的能力。

(2) 血氧容量(CO_2max)是指100ml血液中血红蛋白所能结合的最大氧量。正常值约为200ml/L，血氧容量取决于血红蛋白的质和量，反映血液携带氧的能力。

(3) 血氧含量(CO_2)是指100ml血液中实际含有的氧量。正常动脉血氧含量(CaO_2)约为190ml/L，静脉血氧含量(CvO_2)约为140ml/L，血氧含量取决于血氧分压和血氧容量。

(4) 动-静脉血氧含量差是动脉血氧含量与静脉血氧含量的差值，正常值约为50ml/L，反映组织的摄氧量或组织对氧的消耗量，组织细胞摄氧越多，动-静脉血氧含量差越大。

(5) 血氧饱和度(SO_2)是指血红蛋白的氧饱和度，是血液中氧合血红蛋白占总血红蛋白的百分数。动脉血氧饱和度(SaO_2)正常约为95%，静脉血氧饱和度(SvO_2)约为75%，主要取决于血氧分压。血氧饱和度和血氧分压之间的关系用氧离曲线表示(图12-1)。

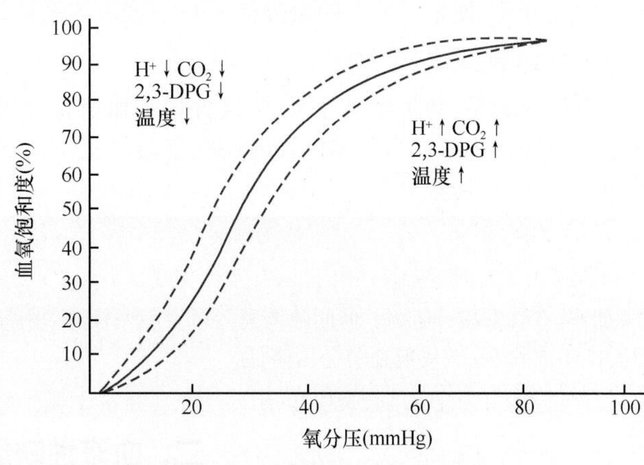

图12-1 氧离曲线及其影响因素

临床链接:氧离曲线及其影响因素

以氧分压(PO_2)值为横坐标,相应的血氧饱和度为纵坐标,表示血氧饱和度和血氧分压之间的关系的曲线,称为氧解离曲线(oxygen dissociation curve),或简称氧离曲线。氧离曲线是表示氧分压与血氧饱和度关系的曲线,呈S形。当血液温度升高、pH降低、PCO_2升高或红细胞内2,3-二磷酸甘油酸(2,3-DPG)含量增高时,均可以导致血红蛋白和氧的结合力降低,氧离曲线右移,使血液释放更多的氧供组织利用;反之,血红蛋白和氧的亲和力增高,氧离曲线左移,血液释放的氧减少,从而引起组织缺氧。

记忆板

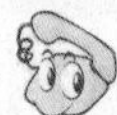

常用的血氧指标主要有:①血氧分压;②血氧容量;③血氧含量;④动-静脉血氧含量差;⑤血氧饱和度。

第3节　缺氧的类型、原因及血氧变化的特点

空气中的氧通过外呼吸进入血液,与血红蛋白结合并由血液运输到全身各处组织,最后被组织细胞摄取和利用。其中任何一个环节发生障碍,都可以引起缺氧。根据缺氧的原因和血氧变化特点,将缺氧分为以下4种类型。

一、乏氧性缺氧

由于动脉血氧分压降低,血氧含量减少,以致组织供氧不足,又称低张性缺氧。

情境案例 12-1

一位65岁女性患者因发热、咳嗽、咳脓性痰伴喘息3天就诊。经询问获悉患者反复咳嗽、咳痰已15年,3天前因气温下降着凉,上述症状加重并发热。查体:口唇发绀,体温39℃,脉搏118次/分,呼吸26次/分。胸廓呈桶状,肋间隙增宽,双肺呼吸音粗并可闻及痰鸣音。实验室检查:动脉血气分析结果为pH 7.12,PaO_2 5.6kPa,$PaCO_2$ 10.6kPa。

(一) 原因

1. 吸入气体中氧分压降低　多发生于海拔3000m以上的高山、高原或高空,也可见于通风不良的坑道或矿井。

2. 外呼吸功能障碍　慢性阻塞性肺气肿、肺炎等呼吸系统疾病引起的肺通气不足或换气障碍,使静脉血不能充分氧合导致的氧分压降低。

3. 静脉血分流入动脉　多见于先天性心脏病,如室间隔缺损伴肺动脉狭窄,右心压力增高,出现血液右向左分流,使未经氧合的血分流入左心进入体循环,导致动脉血氧分压降低。

(二) 血氧变化特点

乏氧性缺氧时,动脉血氧分压、血氧含量和血氧饱和度均降低,但血氧容量正常,动-静脉血氧含量差减少或接近正常。当毛细血管内还原型血红蛋白达50g/L以上时,可使皮肤、黏膜呈青紫色,称为发绀。

情境案例 12-1 诊断分析

①患者反复咳嗽、咳痰15年提示有慢性支气管炎病史;②诱因——受凉感染加重支气管的阻塞;③患者呼吸加快、口唇发绀,桶状胸、肋间隙增宽等符合阻塞性肺气肿、缺氧表现;④实验室检查:血气分析结果为pH 7.12,PaO_2 5.6kPa,为动脉血氧分压降低。

诊断结论:由慢性支气管炎引起,阻塞性肺气肿导致肺泡气氧分压降低,引起乏氧性缺氧。

二、血液性缺氧

由于血红蛋白的量减少或血红蛋白性质改变,血液携带氧的能力降低而引起的缺氧。此类型的

缺氧因动脉血氧分压正常，故又称等张性缺氧。

情境案例 12-2

男性患者，42岁，菜农。清晨4时在蔬菜温室为火炉添煤后，突然昏倒在地。2h后被发现送入医院。体温37.5℃，呼吸20次/分，脉搏110次/分，血压100/70mmHg。患者神志不清，口唇呈樱桃红色，其他无异常发现。实验室检查：PaO_2 94.5mmHg，血氧容量10.8ml/dl，动脉血氧饱和度95%，HbCO 30%。入院后立即吸氧，不久渐醒，经治疗病情好转。

（一）原因

1. 血红蛋白量减少 见于各种原因引起的严重贫血，血红蛋白数量减少，导致血液携带氧的能力降低而引起缺氧。

2. 血红蛋白性质改变

（1）一氧化碳中毒：一氧化碳（CO）与血红蛋白结合形成碳氧血红蛋白，失去携带氧的能力，引起缺氧。一氧化碳（CO）与血红蛋白结合的亲和力是氧的210倍。当空气中含有0.5% CO时，血中HbCO仅在20~30min就可高达70%，从而使大量Hb失去携氧能力；CO还能抑制红细胞内糖酵解，使2,3-DPG生成减少，氧解离曲线左移，HbO_2不易释放出结合的氧。HbCO失去携带O_2和妨碍O_2的解离，从而造成组织严重缺氧。

（2）高铁血红蛋白血症：血红蛋白中的二价铁在氧化剂的作用下可以被氧化成三价铁，形成高铁血红蛋白而失去携带氧的能力，导致组织缺氧。若大量食用含较多硝酸盐的腌菜或不新鲜蔬菜，经肠道细菌作用还原成亚硝酸盐，可使大量血红蛋白氧化成高铁血红蛋白，患者皮肤、黏膜呈咖啡色。这种因进食引起血红蛋白氧化形成的高铁血红蛋白血症称为肠源性发绀。

（二）血氧变化特点

血液性缺氧时，因吸入气体中氧分压和外呼吸功能正常，故动脉血氧分压、血氧饱和度正常，但血氧容量、血氧含量降低，动-静脉血氧含量差低于正常。

血液性缺氧的患者可无发绀，严重贫血的患者面色苍白；一氧化碳中毒的患者皮肤和黏膜呈樱桃红色；高铁血红蛋白患者皮肤和黏膜呈咖啡色或青石板色。

情境案例 12-2 诊断分析

①患者清晨在蔬菜温室为火炉添煤时，突然昏倒，神志不清，口唇呈樱桃红色，血压低。②实验室检查：血氧容量降低，HbCO 30%。

诊断结论：蔬菜温室形成不透风的密闭空间，因火炉设施简陋等，致一氧化碳气体在温室内浓度过高，患者属一氧化碳中毒——血液性缺氧。

三、循环性缺氧

由于循环功能障碍，组织血流量减少或血流速度变慢导致的组织供氧不足。

（一）原因

1. 组织缺血 见于休克和心力衰竭。患者因心排血量减少可造成全身组织供血不足。组织缺血也可见于动脉血栓形成、动脉炎或动脉粥样硬化造成的动脉狭窄或阻塞，可引起局部器官和组织缺血性缺氧。

2. 组织淤血 见于心力衰竭。心力衰竭可造成心房压升高，大静脉回流受阻。组织淤血也可见于静脉栓塞或静脉炎等引起的某支静脉回流障碍，造成局部组织淤血性缺氧。

（二）血氧变化特点

动脉血氧分压、氧容量、氧含量、氧饱和度均正常。由于循环障碍血流缓慢，血液流经毛细血管时间延长，组织细胞摄取和利用的氧增多，造成静脉血氧含量下降，故动-静脉血氧含量差增大。由于血液淤滞，毛细血管内脱氧血红蛋白的浓度可大于50g/L，患者皮肤和黏膜出现发绀。

四、组织性缺氧

在供氧正常的情况下，组织、细胞利用氧发生障碍而引起的缺氧，称为组织性缺氧。

（一）原因

1. 组织中毒　某些毒物如氰化物、硫化物、砷化物、磷、甲醇等和某些药物（如巴比妥）使用过量，可引起组织性缺氧，其中最典型的是氰化物中毒。

2. 线粒体损伤　细菌毒素、严重缺氧、高压氧和大剂量放射线照射等均可抑制线粒体呼吸功能或造成线粒体结构损伤，引起组织、细胞生物氧化障碍而致缺氧。

3. 维生素缺乏　维生素B及维生素PP严重缺乏，可抑制组织细胞生物氧化，引起氧利用障碍。

考点：缺氧类型、原因，血氧指标的变化

（二）血氧指标的变化

动脉血氧分压、血氧容量、动脉血氧含量、血氧饱和度均正常。因组织不能利用氧而使静脉血氧含量高，故动-静脉血氧含量差减小。

由于组织利用氧障碍，毛细血管中氧合血红蛋白增多，患者皮肤和黏膜常呈鲜红色或玫瑰红色。

缺氧虽然按原因及血氧变化的特点分为上述4型，但在临床上所见的缺氧常为混合型缺氧。因此，对具体患者要做全面具体的分析。现将各型缺氧的特点总结在表12-1中。

表12-1　各型缺氧的血氧变化特点

类型	动脉血氧分压	动脉血氧容量	动脉血氧含量	动脉血氧饱和度	动-静脉血氧含量差	皮肤黏膜
乏氧性缺氧	↓	N或↑	↓	↓	↓	发绀
血液性缺氧	N	↓	↓	N	↓	樱桃红、棕褐色
循环性缺氧	N	N	N	N	↑	可发绀
组织性缺氧	N	N	N	N	↓	玫瑰红

注：↓下降，↑上升，N正常

记忆板

根据缺氧原因和血氧变化特点将缺氧分为：①乏氧性缺氧；②血液性缺氧；③循环性缺氧；④组织性缺氧。

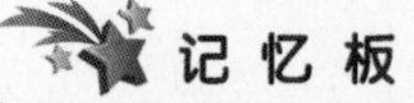

发绀又称紫绀，当毛细血管内脱氧血红蛋白达50g/L以上时，可使皮肤、黏膜呈青紫色，称为发绀。发绀可以提示缺氧，但缺氧未必都发绀；发绀也未必都缺氧。例如，重度贫血患者，血红蛋白降至50g/L以下，出现严重缺氧，但不会出现发绀。红细胞增多症患者，血中脱氧血红蛋白超过50g/L，出现发绀，但可无缺氧症状。

第4节　缺氧时机体代谢和功能的变化

缺氧对机体的影响主要表现在机体对缺氧的代偿反应和缺氧引起的功能障碍。轻度缺氧主要引起机体代偿性反应，而重度缺氧可造成细胞的功能和代谢障碍，甚至结构破坏。急性缺氧时，机体来不及代偿，以损伤为主；慢性缺氧时机体的代偿反应和缺氧的损伤作用同时存在。不同类型缺氧所引

起的变化不尽相同。现以乏氧性缺氧为例,介绍缺氧时机体的代谢和功能变化。

一、组织细胞和代谢的变化

慢性缺氧时组织细胞可通过增强对氧的储存和利用,增加无氧酵解过程等代谢变化发挥代偿作用。表现为细胞内线粒体数目和膜的表面积增加,氧化还原酶活性增强,组织利用氧的能力增强;肌红蛋白增多,增加机体对氧的储存作用;缺氧时,糖酵解增强,在一定程度上补充了机体能量的不足,但同时可导致代谢性酸中毒,使细胞受到损伤。

二、呼吸系统的变化

动脉血氧分压降低到60mmHg以下时,可刺激颈动脉体和主动脉体的化学感受器,反射性地引起呼吸加深加快,肺通气量增加,又可使胸腔负压加大,促进静脉血回流,增加肺血流量,有利于氧的摄取和运输。严重缺氧时,可以使呼吸中枢受抑制甚至发生呼吸衰竭。

三、循环系统的变化

由于PaO_2降低引起交感神经兴奋、儿茶酚胺释放增多,造成心率加快,心肌收缩力增加,心排血量增多。急性缺氧时,皮肤、腹腔内脏因交感神经兴奋,缩血管作用占优势,使血管收缩;而脑血管收缩不明显,冠状动脉血管血流增加。缺氧时所致交感神经兴奋性还可作用于肺血管的α_1受体引起肺血管收缩反应。

四、血液系统的变化

1. 红细胞增多　急性缺氧时,由于交感-肾上腺髓质系统兴奋,产生大量缩血管物质,肝、脾等储血器官的血管收缩,大量血液进入血液循环,使血液中红细胞增多,增加了血液携带氧的能力;慢性缺氧时,肾脏产生大量促红细胞生成素,使骨髓生成红细胞增多,提高了动脉血氧含量,对增加组织供氧具有代偿意义。

2. 血红蛋白与氧亲和力降低(氧离曲线右移)　缺氧时,红细胞内2,3-二磷酸甘油酸(2,3-DPG)增加,导致氧离曲线右移,使血红蛋白与氧的亲和力降低,有利于血液流经组织时血红蛋白释放氧供组织利用。

五、中枢神经系统的变化

正常脑的质量占体重的2%~3%,而脑的血流量约占心排血量的15%,耗氧量占全身总耗氧量的23%,但脑内氧的储存量却很少,对缺氧的耐受性差。急性缺氧可引起头痛、记忆力下降、运动不协调;慢性缺氧出现易疲劳、嗜睡、注意力不集中等;严重缺氧可引起烦躁惊厥、昏迷甚至死亡。

第5节　氧疗和氧中毒

一、氧　疗

氧疗指各类缺氧的治疗,除了消除引起缺氧的原因外,均可给予吸氧治疗。吸入高浓度氧使血浆中溶解氧量增加能改善组织的供氧。

氧疗对各种类型的缺氧都有一定的疗效,但不同类型的缺氧,氧疗的效果各不相同。对于吸入气体氧分压过低或外呼吸功能障碍引起的乏氧性缺氧效果最好,主要是通过提高肺泡内气体的氧分压和动脉血氧分压,增加了组织的供氧量。血液性缺氧和循环性缺氧患者动脉血氧分压和氧饱和度均正常,此时氧疗的作用主要是通过提高动脉血氧分压、增加血液中溶解的氧量,改善对组织的供氧。CO中毒的患者,吸入高浓度氧后,氧可与CO竞争性地与血红蛋白结合,从而加速碳氧血红蛋白的解离和排出,疗效明显。

临床链接:氧疗在临床的应用

1. 高压氧可提高血氧张力、增加血氧含量,使组织内氧含量和储氧量相应增加,可治疗因缺氧所导致的一系列疾病如一氧化碳中毒、急性脑缺氧等。
2. 高压氧对血管有收缩作用,可减少血管渗出,改善各种水肿,如脑水肿、肺水肿、肢体肿胀、创面渗出等。
3. 高压氧可促使侧支循环的建立,使断肢再植术后及植皮术后伤口更快地建立侧支循环,改善微循环。
4. 高压氧对厌氧菌的生长繁殖有明显的抑制作用,对气性坏疽等厌氧菌感染性疾病有良好疗效。
5. 高压氧对进入体内的气泡有压缩作用,对减压病、气栓症等有特殊效果。
6. 高压氧可与放疗和化疗起协同作用,增强放疗和化疗对恶性肿瘤的疗效。

二、氧中毒

氧是生命活动中不可缺少的物质,但长时间吸入高浓度或分压过高(超过0.5个标准大气压)的氧,可出现氧的损伤效应,称为氧中毒。中枢神经系统中毒症状主要表现为视觉和听觉障碍、恶心、眩晕、抽搐、晕厥等神经症状,严重者可发生昏迷、死亡。肺部主要病理变化为肺充血、水肿、出血、肺泡透明膜形成,患者出现咳嗽、呼吸困难等临床表现。

氧中毒是可以预防的医源性疾病,因此,在临床上给缺氧患者进行氧疗时,要掌握缺氧的类型,控制吸氧的浓度、时间及流量等,严防氧中毒的发生。

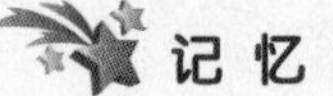

记忆板

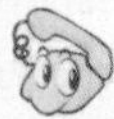

1. 乏氧性缺氧因动脉血氧分压降低,患者皮肤和黏膜呈青紫色,可出现发绀。
2. 血液性缺氧因血氧容量降低,患者不出现发绀。
3. 循环性缺氧时,动-静脉血氧含量差增大,可出现发绀。
4. 组织性缺氧时,动-静脉血氧含量差小于正常,患者皮肤、黏膜呈玫瑰红色。

情境对话

学生:老师,我们家邻居爷爷是一位“老慢支”患者,走路气喘吁吁,老是咳嗽,还有口唇和脸发青,是不是因缺氧造成的啊?

老师:是的,这是慢性支气管炎导致的乏氧性缺氧。

学生:那引起缺氧的原因是什么呢?

老师:慢性支气管炎时,因支气管壁有炎症、水肿等使支气管壁增厚,再加上痰形成的黏液栓,使气体通过阻塞,肺泡内氧分压降低,而引起缺氧。

学生:哦,明白了,那这位爷爷在日常生活上要注意哪些呢?

老师:应该注意以下方面:①如有吸烟的话,最好戒烟;②注意防寒保暖,要注意预防感冒,居室保持空气流通新鲜;③要适当地锻炼身体,运动量要根据自己的身体情况而定;④有规律作息和饮食,需少食肥腻之物,多进清淡之食——易消化、富含维生素的食物。

学生:太有收获了,了解这些后,我好去给老爷爷解释,帮他缓解症状,谢谢老师。

自测题

一、名词解释

1. 缺氧　2. 发绀　3. 肠源性发绀

二、填空题

1. 常用的血氧指标有________、________、________、________、________。
2. 缺氧的类型主要有________、________、________、________。
3. 因进食引起血红蛋白氧化形成的高铁血红蛋白血症称为________。
4. 当毛细血管内脱氧血红蛋白大于________g/L时,患者皮肤、黏膜呈现青紫色,称为发绀。

三、单项选择题

1. 关于缺氧的叙述,正确的是
   A. 空气中氧气少
   B. 氧的供应不足和利用障碍
   C. 大气压低

D. 呼吸不通畅
E. 缺乏氧化酶

2. 下列哪种情形引起的缺氧是血液性缺氧
A. 贫血　B. 高原或高空
C. 通风不好的矿井　D. 氰化物中毒
E. 心肌梗死

3. 影响动脉血氧分压高低的主要因素是
A. 血红蛋白的含量
B. 组织供血
C. 血红蛋白与氧的亲和力
D. 肺呼吸功能
E. 线粒体氧化磷酸化酶活性

4. 影响动脉血氧含量的主要因素是
A. 细胞摄氧的能力
B. 血红蛋白含量
C. 动脉血 CO_2分压
D. 动脉血氧分压
E. 红细胞内 2,3-DPG 含量

5. 高铁血红蛋白血症的形成和哪种物质有关
A. 亚硝酸盐　B. 氰化物
C. 碳氧血红蛋白　D. 氧化酶减少
E. 血红蛋白

6. 休克和心力衰竭时出现的缺氧属于哪个类型
A. 乏氧性缺氧　B. 组织性缺氧
C. 循环性缺氧　D. 血液性缺氧
E. 等张性缺氧

7. 氰化物中毒引起组织性缺氧的机制是
A. 使呼吸链中断　B. 氧化酶合成减少
C. 线粒体受伤　D. 形成碳氧血红蛋白
E. 形成高铁血红蛋白

8. 下列哪项是组织中毒性缺氧时皮肤黏膜的特点
A. 玫瑰红色　B. 樱桃红色
C. 青紫色　D. 苍白
E. 咖啡色

9. 下列哪种缺氧是血红蛋白携带氧减少造成的
A. 乏氧性缺氧　B. 血液性缺氧
C. 循环性缺氧　D. 组织性缺氧
E. 低动力性缺氧

10. 患者,男,45 岁,从上海到西藏 4500m 高原地区工作,第 3 天突然出现头痛、咳嗽、咳血性泡沫痰、呼吸困难、发绀,肺部可听见湿啰音,神志不清,诊断为高原肺水肿。其发病机制主要是
A. 吸入气氧分压降低
B. 肺血管扩张
C. 肺小动脉不均一性收缩
D. 外周化学感受器受抑制
E. 肺循环血量增加

四、简答题

1. 各型缺氧患者的皮肤、黏膜各有什么特点?
2. 一氧化碳中毒可以引起哪种类型的缺氧?发生机制是什么?
3. 缺氧和发绀有什么关系?

五、情境案例分析

病历摘要:患者,男性,38 岁。近期感觉心慌、咯血,出现下肢水肿 1 周。患者有风湿性心脏病史已 10 年,入院前 1 周患感冒,近 2 天感心慌、憋气。体检:入院时呈急性病容,口唇、肢体末梢发绀,体温 38℃,呼吸 45 次/分,不能平卧,下肢凹陷性水肿,两肺可闻及湿啰音,心界扩大。

问题:该患者属什么缺氧类型?为什么?

(买买提·米音)

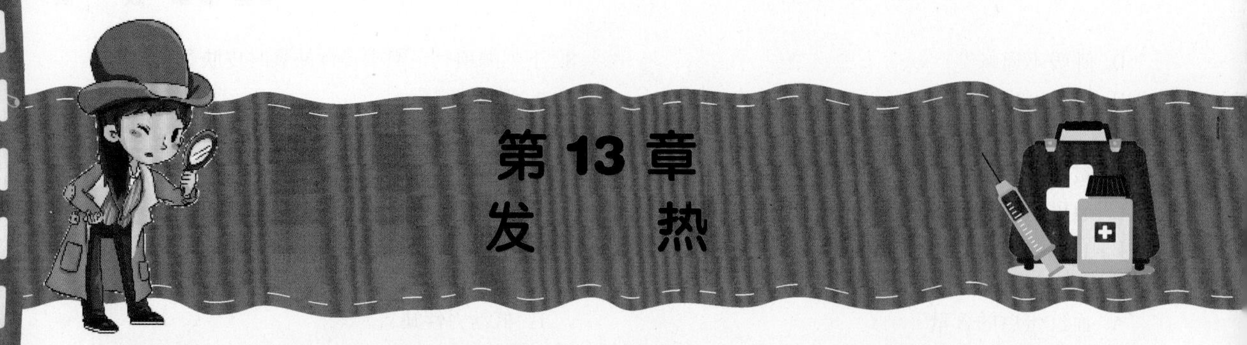

第13章 发 热

许多疾病都可以出现发热,发热是机体的一种防御反应,也往往是一些疾病的信号,因此,发热的程度与表现也不一样,那么发热是如何发生的?有什么特点?对机体有哪些影响?通过下面的学习,会有进一步了解。

第1节 发热的概念

情境案例 13-1

女性患者,25岁。3天前午后出现畏寒、寒战,进而出现发热,头痛、口渴,体温达39.9℃,持续数小时后体温下降,发汗明显,每日发作一次,伴食欲减退,腹胀、尿少、消瘦。

发热(fever)是指机体在致热原作用下,体温调节中枢的调定点上移而引起的调节性体温升高(超过正常值0.5℃)。

过热是由于体温调节障碍、散热障碍或者产热器官功能异常等引起的非调节性体温升高。

发热和过热都是病理性体温升高。但是,正常人在某些生理情况下如剧烈运动、女性排卵期、妊娠期、心理性应激等也可出现体温升高,称为生理性体温升高,不对机体产生危害,无需治疗。发热与过热的主要区别见表13-1。

表13-1 发热与过热的主要区别

项目	发热	过热
体温	调节性升高	被动性升高
体温调节能力	正常	障碍
调定点水平	上移	正常
体温与调定点的关系	相适应	体温高于调定点水平
产热与散热	正常	异常

考点: 发热、过热的概念

第2节 发热的原因和发生机制

一、发热的原因

通常把能引起人和实验动物发热的物质,称为致热原。致热原包括发热激活物和内生致热原。

(一) 发热激活物

凡能刺激机体产生内生致热原的物质都称为发热激活物(pyrogenic activator),包括外致热原和某些体内产物。

1. 外致热原 外致热原是指来源于体外的致热物质,主要包括细菌、病毒、真菌、立克次体、螺旋体、疟原虫等病原体。由病原体引起的发热称为感染性发热,其中细菌感染是发热最常见的原因。其中革兰阴性细菌的内毒素是最常见的外致热原。这种毒素耐热性高,一般方法难以清除,是血液制品和输液过程中的主要污染物。

2. 体内产物 体内产物是指机体产生的致热物质,主要包括抗原抗体复合物、炎症产物等。上述物质与其他非生物性病原体引起的发热,称为非感染性发热。

发热激活物由于相对分子质量大,难以通过血-脑脊液屏障,不能直接作用于体温调节中枢引起发热,主要作用是促进内生性致热原的产生和释放。

(二) 内生致热原

内生致热原(endogenous pyrogen,EP)是指在发热激活物作用下,由机体产内生致热原细胞合成、释放的致热性细胞因子。

内生致热原相对分子质量小,可以通过血-脑脊液屏障直接作用于体温调节中枢,引起中枢发热介质的释放,继而引起调定点的上移,通过调温效应器的反应引起发热。

二、发热的发生机制

发热的机制目前认为包括3个基本环节(图13-1)。①信息传递:发热激活物激活产致热原细胞,使其产生和释放内生致热原,并经血液循环到达下丘脑体温调节中枢。②中枢调节:内生致热原到达体温调节中枢后,通过改变中枢发热介质(正调节介质和负调节介质)的数量,使调定点上移。③调温效应器反应:由于调定点的上移,体温调节中枢发出冲动,引起调温效应器的反应。一方面通过运动神经使骨骼肌收缩,产热增加;另一方面通过交感神经使皮肤血管收缩,散热减少。由于机体产热大于散热,体温逐渐升高,最终达到新调定点水平。

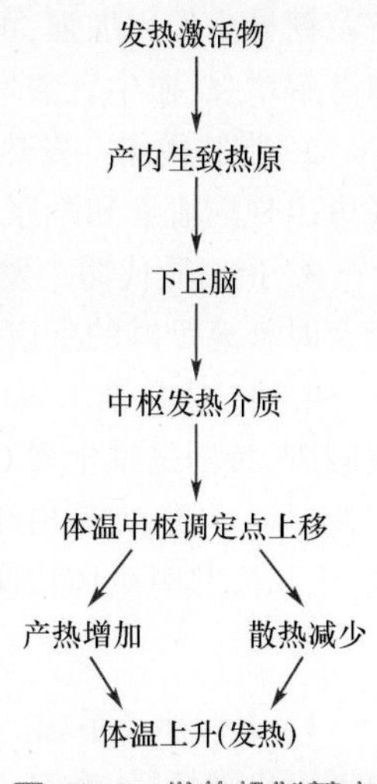

图13-1 发热机制基本环节示意图

考点:发热各期的特点

第3节 发热的分期

发热的临床经过,按体温变化一般可分为3期。

1. 体温上升期 体温上升期是发热的开始阶段,体温调定点上移,产热大于散热,体温不断上升。患者常有皮肤苍白(血管收缩,皮肤血流量减少)、畏寒(皮肤血管收缩,温度下降,刺激冷感受器)、寒战(运动神经兴奋引起骨骼肌紧张度升高)、起"鸡皮疙瘩"(竖毛肌收缩引起)等症状。

2. 高温持续期 此期寒战消失并出现散热反应,产热与散热在高水平上保持相对平衡,皮肤血管由收缩转为扩张,皮温升高,故患者出现皮肤潮红,由于高热水分经皮肤蒸发较多,出现皮肤口唇干燥。

3. 体温下降期 此期散热过程增强,产热过程抑制,患者出现明显出汗反应,可散发大量热量,致体温下降。

临床链接:物理降温法

1. 冷湿敷法 用温水浸湿毛巾或纱布,敷于患者前额、后颈部、双侧腹股沟、双侧腋下及膝关节后,每3~5min换1次。

2. 乙醇擦浴 用30%~50%乙醇溶液重点擦抹上述湿敷部位及四肢皮肤。

3. 冷盐水灌肠 婴幼儿用20℃左右冷盐水150~300ml,儿童用300~500ml进行灌肠。

4. 温水浴 适宜四肢循环不好的患者,水温保持在37~38℃,用大毛巾浸湿后包裹或让患者置于温水中15~20min,或根据体温情况延长时间,完后擦干全身。

采用以上方法降温,应每隔20~30min测量体温,同时注意呼吸、脉搏及皮肤颜色的变化。

第4节 机体代谢和功能变化

一、机体的代谢变化

体温升高时物质代谢加快,一般体温升高1℃,基础代谢率约升高13%。

1. 糖代谢 发热时由于产热的需要,能量的消耗增加,因而对糖的需要增加,肝糖原和肌糖原分解及糖异生作用加强，可引起血糖增高，甚至出现糖尿，由于糖的代谢增强，氧的供应相对不足，使无氧酵解增强，血中乳酸增加，患者可出现肌肉酸痛。

2. 脂肪代谢　发热时由于机体糖原储备减少，糖类摄入不足，使大量脂肪分解并且氧化不全，患者可出现酮血症和酮尿。由于体内脂肪消耗过多，患者日渐消瘦。

3. 蛋白质代谢　发热时蛋白质分解加强，血浆蛋白减少并出现氮质血症，尿氮增加。此时如未能及时补充足够的蛋白质，则机体呈负氮平衡状态，患者抵抗力下降，组织修复能力减弱。

4. 水、盐及维生素代谢　发热时患者食欲减退和消化液分泌减少，可导致维生素摄取不足和吸收减少，特别是维生素C和B族维生素的缺乏。持续高热使患者尿量明显减少，可引起体内水、钠、氯潴留。退热期，大量出汗及尿量增加可导致脱水。发热时组织分解代谢增强，可引起血钾及尿钾均增高，由于发热时机体代谢紊乱，可出现代谢性酸中毒。

二、机体的功能改变

1. 中枢神经系统　发热初期，中枢神经系统兴奋性升高，患者常感不适、头痛、头昏、嗜睡，有的患者可出现烦躁、谵妄、幻觉等。小儿易引起抽搐，即高热惊厥，多发生于6个月至4岁幼儿，与幼儿大脑皮质尚未发育成熟有关。

2. 循环系统　体温每上升1℃，心率增加10~20次/分，心率加快可提高心排血量，但舒张期缩短及心肌耗氧量增加，容易诱发心力衰竭。寒战期间，心率加快和外周血管收缩，可使血压轻度升高。高温持续期和体温下降期，外周血管舒张，血压可轻度下降。少数患者可因大量出汗而致脱水，严重者发生失液性休克。

3. 呼吸系统　发热时呼吸加快加深，与体温升高、CO_2生成增多、耗氧量增加等因素对呼吸中枢的刺激有关。呼吸加快，潮气量增大，可增加肺泡通气量，有利于摄入氧，排除CO_2和热量散发。

4. 消化系统　发热时，交感神经兴奋，消化液分泌减少和胃肠蠕动减慢，患者常出现食欲减退、恶心、呕吐，口腔黏膜干燥、腹胀、便秘等消化系统功能异常。

5. 泌尿系统　发热时患者尿量常减少，尿密度增高。持续发热，肾小管上皮细胞可发生细胞水肿，尿中出现蛋白质和管型。体温下降期尿量和尿密度逐渐恢复正常。

考点：发热时机体代谢及功能变化

情境案例13-1诊断分析

患者间歇性高热导致：皮肤血管收缩，温度下降出现畏寒；运动神经兴奋引起骨骼肌紧张度升高导致寒战；头痛、口渴为中枢神经系统兴奋性升高和大量出汗出现脱水的表现。

患者机体功能改变表现在：食欲减退，腹胀、尿少，则表明已引起消化系统和泌尿系统的功能改变；消瘦则由糖类摄入不足，大量脂肪分解所致。

三、发热的生物学意义

发热是多种疾病中伴发的重要病理过程，一定程度的发热可以唤起各种防御反应，但过高过久的发热，对机体不利，甚至引起组织细胞的形态改变。临床上治疗发热患者，首先是去除病因，对一些原因不明的发热，不能急于解热，以免掩盖病情，延误原发病的诊断和治疗。

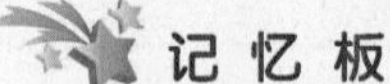

发热分3期：体温上升期、高温持续期、体温下降期。

体温每升高1℃，基础代谢率约升高13%，心率增加10~20次/分。细菌感染是发热最常见的原因。

情境对话

学生：老师，我实习后才发现，每天给患者量体温是必不可少的工作。

老师：是的。体温是重要的生命体征，而发热是疾病的重要信号，很多发热都和感染有关系，尤其是细菌感染引起的发热最多见。

学生：心肌梗死的患者、脑出血的患者，还有刚刚手术的患者也有发热，这就是书上所说的非感性发热吧？

老师：没错，这一类发热，主要是坏死物质或者凝血块被吸收之后引起的。值得注意的是，手术患者体温平稳后如果出现发热，就要警惕是否发生了术后感染。

学生：嗯，知道了，老师，我一定按照各种疾病的护理要点来护理患者，一旦发现异常情况及时上报……

自测题

一、名词解释

1. 发热　2. 发热激活物　3. 内生致热原

二、填空题

1. 病理性体温升高包括________和________两种类型。
2. 过热是由于体温调节障碍、散热障碍或者产热器官功能异常等引起的________。
3. 发热过程的三期分别是________、________与________。
4. 发热时患者出现呼吸________，CO_2排出增多，易引起呼吸性________中毒。
5. 发热时，体温每升高1℃，基础代谢率约升高________%，心率约增加________次/分。

三、单项选择题

1. 高温持续期的热代谢特点为
   A. 以产热为主，体温逐步上升
   B. 以散热为主，体温逐步下降
   C. 产热与散热维持高水平平衡，体温保持高水平
   D. 产热与散热维持平衡，体温呈较高水平波动
   E. 产热与散热失衡，体温呈大幅度波动
2. 发热时脂肪代谢的特点是
   A. 脂肪分解明显增强　B. 脂肪合成明显增强
   C. 脂解激素明显减少　D. 脂肪分解明显减弱
   E. 脂肪储备明显增多
3. 体温下降期应特别注意防治
   A. 大汗　B. 休克
   C. 脱水　D. 多尿
   E. 寒战
4. 发热造成循环系统功能改变的最突出表现是
   A. 血压升高　B. 心率加快
   C. 心排血量增多　D. 心负荷加重
   E. 心肌收缩力增强
5. 下列情况出现体温升高，属于发热的是
   A. 中暑　B. 抽搐
   C. 甲亢　D. 妊娠
   E. 肺炎
6. 婴幼儿高热时易出现惊厥是因为
   A. 脑皮质尚未发育成熟有关
   B. 体质虚弱
   C. 肌肉收缩
   D. 对致热原敏感
   E. 脱水热
7. 输液的患者出现寒战或发热等输液反应的原因是
   A. 细菌污染输液器具　B. 细菌内毒素作用
   C. 内生致热原作用　D. 抗原抗体复合物作用
   E. 变态反应
8. 下列哪一年龄组发热患者最易发生热惊厥
   A. 新生儿　B. 6个月至4岁
   C. 学龄期儿童　D. 青年人
   E. 老年人

四、简答题

1. 简述体温上升期的热代谢特点。
2. 发热时机体有哪些功能变化？

五、情境案例讨论

（一）病例摘要：患者为14岁的初中学生，晚上放学到家后自诉不舒服，咳嗽，感觉发冷。不久出现寒战、面色苍白、皮肤起“鸡皮疙瘩”，自测体温38.5℃。急送医院诊治。

问题：

1. 患者处于发热的哪一期？
2. 试分析该期的热代谢特点。

（二）病例摘要：患者王女士，最近两个月持续午后低热，咳嗽、乏力、消瘦，口服抗生素无效，近日因痰培养结核杆菌阳性而确诊为肺结核病。

问题：

1. 试分析患者消瘦的原因。
2. 结核杆菌属于哪种致热原？

（黄海珊）

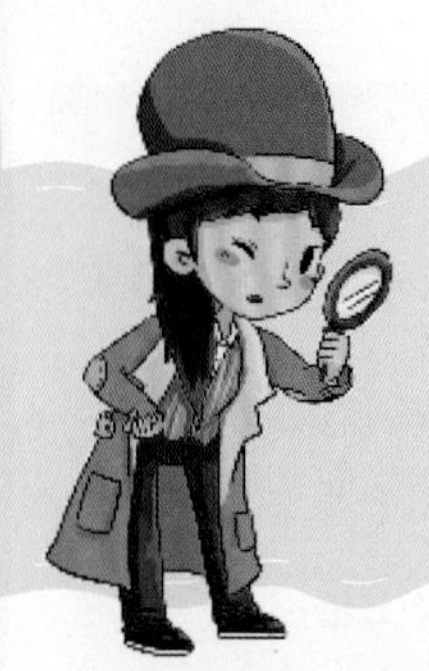

第 14 章 休　克

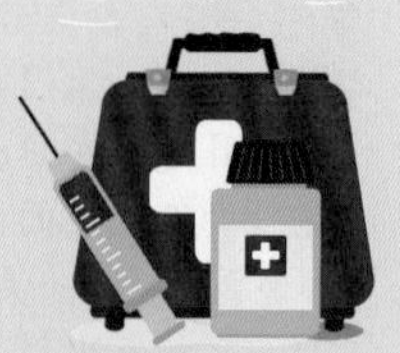

在生活中，会碰到有人头晕、眼花、恶心、面色苍白、四肢发软，甚至突然意识丧失，摔倒在地，这种情况是休克吗？哪些原因会导致休克的发生？休克发生之后会对机体造成哪些危害？通过本章学习，可以逐一解除你心中的疑团。

第 1 节　休克的概念

休克(shock)是指各种强烈致病因子作用于机体引起的急性微循环障碍，导致全身有效循环血量急剧下降，组织微循环灌流严重不足，以致重要生命器官功能代谢紊乱和结构损害的全身性病理过程。患者可出现面色苍白、四肢湿冷、神志淡漠、血压下降、心率加快、脉搏细速及尿量减少等症状。遇到休克时，必须对其病因迅速做出明确诊断，有针对性地进行救治。

知识拓展

休　克

休克是由英文 shock 音译而来，原意为振荡、打击。它不仅是在战场上，同时也是临床各科常见的急性危重病症。200 多年来，对休克的认识经历了从临床症状的描述、外周循环衰竭的认识、微循环灌流障碍的提出，以及休克发生的细胞分子水平研究等发展阶段。

第 2 节　休克的原因与分类

休克的原因很多，且发病机制较为复杂，因此休克的分类也比较复杂，目前较为常用的分类方法有以下几种。

一、按休克的原因分类

1. 失血性休克(hemorrhagic shock)与失液性休克　失血性休克常见于外伤或某些疾病导致的大失血，当机体快速失血达总血量的 20% 左右时即可发生休克；失液性休克常见于肠梗阻、剧烈吐泻等引起的大量血浆或体液丢失。

2. 烧伤性休克(burn shock)　见于大面积烧伤伴有血浆渗出，因体液丧失，有效循环血量减少而引起休克。

3. 创伤性休克(traumatic shock)　见于各种严重的创伤，如骨折、挤压伤等，伴有一定量出血和剧烈疼痛时可引起休克。

4. 感染性休克(infectious shock)　见于由各种病原微生物(如细菌、病毒、真菌等)引起的严重感染，因大量毒素被吸收入血而导致休克。

5. 心源性休克(cardiogenic shock)　大面积急性心肌梗死、急性心肌炎、严重的心律失常、心包积液积血等可导致心排血量减少，有效循环血量和组织微循环灌流量显著降低而引起休克。

6. 过敏性休克(anaphylactic shock)　具有过敏体质的人对某些药物(如青霉素、血清制剂等)发生强烈的过敏反应而引起的休克。

7. 神经源性休克(neurogenic shock)　高位脊髓麻醉或损伤、剧烈疼痛等因血管运动中枢抑制，引起血管扩张及外周阻力降低，可导致休克发生。

二、按休克的始动环节分类

正常机体维持有效循环血量必须满足3个条件，即足够的循环血量（血容量）、正常的心泵功能及血管容量。休克一般是通过血容量减少、急性心泵功能障碍和血管床容量增大这3个始动环节，引起有效循环血量减少而发生发展起来的。因此根据始动环节不同，休克又分为以下3类。

1. 低血容量性休克（hypovolemic shock）　常见于失血、失液、创伤或烧伤等情况，由于循环血量急剧减少而发生休克。

2. 心源性休克（cardiogenic shock）　见于急性心肌梗死、急性肺动脉栓塞及严重心肌炎等。因急性心泵功能障碍，心排血量急剧减少而引起休克。

3. 血管源性休克（vasogenic shock）　由于外周血管（主要是微小血管）扩张，导致血管容量增大，大量血液淤积在微血管中，有效循环血量锐减而引起休克，如过敏性、神经源性和部分感染性休克。

考点：休克发生的始动环节

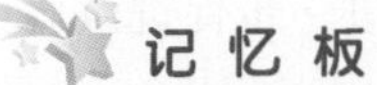

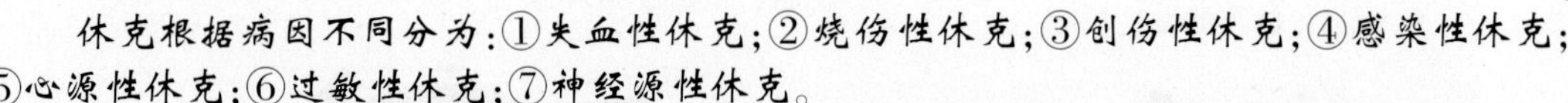

记忆板

休克根据病因不同分为：①失血性休克；②烧伤性休克；③创伤性休克；④感染性休克；⑤心源性休克；⑥过敏性休克；⑦神经源性休克。

休克的始动环节有3个：①血容量降低；②急性心泵功能障碍；③血管床容量增大。

三、按休克时血流动力学特点分类

根据休克时外周阻力和心排血量的变化特点，休克可分为以下两种类型。

1. 低排高阻型休克　特点是心排血量降低，外周阻力增高。因外周血管收缩，皮肤发凉，故又称“冷休克”，见于低血容量性、心源性、创伤性和多数革兰阴性细菌感染性休克。

2. 高排低阻型休克（高动力型休克）　特点是心排血量增高，外周阻力降低。因外周血管扩张，皮肤温暖，故又称“暖休克”，见于少数革兰阳性细菌感染性休克。

情境案例 14-1

一位58岁的男子，晨起时突然出现胸骨后疼痛、胸闷、气短，晕倒在地，家属急送医院抢救。医生给予紧急抢救，发现该男子意识不清，脸色发青、口唇发绀，四肢冰凉，脉搏细速128次/分，呼吸22次/分，血压70/50mmHg，体温36.8℃，经询问家属得知患者既往有高血压病史20年，冠心病病史8年。急查心电图提示左心室大面积心肌梗死。

第3节　休克发展过程及其发生机制

一、微循环的结构与调节

微循环指微动脉与微静脉之间的血液循环，主要包括微动脉、后微动脉、毛细血管前括约肌、真毛细血管网、直捷通路、动-静脉短路与微静脉。其中微动脉、后微动脉和毛细血管前括约肌组成毛细血管前阻力，微静脉构成毛细血管后阻力。微循环主要受交感神经和全身性与局部性体液因素的调节。交感神经兴奋、全身性体液因素（主要是儿茶酚胺）释放时，微血管收缩；而局部性体液因素（如乳酸、组胺等）增多时，微血管舒张。

二、休克的发展过程及其发生机制

休克的发生原因和始动环节不同，发展过程也有所差异，但微循环障碍是其共同的发病学基础（图14-1）。以低血容量性休克为例，一般根据微循环变化特点，将休克过程分为3期，即微循环缺血期、微循环淤血期和微循环衰竭期（图14-2）。

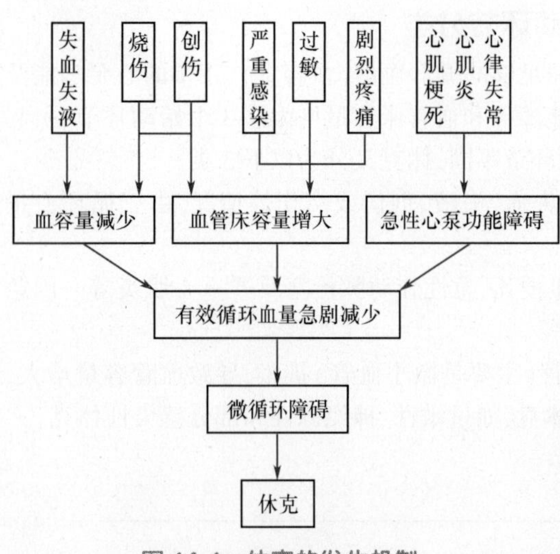

图 14-1 休克的发生机制

(一) 微循环缺血期(休克初期或休克代偿期)

1. 微循环变化的特点与机制　休克初期,毛细血管前后阻力增加(前阻力增加更为显著),真毛细血管网关闭,动-静脉短路开放,此时微循环灌流量急剧减少,灌少于流,整个微循环处于缺血缺氧的状态。

此期微循环变化的主要机制是:①在低血容量、内毒素、疼痛等因素作用下,通过不同途径引起交感-肾上腺髓质系统兴奋,使儿茶酚胺大量释放,导致微血管强烈收缩;②交感神经兴奋、儿茶酚胺增多及血容量减少还可引起其他缩血管物质释放,如血管紧张素Ⅱ(AngⅡ)、抗利尿激素(ADH)、血栓素A2(TXA2)、心肌抑制因子(MDF)等,进一步促进微血管收缩,加重微循环缺血。

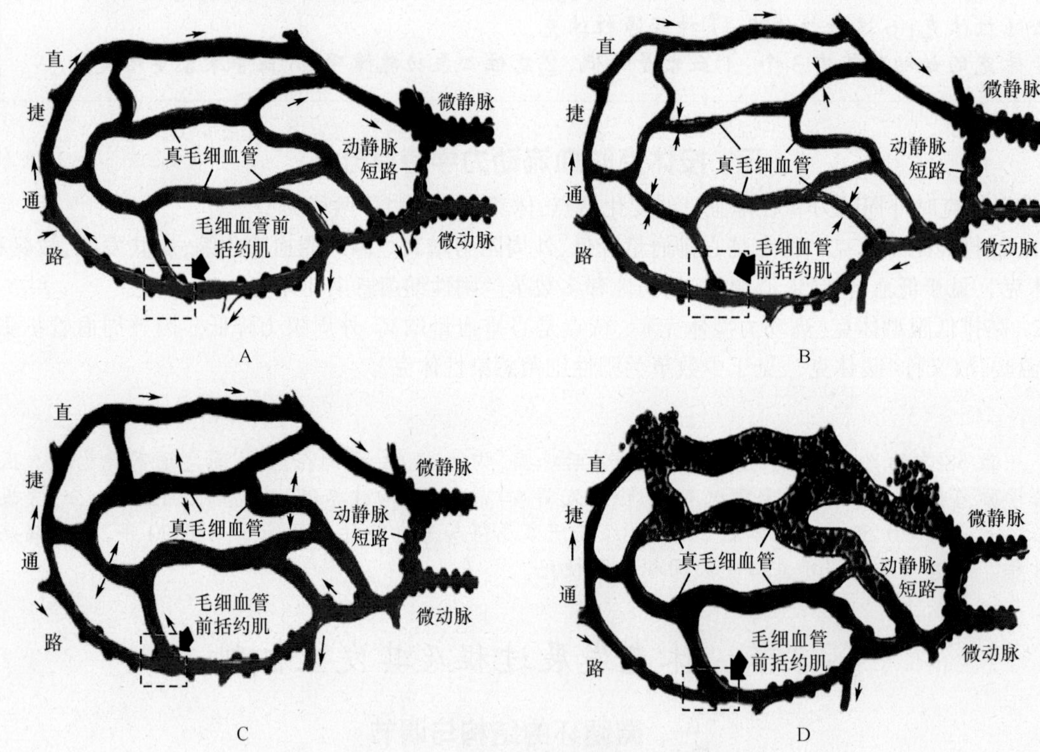

图 14-2 休克各期微循环变化示意图

A. 正常微循环;B. 微循环缺血期;C. 微循环淤血期;D. 微循环衰竭期

2. 微循环变化的代偿意义　此期微循环变化对机体有一定的代偿意义,主要表现在以下几方面。

(1) 有助于动脉血压的维持:休克初期,交感神经兴奋和儿茶酚胺释放增多,使皮肤、腹腔内脏的小血管发生收缩,肝脾储血库等容量血管收缩,发挥了"自身输血"的作用,从而使回心血量迅速增加。由于微动脉、后微动脉和毛细血管比微静脉对儿茶酚胺更敏感,导致毛细血管前阻力比后阻力更大,毛细血管流体静压下降,组织液回流入血管,起到"自身输液"的作用,使回心血量增加。此外,醛固酮与抗利尿激素增多,可使肾小管对钠、水重吸收增强,增加回心血量。交感-肾上腺髓质系统兴奋，均可引起心率加快，心肌收缩力加强，导致心排血量增多。在外周血管总阻力增高、回心血量增多和心排血量增加的作用下，休克初期动脉血压常维持正常或略升高。

(2) 保证心、脑的血液供应：由于不同脏器的血管对儿茶酚胺反应不一，皮肤、内脏、骨骼肌、肾的血管 α 受体密度高，对儿茶酚胺的敏感性较高，收缩更甚，而脑动脉和冠状动脉血管因 α 受体密度低而无明显改变，其中冠状动脉可因 β 受体的作用而出现舒张反应。因此，机体发生明显的血液重新分布，从而保证了心、脑的血液供应。此外，休克初期的动脉血压正常，也保证了心、脑的血液供应。

3. 临床表现　患者可出现烦躁不安、面色苍白、皮肤湿冷、脉搏细速、尿量减少，血压基本正常，但脉压减小。此期是休克的可逆期，尽早去除病因，及时补充血容量，改善组织血液灌流，可阻止休克的进一步发展。但常因血压不降低而贻误诊治，致使病情发展到休克中期。

(二) 微循环淤血期(休克中期、可逆性失代偿期)

1. 微循环变化的特点与机制　由于休克初期未及时救治，微循环持续缺血，进而发展为微循环血管扩张淤血，表现为毛细血管前阻力降低(后阻力降低不明显)，真毛细血管网开放，血细胞的黏附或聚集，此时微循环灌多流少，处于淤血性缺氧状态。

此期微循环淤血的主要机制是：①微循环持续缺血缺氧，机体发生酸中毒。微动脉和毛细血管前括约肌在酸性环境中对儿茶酚胺敏感性降低，血管舒张；而微静脉对酸中毒耐受性较强，仍处于收缩状态。酸中毒还使毛细血管网大量开放，导致微循环灌多流少。②组织缺氧及内毒素作用可刺激肥大细胞释放组胺，ATP 分解产物腺苷堆积，内毒素作用激活激肽系统使激肽类物质增多，引起微循环血管舒张及微循环淤血。③组胺、腺苷、激肽等还可使毛细血管通透性增高，导致血浆外渗，血液浓缩，红细胞聚集，血小板黏附和聚集，致使血流阻力增加，血流缓慢、淤滞。

2. 临床表现　此期全身组织器官处于严重淤血性缺氧状态，出现休克的典型临床表现，如神志淡漠、意识模糊、血压进行性下降，脉压缩小、心搏无力、脉搏细速、少尿甚至无尿，皮肤发绀、出现花斑。此期是可逆性失代偿阶段，抢救的关键是纠正酸中毒和缺氧，补足血容量，合理使用血管活性药物。如果仍未得到及时正确的治疗，病情进一步恶化进入休克晚期。

(三) 微循环衰竭期(休克晚期、不可逆转期)

1. 微循环变化的特点与机制　严重淤血、缺氧和酸中毒使微血管高度麻痹、扩张，对血管活性物质失去反应，微循环处于不灌不流状态，因血流缓慢，血液浓缩和黏滞度高，容易诱发弥散性血管内凝血(DIC)。

此期微循环障碍的主要机制是：①由于组织缺氧及酸中毒加重，血管平滑肌处于麻痹状态，失去了对血管活性物质的反应性。②微循环严重淤血，毛细血管内压及微血管通透性增加，使血浆外渗而引起血黏滞度升高，血液呈高凝状态；缺氧、酸中毒及内毒素可使血管内皮细胞受损，激活凝血因子Ⅻ，可启动内源性凝血系统；组织创伤，大量凝血因子Ⅲ入血而激活外源性凝血系统；体内生成血小板活化因子、TXA_2 等大量促凝物质，促进血小板和红细胞聚集，这些均可引起微血管内发生 DIC。

考点：休克的分期及各期微循环变化的特点

2. 临床表现　此期血压进行性下降，意识障碍加重，甚至昏迷，中心静脉压降低，静脉塌陷，并出现皮肤出血、凝血功能检查异常和重要器官功能衰竭等表现。

记忆板

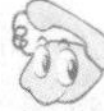

休克时微循环变化特点

休克初期：少灌少流，灌少于流，微循环缺血缺氧。
休克中期：多灌少流，灌多于流，微循环淤血缺氧。
休克晚期：不灌不注，诱发 DIC，微循环衰竭。

并不是所有休克都经历上述3期变化。低血容量性休克、心源性休克和部分感染性休克可从微循环缺血期开始，而过敏性休克多从淤血期开始，严重烧伤性休克则可能一开始即出现微循环衰竭期表现。也并非所有休克患者都一定发生 DIC，但是休克一旦并发 DIC，则病情将迅速恶化。在临床工作中要掌握和运用休克发生发展的一般规律，具体分析各型休克的微循环变化特点，有针对性地进行抢救和治疗。

情境案例 11-1 诊断分析

①患者有冠心病史及冠心病发作表现(胸骨后剧痛、胸闷、气短)；②心电图提示大面积心肌梗死；③大面积心肌梗死可导致心肌收缩力减弱，引发急性心泵功能障碍，心排血量急剧减少引起休克；④患者出现休克典型症状(神志不清、口唇发绀、四肢冰凉、血压下降、脉搏细速)。

诊断结论：心源性休克。

情境对话

学生：老师，我有个同学，得了支气管炎，在一诊所用青霉素点滴治疗，用药不久就昏过去了，差点把命丢了，听说是休克，这是怎么回事呀？

老师：这种情形最有可能是发生了过敏性休克，切记，在使用青霉素之前，一定得做皮肤过敏试验，反应阳性者禁用此类药物。

学生：那皮肤过敏试验阴性者用就不会发生休克了吧？

老师：那也不一定，即使青霉素皮试阴性的人，使用过程仍然会发生休克，因此，在使用青霉素的过程中仍应密切观察。

学生：老师，那以前用过青霉素，后续再使用青霉素，是否不经皮试可以直接使用呢？

老师：以前用过青霉素的人也有重新出现过敏的案例，因此，停用5天以上重新使用青霉素或使用不同批号、产地的青霉素，一定要确认皮试阴性者才可以使用。

学生：哦，知道了。老师，前几日有个同学没吃早餐，匆匆赶去操场参加升旗仪式，站了会儿，晕过去了，送到医务室休息了一会儿就缓过来了，那是不是发生了休克呢？

老师：你说的这位同学很可能是晕厥而不是休克。

学生：那晕厥又是怎么回事呢？

老师：晕厥，是一过性脑缺血、缺氧、低血糖引起的短时间意识丧失现象。表现为突然头昏、眼花、心慌、恶心、面色苍白、全身无力，随之意识丧失，昏倒在地。引起晕厥的原因很多，如过度紧张、恐惧而昏倒最多见。

学生：哦，我明白了，人昏倒不一定就是休克，谢谢老师！

第4节　休克时机体代谢和功能的变化

一、细胞代谢的变化

1. 能量代谢变化　休克时，微循环严重障碍引起组织缺氧，细胞有氧氧化障碍，ATP 生成减少，无氧酵解增强，乳酸生成增多。ATP 生成不足使细胞膜 Na^+-K^+ ATP 酶活性降低，Na^+、K^+运转失灵，导致细胞水肿和高钾血症。

2. 代谢性酸中毒　休克时由于组织缺氧，糖酵解过程增强，乳酸生成增多，肝功能障碍，乳酸利用减少，易发生乳酸酸中毒。此外，肾功能障碍，排酸保碱功能降低，可加重代谢性酸中毒。

二、细 胞 损 伤

休克时细胞损伤是各器官功能衰竭的共同机制。缺氧、酸中毒、内毒素和氧自由基生成过多等因素通过直接或间接作用破坏生物膜的功能和结构，造成膜通透性增高，Na^+泵障碍，引起细胞水肿和细胞器肿胀；细胞膜上腺苷酸环化酶系统受损，使细胞内各种代谢过程发生紊乱；线粒体肿胀甚至结构破坏，导致能量代谢障碍；溶酶体肿大、破裂，溶酶体酶释放引起细胞自溶。

三、重要器官功能障碍

休克过程中各器官功能和结构常发生异常改变，尤其是心、脑、肺、肾等重要器官的功能衰竭，是休克难治的重要因素,也是休克患者死亡的常见原因。

1. 心功能障碍 心源性休克初期表现为心脏收缩力减弱或舒张期充盈不足,以致心排血量急剧减少。而非心源性休克的初期,由于冠状血管舒张和动脉血压的维持,心功能仍能维持正常或代偿性增强。随着休克的发展,血压下降及心率过快,使冠状动脉血流量减少,心肌缺血缺氧,加之体内的酸中毒、高钾血症、心肌抑制因子及内毒素等作用于心肌,导致心功能障碍,甚至出现心力衰竭。

2. 肺功能障碍 休克初期,呼吸中枢兴奋使呼吸加深加快,通气过度,引起低碳酸血症和呼吸性碱中毒。休克进一步发展,则出现急性呼吸功能衰竭。在病理形态上可见明显肺淤血、肺水肿、肺出血、局限性肺不张、微血栓形成和栓塞及肺泡腔内透明膜形成等改变,称为休克肺(shock lung)。临床表现为进行性呼吸困难和低氧血症,是引起休克患者死亡的主要原因之一。

3. 肾功能障碍 肾是休克过程中最早、最易受损害的器官。休克初期,由于肾血液灌流不足,肾小球滤过率减少,原尿生成减少。但肾小管上皮细胞重吸收功能仍保持正常,加之醛固酮和抗利尿激素的作用,使肾小管对钠、水的重吸收增强,出现少尿或无尿。此时肾功能改变属于功能性急性肾衰竭。若休克持续时间较长,肾缺血持续性加重,可引起急性肾小管坏死,发生器质性急性肾衰竭。

4. 脑功能障碍 休克初期,由于机体内血液重新分布使脑血流量基本正常,患者神志清醒,脑功能无明显障碍。随着休克的发展,动脉血压降低和 DIC 的形成等导致脑内微循环障碍,脑组织缺血、缺氧和酸中毒,使脑细胞膜和脑微血管通透性增高,引起脑细胞水肿及颅内压增高,患者可出现神志淡漠、嗜睡,甚至昏迷。

5. 胃肠道功能障碍 休克时胃肠因缺血、淤血及 DIC 形成,消化液分泌减少,胃肠蠕动减弱,消化功能明显障碍。持续的缺血,不仅可致胃黏膜糜烂而发生应激性溃疡,还可因肠道屏障功能受损和细菌的大量繁殖而加重休克。临床表现为腹痛、消化不良、呕血和黑便等。

6. 肝功能障碍 休克时肝脏缺血、淤血可引起肝功能障碍,表现为肝细胞对乳酸的利用障碍而加重酸中毒。蛋白质和凝血因子合成障碍导致低蛋白血症和出血。解毒功能降低使各种毒素不能分解而引起机体中毒。

7. 多器官功能衰竭 多器官功能衰竭(multiple organ dysfunction syndrome, MODS)是指休克晚期常出现两个或两个以上的器官相继或同时发生功能衰竭,是休克患者致死的重要原因。而且衰竭的器官越多,死亡率越高。

临床链接:休克的紧急处理

①尽快控制出血;②保证呼吸道通畅,安静少搬动;③尽早建立有效的静脉通路;④采取休克卧位头和躯干抬高 20°~30°,下肢抬高 15°~20°;⑤补血容量(失血补血,失水补水,丢多少补多少,先晶体后胶体,先快后慢);⑥监测动脉血压、CPV 及尿量。

情境案例 14-2

一位21岁男性青年,工作中不慎从高处坠落送医院急诊。紧急检查发现:该男子处于昏迷状态,面色苍白、脉搏细速、四肢湿冷,全身多处骨折,局部有活动性出血。血压 95/68mmHg,脉搏 125次/分。立即给予紧急抢救,抢救过程中患者逐渐出现皮肤发绀,血压进行性下降、无尿,经抢救无效死亡。

第5节 休克的防治与监护

休克病程进展快,应在治疗原发病的基础上,采取积极有效的综合措施。以支持生命器官的微循环灌注和防止细胞损伤为目的,以临床动态监测指标为治疗依据,做到有效预防、及时治疗和规范护理。主要采取以下基本措施。

1. 补充血容量　有效循环血量减少是各型休克发生的共同环节,应根据患者心肺功能情况,动态监测中心静脉压及静脉充盈程度、尿量、血压、脉搏等指标,并遵循“需多少,补多少”的补液原则,及时尽早补液。

2. 纠正酸中毒　酸中毒可造成心脏功能下降,使血管活性药物的疗效受影响,纠正酸中毒可增强心肌收缩力,恢复血管对药物的反应性。

3. 合理应用血管活性药物　治疗过程中不能为升高血压而长时间大量使用缩血管药物。对低血容量性休克初期患者,在充分扩容的基础上使用扩血管药物解除血管痉挛,可有效增加微循环灌注。对血管源性休克的治疗,最佳选择为缩血管药物。总之,要针对不同情况,在纠正酸中毒的前提下合理使用血管活性药物。

4. 保护脏器功能,预防 DIC 和器官功能障碍　针对不同器官功能障碍的情况,采用适当的治疗措施,如正压给氧,改善呼吸;防止肺水肿,控制肺部感染;利尿、透析、改善肾功能。

5. 临床监护　采取合适体位,尽快建立输液、输血通道,密切观察患者意识、表情、肢体温度与色泽、血压与脉压、脉搏、心率、呼吸等生命体征的变化。专人护理,记录液体出入量和尿量,做好病情变化和护理记录。合理用药,注意药物间的配伍禁忌,精心护理并加强心理疏导。

临床链接:休克的监护指标

1. 重要监测指标:①神志是否清醒;②皮肤、黏膜颜色及温度;苍白或发绀,是否有花斑或出血;③血压及脉压正常或下降;④脉搏、呼吸、心率等生命指征是否正常、平稳;⑤尿量;⑥血气分析等实验室检查等。

2. 经验总结:一看二摸三查。

一看——烦躁不安唇苍白;二摸——皮肤湿冷肢体凉;三查——血压正常脉压小。说明患者处于休克早期。

情境案例 14-2 诊断分析

①患者有高空坠落外伤史;②全身多处骨折;③出血不止;④昏迷,面色苍白、脉搏细速、四肢湿冷、血压 95/68mmHg,脉搏 125 次/分;⑤经抢救仍出现发绀,血压进行性下降、无尿等。上述情况符合创伤性休克体征。

诊断结论:创伤性休克、多器官功能衰竭死亡。

自 测 题

一、名词解释

1. 休克　2. 自身输血　3. 自身输液　4. 休克肺

二、填空题

1. 休克发生的始动环节包括________、________、________。

2. 根据微循环变化特点,休克可分为________、________、________三期。

3. 低排高阻型休克因外周阻力增高,血管收缩,皮肤冰凉,故又称________休克,见于________、________、________、________。

4. 失血性休克患者在休克早期其动脉血压变化不明显,是因为机体通过代偿反应使________增多、________增加和________升高。

5. 休克期,持续的缺血缺氧可引起________酸中毒,降低________和________对儿茶酚胺的反应性,致使毛细血管前阻力________后阻力,大量毛细血管开放。

三、单项选择题

1. 休克的主要特征是
   A. 动脉血压下降　B. 中心静脉压下降
   C. 微循环灌流障碍　D. 心肌收缩力减弱
   E. 血管外周阻力下降

2. 患者,男性,35 岁,高热、腹痛 2 天,血压 80/40mmHg,神志清楚,面色苍白,四肢湿冷,全腹压痛,肠鸣音消失,诊断为
   A. 出血性休克　B. 感染性休克
   C. 过敏性休克　D. 心源性休克
   E. 创伤性休克

3. 以下哪一项不是低血容量性休克早期的临床表现
   A. 尿量减少　B. 血压下降
   C. 四肢厥冷　D. 脉搏细速
   E. 面色苍白

4. 患者背部刀伤,伤口流血 2h,查体:神志尚清楚,皮

肤苍白、稍冷,脉搏 110 次/分,血压 90/68mmHg,脉压小,尿少。该患者处于休克的哪一阶段

A. 休克初期 B. 休克期
C. 休克晚期 D. 难治期
E. DIC 期

5. 休克时功能最易受损的器官是

A. 心 B. 脑
C. 肾 D. 肺
E. 肝

6. 休克时最常出现的酸碱失衡类型是

A. 代谢性碱中毒 B. 呼吸性酸中毒
C. 呼吸性碱中毒 D. 代谢性酸中毒
E. 混合性酸中毒

7. 引起失血性休克的急性失血量,最低为全身总血量的

A. 20% B. 25%
C. 30% D. 35%
E. 40%

8. 低血容量性休克的初期微循环灌流的特点是

A. 多灌少流,灌多于流
B. 少灌少流,灌少于流
C. 少灌多流,灌少于流
D. 多灌多流,灌多于流
E. 多灌多流,灌少于流

9. 低血容量性休克的中期微循环灌流的特点是

A. 多灌少流,灌多于流
B. 少灌少流,灌少于流
C. 少灌多流,灌少于流
D. 多灌多流,灌多于流
E. 多灌多流,灌少于流

10. 休克期,对患者补液的正确原则应是

A. 血压下降不严重则不必补液
B. 补充丧失部分的体液,即"失多少,补多少"
C. "宁多勿少"
D. "需多少,补多少"
E. 补充丧失部分的体液和当日将继续丧失的体液

11. 休克时,下列哪种表现是休克加重最明显的标志

A. 少尿、无尿 B. 皮肤湿冷
C. 皮肤出现花斑 D. 脉搏细速
E. 以上都不是

四、问答题

1. 试述休克初期微循环变化的代偿意义。
2. 动脉血压的高低是否可作为诊断休克的根据?为什么?

五、情境案例讨论

病例摘要:某女,35 岁,车祸致多处创伤,并伴有大量出血(估计 1400ml),经清创止血及输血(500ml)、输液(生理盐水 1000ml)处理后血压一直不能恢复,处于半昏迷状态,采用人工呼吸、心电监护,同时用 2mg 去甲肾上腺素静脉缓慢滴注,最高浓度达 8mg。最终因抢救无效而死亡。

问题:

1. 该患者应属何种休克?
2. 你认为该患者处理措施是否恰当?为什么?

(田晓露)

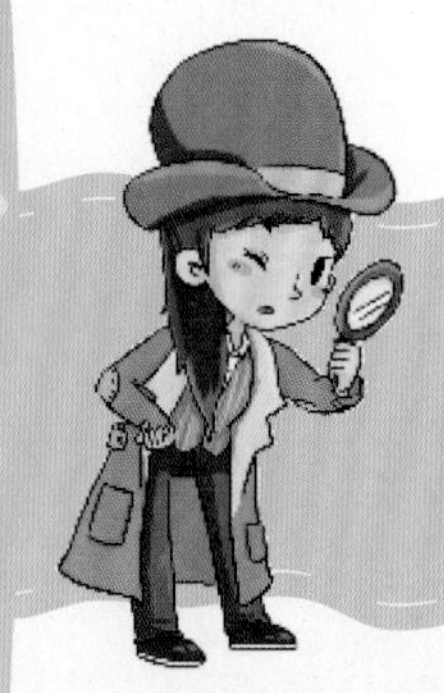

第 15 章 重要器官功能不全

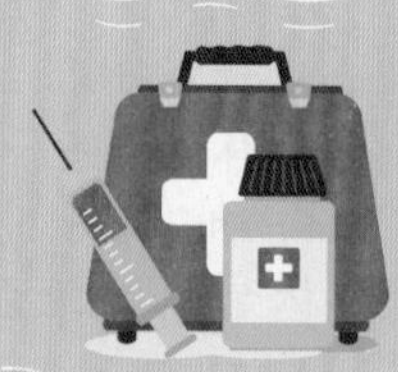

心、肺、肝、肾、脑是人体最为重要的器官，当各种病因导致器官功能衰退而无法正常运转时，人体将会出现一系列病症，甚至危及生命，这一过程到底是怎样发生的？又应该如何去预防呢？通过本章的学习，你会寻找到答案。

情境案例 15-1

一位 69 岁老人因胸闷、气急由家人紧急送医院诊治。经询问病史，得知老人吸烟长达 30 余年，常年经常咳嗽、咳痰。近日因着凉咳嗽加剧，痰多、黏稠不易咳出，伴胸闷、气急、足踝部肿胀不适。查体：血压 150/80mmHg，颈静脉怒张，肝颈静脉回流征(+)。双肺可闻及明显湿啰音，肝肋下四指，双下肢有凹陷性水肿。

第 1 节 心功能不全

心功能不全是指在各种致病因素作用下，心脏的舒缩功能障碍，使心输出量绝对或相对减少，以至于不能满足机体代谢需要的病理生理过程，包括心泵血功能下降但尚未出现临床表现的完全代偿阶段直至失代偿而出现明显临床表现的整个过程。心功能不全的失代偿阶段通常称为心力衰竭(heart failure)。

考点：心力衰竭的病因和诱因

一、病因、诱因与分类

(一) 病因

引起心功能不全的病因很多，其中包括原发性心肌舒缩功能障碍和心脏负荷过度。

(1) 原发性心肌舒缩功能障碍，例如，①心肌结构受损，见于心肌炎、心肌缺血等；②心肌能量代谢障碍，见于心肌缺血缺氧和维生素 B_1 缺乏等。

(2) 心脏负荷过度，包括：①压力负荷(后负荷)过度。压力负荷即心脏在射血时遇到的阻力。左心室压力负荷过度常见于高血压和主动脉瓣狭窄等；右心室压力负荷过度主要见于肺动脉高压和肺动脉狭窄等。②容量负荷(前负荷)过度。容量负荷是指心脏收缩前所承受的负荷，亦即心脏舒张末期的血容量。左心室容量负荷过度常见于二尖瓣或主动脉瓣关闭不全；右心室容量负荷过度常见于三尖瓣或肺动脉瓣关闭不全。

(二) 诱因

大多数心功能不全存在明显的诱因，现举例如下。

1. 感染　感染特别是呼吸道感染是心功能不全最常见的诱因。感染引起的发热可因交感神经兴奋和代谢率提高而加重心脏负担；感染产生的毒素可以抑制心脏的舒缩功能。

2. 心律失常　心率过快(>150 次/分)或过缓(<40 次/分)，严重的房室传导阻滞等，均可因为心肌耗氧量增加、心室充盈障碍等导致心输出量减少，诱发心功能不全。

3. 其他诱因　酸中毒、高钾血症等可抑制心肌舒缩功能或引起心肌电生理异常；妊娠与分娩、劳累、紧张、贫血、过多过快的输液、洋地黄中毒、抗心律失常药物使用不当及过量等也可诱发心衰。

（三）分类

心力衰竭的分类有以下几种。

（1）按发生速度分为：急性心力衰竭和慢性心力衰竭。

（2）按发生部位分为：左心衰竭、右心衰竭和全心衰竭。

（3）按严重程度分为：轻度心力衰竭（心功能Ⅰ级或Ⅱ级）、中度心力衰竭（心功能Ⅲ级）和重度心力衰竭（心功能Ⅳ级）。

临床链接：心功能分级

Ⅰ级：体力活动不受限制，日常活动不引起乏力、心悸、呼吸困难或心绞痛等症状。

Ⅱ级：体力活动轻度受限，休息时无症状，日常活动即可引起乏力、心悸、呼吸困难或心绞痛等症状。

Ⅲ级：体力活动明显受限，休息时无症状，轻于日常的活动即可引起乏力、心悸、呼吸困难或心绞痛等症状。

Ⅳ级：不能从事任何体力活动，休息时亦有症状，体力活动后加剧。

（4）按心输出量的高低分为：①低输出量性心力衰竭，常见于冠心病、原发性高血压等；②高输出量性心力衰竭，这类心力衰竭发生时心输出量较发病前有所下降，但其值仍属正常，甚至高于正常，多见于甲亢、严重贫血、妊娠等。

二、发病机制

心力衰竭发生机制很复杂，但关键环节是心肌舒缩功能降低。

（一）心肌的收缩性减弱

1. 心肌结构破坏　心肌细胞坏死、凋亡使心肌细胞数量减少及心肌结构改变等，使心肌收缩相关的蛋白质被破坏，心肌收缩功能受损。

2. 心肌能量代谢障碍　心肌收缩是一个主动耗能的过程，任何影响能量生成、储存和利用的因素都可以使心肌收缩性下降。例如，心肌缺血缺氧时，能量生成减少；过度肥大的心肌因肌球蛋白ATP酶活性下降，导致心肌能量利用障碍。

3. 心肌兴奋-收缩耦联障碍　心肌的兴奋是电活动，而收缩是机械活动，将两者耦联在一起的是Ca^{2+}。任何影响Ca^{2+}转运、分布的因素，都会通过影响心肌兴奋-收缩耦联，降低心肌收缩性。

（二）心室舒张功能异常

心脏收缩后，如果心室没有正常的舒张，回心血量减少，心输出量必然减少。当心肌缺血缺氧时，ATP供应不足，Ca^{2+}复位延缓，肌球-肌动蛋白复合体解离障碍，心肌舒张功能减弱。另外，心肌肥大、心肌纤维化和水肿时，心室顺应性下降，心室舒张势能减少，也会引起心肌舒张功能障碍，妨碍心室的扩张充盈，导致排血量减少。

（三）心脏各部舒缩活动不协调

心脏各部分之间在神经体液的调节下，处于高度协调的状态。心律失常时，这种协调被破坏，心泵功能紊乱可导致心输出量下降，诱发心力衰竭。

三、心力衰竭时机体代谢和功能变化

心力衰竭时，心脏的舒缩功能下降，使心输出量不足，同时静脉血液回流受阻，引起肺循环、体循环淤血，这是机体各器官、组织代谢异常和功能障碍的病理基础。

（一）心输出量不足

心力衰竭最主要的血流动力学变化是心输出量绝对或相对减少。当心输出量明显下降时患者出现外周血液灌注不足的症状与体征。

1. 皮肤苍白或发绀　由于心输出量不足，加上交感神经兴奋、皮肤血管收缩、皮肤血流量减少明显，患者出现皮肤苍白、温度降低、出冷汗等症状。当血中还原型血红蛋白浓度超过 50g/L 时，患者出现发绀。

2. 疲乏无力、失眠、嗜睡　早期身体肌肉的血管即出现明显收缩，肌肉血供减少，能量供应不足，患者自觉疲乏无力。失代偿期脑血流量下降，对缺氧十分敏感的脑出现功能障碍，患者有头痛、头晕、失眠等症状，严重者出现嗜睡、昏迷。

3. 尿量减少　心力衰竭时肾脏血供减少最明显。心输出量下降，加上交感神经兴奋，使肾动脉收缩，灌流减少，肾小球滤过率下降，肾小管重吸收功能增强，导致尿量减少。

4. 心源性休克　急性或严重心力衰竭时，由于心输出量急剧减少，动脉血压也随之下降，组织微循环的灌流量显著减少，机体就会进入休克状态。慢性或轻度心力衰竭时由于心脏的代偿，动脉血压可维持正常。

（二）肺淤血

左心衰竭时，可引起不同程度的肺淤血，主要表现为多种形式的呼吸困难。

1. 劳力性呼吸困难　劳力性呼吸困难是指随体力活动而发生的呼吸困难，休息后可减轻或消失。发生机制是：①体力活动时心率加快，舒张期缩短，冠状动脉灌注量不足，加重心肌缺氧；②体力活动时，回心血量增多，肺淤血加重。

2. 端坐呼吸　端坐呼吸是指患者被迫采取端坐或半卧位以减轻呼吸困难。发生机制是：①端坐位时部分血液因重力关系转移到身体下部，回心血量减少，减轻肺淤血；②端坐位时膈肌位置相对下移，增加胸腔容积，肺活量增大，改善通气。

3. 夜间阵发性呼吸困难　夜间阵发性呼吸困难是指患者夜间入睡后因突感气闷而被惊醒，被迫坐起喘气和咳嗽后缓解。发生机制为：①平卧位时下半身的静脉血液回流增加；且因重力作用积聚在下垂部位组织间隙的水肿液吸收入血增多，加重肺淤血；再加上膈肌下移，胸腔容积减少，不利于通气；②入睡后迷走神经相对兴奋，支气管收缩，气道阻力增大；③熟睡后中枢神经敏感性降低，只有在缺氧严重时，才会刺激呼吸中枢，使患者因感气闷而惊醒。

4. 急性肺水肿　急性肺水肿是急性左心衰竭最严重的表现，患者突发严重的呼吸困难、端坐呼吸、咳粉红色泡沫痰和发绀。发病机制主要为毛细血管流体静压急剧升高和缺氧导致的毛细血管壁通透性增加。

（三）体循环淤血

体循环淤血是右心衰竭或全心衰竭的表现，患者体循环静脉过度充盈，压力增高，导致内脏器官充血、水肿等。

1. 静脉淤血、静脉压升高　由于右心衰竭，静脉回流障碍，体循环静脉有大量血液淤积，充盈过度，压力升高。临床主要表现为颈静脉怒张、肝颈静脉反流征阳性等。其中颈静脉怒张是右心力衰竭的早期表现。

考点：肺循环、体循环淤血的主要表现

2. 水肿　水肿是全心衰竭，特别是右心衰竭的主要表现之一。原因主要是钠水潴留和毛细血管内压升高。水肿最早出现于身体的低垂部位，后期可波及全身。

3. 肝大、压痛和肝功能异常　主要是右心房压升高和静脉淤血，使肝静脉压上升，导致肝淤血。肝体积增大可牵张肝包膜，患者出现肝区疼痛和压痛。长时间肝淤血可引起肝细胞变性、坏死，可出现肝功能异常。

四、防治心力衰竭的病理生理学基础

1. 防治基本病因，消除诱因　必须采取积极措施防治原发病，及时消除各种诱因，才能减轻症状，控制病情。

情境案例 15-1 诊断分析

①患者吸烟三十余年、长期咳嗽、咳痰，并有呼吸困难，患肺心病可能性大；②患者右心衰竭后因体循环淤血出现颈静脉怒张，肝颈静脉回流征阳性。双肺可闻及明显湿啰音，肝肋下四指，双下肢水肿，判断因受凉导致患者发热，诱发心力衰竭。

诊断结论：肺心病、右心衰竭。

2. 改善心脏舒缩功能。

3. 减轻心脏前、后负荷。

4. 其他　控制热量摄入，少食多餐，以减轻心脏负担；适当控制钠盐的摄入，合理使用利尿剂，控制水肿等。

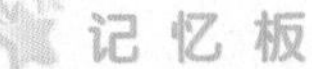

记忆板

心力衰竭是心肌舒缩功能障碍，使心输出量减少，不能满足机体代谢需要的病理过程。其原因是心肌舒缩功能障碍和心肌长期负荷过重，主要诱因有感染、心律失常、酸中毒、高钾血症、妊娠与分娩、劳累过度等。

第 2 节　呼吸功能不全

由于外呼吸功能障碍，动脉血氧分压降低，伴有或不伴有动脉血二氧化碳分压升高的病理过程，称为呼吸功能不全。若 PaO_2 低于 8.0kPa(60mmHg)或伴有 $PaCO_2$ 高于 6.67kPa(50mmHg)，则称为呼吸衰竭(respiratory failure)。如仅有 PaO_2 降低，则为Ⅰ型呼吸衰竭；既有 PaO_2 降低，又有 $PaCO_2$ 升高，为Ⅱ型呼吸衰竭。

一、病因和发病机制

任何引起肺通气和(或)肺换气功能严重障碍的因素均可引起呼吸衰竭。

(一) 肺通气功能障碍

1. 限制性通气不足　限制性通气不足是指吸气时因肺泡的扩张受到限制所引起的通气不足。原因如下。

(1) 呼吸肌活动障碍：见于重症肌无力、脊髓高位损伤、低钾血症等。

(2) 胸廓的顺应性降低：如肥胖、胸膜纤维化、严重的胸廓畸形、气胸等限制了胸廓的扩张。

(3) 肺的顺应性降低：见于严重的肺纤维化或肺水肿、肺淤血等。

(4) 呼吸中枢病变：如脑外伤、脑肿瘤、过量镇静药、麻醉药等引起呼吸中枢抑制。

2. 阻塞性通气不足　阻塞性通气不足是指气道狭窄或阻塞使气道阻力增加而引起的通气不足。例如，气道痉挛、呼吸道黏膜水肿等可导致气道内径变小；肺组织弹性降低对小气道管壁牵引力减弱等，引起气道内径狭窄或不规则，均可导致阻塞性通气不足。阻塞如位于胸外段，患者表现为吸气性呼吸困难，而胸内段气道阻塞时，患者表现为呼气性呼吸困难。

肺通气障碍，使肺泡通气不足，影响 O_2 的吸入和 CO_2 的排出，使 PaO_2 降低，$PaCO_2$ 升高，引起Ⅱ型呼吸衰竭。

(二) 肺换气功能障碍

肺泡和血液之间的气体交换障碍，包括弥散障碍、肺泡通气与血流比值失调、解剖分流增加等。

1. 弥散障碍　弥散障碍常见于：①肺泡膜面积减少，如肺叶切除、肺不张、肺气肿等；②肺泡膜厚度增加，如当肺水肿、肺泡透明膜形成、肺纤维化时，肺泡膜增厚，使气体弥散距离增宽而导致弥散速度减慢。

由于 CO_2 的弥散系数比 O_2 大 20 倍，因此单纯的弥散障碍常常引起氧气交换障碍，即Ⅰ型呼吸衰竭。

2. 肺泡通气与血流比值失调　肺泡与血液间气体交换的效率不仅取决于肺泡膜的面积和厚度，还取决于肺泡通气量和肺血流量。正常人在静息状态下，两者的比值（Va/Q）约为 0.8。当肺发生病变，造成严重的肺泡通气与血流比值失调时，换气功能出现障碍，导致呼吸衰竭。

（1）部分肺泡通气不足：慢性支气管炎、肺气肿、肺不张等均可引起病变处肺泡通气明显减少，而血流量没有减少，故病变肺泡的 Va/Q 值显著降低，流经这部分肺泡的静脉血未经充分氧合便流入动脉，与来自肺其他部分充分氧合的动脉血混合，使动脉血的氧分压降低。这种情况类似于动-静脉短路，故称为功能性分流，又称静脉血掺杂（图 15-1C）。

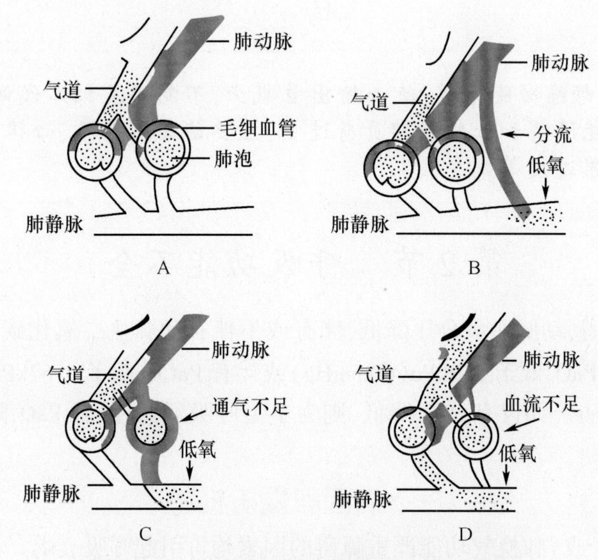

图 15-1　肺泡通气与血流比例失调示意图

A. 正常；B. 解剖分流；C. 静脉血掺杂；D. 死腔样通气

（2）部分肺泡血流不足：肺动脉栓塞、肺血管收缩等使部分肺泡血流量明显减少，而肺泡通气基本正常，Va/Q 值显著升高。由于患部肺泡血流减少，而通气相对增多，肺泡气不能充分被利用，称为死腔样通气（图 15-1D）。

考点：引起呼吸衰竭的原因

3. 解剖分流增加　严重的创伤、烧伤、重症休克时，肺内的动-静脉吻合支大量开放，使解剖分流明显增加，静脉血掺杂异常增多，导致动脉血氧分压降低（图 15-1B）。

肺泡通气与血流比值失调时 PaO_2 降低，而 $PaCO_2$ 是否降低取决于正常肺泡的代偿通气程度。所以肺泡通气和血流比值失调引起的呼吸衰竭可以是Ⅰ型呼吸衰竭也可以是Ⅱ型呼吸衰竭。

二、呼吸衰竭时机体代谢和功能的变化

（一）酸碱平衡失调及电解质紊乱

呼吸衰竭时常发生混合性酸碱平衡紊乱，其常见类型有以下几个。

1. 呼吸性酸中毒　Ⅱ型呼吸衰竭时，大量 CO_2 潴留，血浆碳酸浓度增高，引起呼吸性酸中毒。由于酸中毒可使细胞内钾离子外移，患者可出现高钾血症。

2. 呼吸性碱中毒　Ⅰ型呼吸衰竭时，因缺氧可出现代偿性通气过度，CO_2 排出过多，血浆碳酸浓度减小，引起呼吸性碱中毒。可出现低钾血症。

3. 代谢性酸中毒　Ⅰ型呼吸衰竭和Ⅱ型呼吸衰竭均有低氧血症，都可发生缺氧。严重缺氧时无

氧代谢增强，乳酸等酸性产物增多，引起代谢性酸中毒。可出现高钾血症。

（二）呼吸系统的变化

一定程度的低氧血症和高碳酸血症可通过刺激外周和中枢的化学感受器而引起呼吸中枢兴奋，使呼吸加深加快。但 PaO_2 低于 30mmHg 或 $PaCO_2$ 高于 80mmHg 时，反而抑制呼吸中枢。另外，引起呼吸衰竭的呼吸系统原发疾病本身也会导致呼吸运动的变化。例如，中枢性呼吸衰竭可出现潮式呼吸、间歇呼吸、抽泣样呼吸、叹气样呼吸等呼吸节律紊乱，但以潮式呼吸最多见。

（三）循环系统的变化

一定程度的 PaO_2 降低和 $PaCO_2$ 升高可兴奋交感神经和心血管运动中枢，引起心率加快、心肌收缩力增强、外周血管收缩、血液重新分布等代偿变化，有利于保证心、脑的血液供应。但严重缺氧和二氧化碳潴留则可直接抑制心血管中枢和心脏活动，扩张血管（肺血管除外），导致血压下降、心肌收缩力减弱、心律失常等严重后果。

（四）中枢神经系统的变化

中枢神经系统对缺氧和 CO_2 潴留极敏感。当 PaO_2 低于 60mmHg 时，轻度缺氧的患者表现为轻度智力和视力减退。较重的缺氧患者可出现一系列神经精神症状，如头痛、不安、记忆障碍、精神错乱、嗜睡、惊厥和昏迷。若 PaO_2 降至 20mmHg 以下，脑细胞可迅速死亡。若 $PaCO_2$ 高于 80mmHg，患者可出现头痛、头晕、烦躁不安、言语不清、精神错乱、抽搐、扑翼样震颤、嗜睡、昏迷等症状，临床上称 CO_2 麻醉。通常把由呼吸衰竭引起的脑功能障碍称为肺性脑病。

（五）其他系统的变化

1. 肾功能变化　呼吸衰竭时，由于缺氧和二氧化碳潴留可引起肾血管收缩，肾血流量严重减少，肾小球滤过率降低。轻者患者尿中可出现蛋白质、红细胞、白细胞和管型，严重时患者可发生肾衰竭。

2. 胃肠变化　严重缺氧可使胃壁血管收缩，降低胃黏膜的屏障作用；二氧化碳潴留可使胃酸分泌增加，从而使患者出现胃肠黏膜糜烂、溃疡、出血等。

三、防治呼吸衰竭的病理生理学基础

1. 防治原发病　积极治疗原发病是防治呼吸衰竭的关键，如慢性阻塞性肺疾病的患者若发生上呼吸道感染，可诱发呼吸衰竭。

2. 提高动脉血氧分压　无论是哪种类型的呼吸衰竭都会出现低氧血症，应尽快将 PaO_2 提高到 50mmHg 以上。

临床链接：氧疗

常用的氧疗为鼻导管或鼻塞吸氧。但是同样氧流量时鼻塞吸入氧浓度随吸入每分通气量的变化而变化。面罩供氧浓度稳定，不受呼吸频率和潮气量的影响，但缺点是进食、咳痰不便。氧疗一般根据生理和临床的需要来调节吸入氧的浓度，使动脉血氧分压达到 8kPa，或 SaO_2 为 90%。

3. 通畅气道，改善通气　$PaCO_2$ 增高是由肺总通气量减少所致，应通过增加肺泡通气量以降低 $PaCO_2$。方法包括：①保持呼吸道通畅；②增强呼吸动力；③人工辅助通气。

4. 其他　纠正酸碱平衡及电解质紊乱，维持心、脑、肾等脏器的功能，预防肺源性心脏病、肺性脑病及肾衰竭的发生。

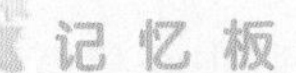

记忆板

呼吸衰竭根据血气变化可分为Ⅰ型和Ⅱ型呼吸衰竭，两者均有严重缺氧，区别是：Ⅰ型呼吸衰竭无 CO_2 潴留，出现低钾血症；Ⅱ型呼吸衰竭伴有 CO_2 潴留，出现高钾血症。

第3节　肝性脑病

情境案例 15-2

一位62岁男子餐后出现恶心、呕吐,呕吐物呈咖啡色,约650ml,2h后出现意识模糊,不能被唤醒,小便失禁紧急送医。经询问病史得知患者患慢性乙肝三十余年,10年前确诊其患有肝硬化。经查脑电图有明显异常。

肝性脑病(hepatic encephalopathy)是继发于严重肝脏疾病的神经精神综合征。根据毒性物质进入机体的途径不同,肝性脑病可分为内源性和外源性两大类。内源性多见于重型病毒性肝炎等引起的急性肝损伤。常为急性经过,无明显诱因,肝功能障碍明显。外源性常由门脉性肝硬化等慢性肝脏疾病引起的门静脉高压症发展而来,呈慢性经过,常有明显诱因。

根据发生速度不同,肝性脑病可以分为急性和慢性肝性脑病。急性肝性脑病起病急,病情凶险,患者多在数日内死亡。慢性肝性脑病病情进展缓慢,病史长,病情逐渐加重,最后出现肝性脑病。

临床链接:肝性脑病脑电图检查

脑电图检查对肝性脑病具有一定的诊断价值。典型的改变为节律变慢,主要出现普遍性每秒4~7次的θ波,有的也可出现每秒1~3次的δ波,昏迷时两侧同时出现对称的高波幅δ波。

情境对话

学生:老师,有一中年男子光天化日之下在商场随地小便,经值勤保安询查发现该男子说话前言不搭后语,甚至意识不到自己行为有失,送至医院检查后诊断为肝性脑病。肝性脑病患者的行为怎么会如此失常?

老师:这不奇怪。肝性脑病是一种继发于肝功能障碍的严重神经精神综合征,患者可表现出性格与行为异常。

学生:那怎样才能判断出这种行为异常与肝性脑病有关呢?

老师:患者的行为除与其年龄、身份不符以外,智力也会明显降低。可以通过询问患者“100-7-?”之类的简单问题检查患者是否智力异常。另外患者有明显的扑翼样震颤。

学生:那肝性脑病晚期会有什么表现呢?

老师:晚期患者会完全丧失意识,不能唤醒,进入昏迷状态。

学生:那护理患者应注意什么呢?

老师:主要是防止上消化道出血、感染,少吃蛋白质食物等。

学生:是否需要服用护肝药物?

老师:药物必须在医生指导下服用,毕竟大多数药物在肝脏中代谢,滥用药物会使本来就有病的肝脏雪上加霜。

学生:哦,我又知晓了一些与临床联系的知识,谢谢老师。

一、肝性脑病的发病机制

肝性脑病的发病机制尚不完全清楚。一般情况下,肝性脑病时脑组织没有明显的特异性形态学变化。因此,目前多认为是由于脑组织的代谢和功能障碍所致。

(一)氨中毒学说

很早人们就发现肝硬化的患者在口服含氮物质或进食大量蛋白质后可出现肝性脑病的症状。据统计,80%~90%的肝性脑病患者伴有血液及脑脊液中氨浓度增高,这些均提示肝性脑病的发生与血氨升高有明显关系。

1. 血氨升高的原因　在正常情况下,氨的生成与清除保持动态平衡。氨在肝脏中经鸟氨酸循环合成尿素是维持此平衡的关键。一般只有肝脏清除氨功能发生障碍时血氨水平才会上升。

(1)氨清除不足:当肝功能受损时,由于代谢障碍,供应肝脏的ATP不足,再加上肝内酶系统受损,鸟氨酸循环发生障碍,导致氨的清除不足。

(2)氨的产生增多:由于门静脉高压导致肠黏膜淤血、水肿,再加上胆汁等消化液分泌减少,消化、吸收和排空功能降低，肠道细菌活跃，未被吸收的蛋白质经细菌分解，产氨增多。另外肝硬化患者常合并上消化道出血，血液中蛋白质在肠道中分解也会产生大量的氨。

2. 氨对脑的毒性作用

(1) 干扰脑细胞的能量代谢：由于脑功能复杂，消耗的能量很多，而所需能量多来自葡萄糖氧化。氨主要是通过干扰脑细胞葡萄糖生物氧化过程，使能量生成减少及消耗过多，不能维持正常的功能活动而出现功能障碍。

(2) 脑内神经递质发生改变：正常时脑内兴奋性神经递质与抑制性神经递质保持动态平衡，血氨增高可使兴奋性神经递质（谷氨酸、乙酰胆碱）减少而抑制性神经递质（谷氨酰胺、γ-氨基丁酸）增多，神经递质间的平衡失调，导致中枢神经系统功能紊乱。

(3) 氨对神经细胞膜的抑制作用：氨可以与钾离子竞争进入细胞内，造成细胞内外钾离子与钠离子分布异常，干扰神经细胞传导活动。氨能干扰细胞膜上 Na^+-K^+-ATP 酶的活性，影响复极后细胞膜的离子转运，使膜电位变化和兴奋性异常。

（二）假神经递质学说

脑干网状结构中的上行激动系统对维持大脑皮质的兴奋性和觉醒具有特殊的作用。上行激动系统中存在的神经递质很多，其中最重要的神经递质是去甲肾上腺素与多巴胺。

正常情况下人体进食的蛋白质在肠道中分解为氨基酸，其中芳香族氨基酸可形成苯乙胺和酪胺，这两种物质需经肝脏分解而解毒。但肝功能异常时这些物质无法被清除而导致血液中苯乙胺和酪胺浓度升高。苯乙胺和酪胺进入脑组织后形成苯乙醇胺和羟苯乙醇胺，其化学结构与正常的神经递质去甲肾上腺素和多巴胺很相似，但其生理功能仅为正常神经递质的 1/10，故称假神经递质。假神经递质被脑细胞摄取并竞争性地与正常神经递质争夺突触，导致神经传导发生障碍，大脑皮质不能维持觉醒状态，出现意识障碍与昏迷等。

（三）血浆氨基酸失衡学说

正常人血液中支链氨基酸（如缬氨酸、亮氨酸、异亮氨酸）与芳香族氨基酸（如苯丙氨酸、酪氨酸、色氨酸）的比值是(3~3.5)∶1，而肝性脑病患者血浆芳香族氨基酸增多而支链氨基酸减少，支链氨基酸与芳香族氨基酸比例减小甚至出现倒置现象。由于芳香族氨基酸进入脑内增多，可产生大量的假神经递质，抑制正常神经递质的产生，导致患者出现意识障碍甚至昏迷。

除此之外，还有血清 γ-氨基丁酸等学说。

考点：氨中毒学说

二、肝性脑病的诱因

1. 上消化道出血　上消化道出血是最常见的诱因。肝硬化患者食管下段静脉丛曲张，曲张的静脉易破裂出血，血中的蛋白质在肠道细菌分解作用下产生大量的氨、硫醇等毒物。同时，出血还可造成循环血量减少和血压下降，使肝、脑、肾等重要器官缺血缺氧，诱发肝性脑病。

2. 感染严重　感染可使机体分解代谢增强，产氨量增多和血浆氨基酸失衡。另外，细菌和毒素可直接损害肝脏，感染可使血脑屏障的通透性增强，使脑对毒性物质的敏感性增高，从而诱发肝性脑病。

3. 电解质和酸碱平衡紊乱　各种原因引起碱中毒时，血液中的 NH_4^+ 转化为 NH_3，进入脑细胞内的 NH_3 增多，再加上肾小管上皮细胞产生的氨以铵盐形式排出减少，血氨浓度升高而诱发肝性脑病。

4. 其他　止痛、镇静、麻醉剂等使用不当，放腹水过多过快，摄入过量蛋白质，酒精中毒，便秘等均可引发肝性脑病。

情境案例 15-2 诊断分析

①患者慢性乙肝 30 余年，肝硬化 10 年；②餐后出现恶心、呕吐，呕吐物呈咖啡色，量约 650ml，出现消化道出血；③意识模糊，不能被唤醒，小便失禁，脑电图明显异常证明患者为肝性脑病，出现了神经精神症状。

诊断结论：肝性脑病。

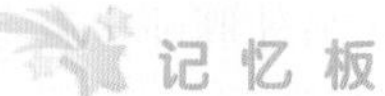

记忆板

肝性脑病是继发于严重肝脏疾病的一种神经精神综合征,消化道出血是肝性脑病最常见的诱因。

第4节　肾功能不全

情境案例 15-3

一位50岁妇女,因头晕目眩,乏力,恶心呕吐,不思饮食,全身水肿,胸闷气短,不能平卧,前来就诊。医生询问病史得知其10年前曾患慢性肾炎,近期出现少尿,大便干燥,皮肤瘙痒。实验室检查:尿蛋白+++,潜血++,肌酐1490μmol/L,尿素氮38mmol/L,血色素7.0g,二氧化碳结合力19mmol/L,血钾6.05mmol/L,血钙1.8mmol/L,血压(180/200)~(110~120)mmHg。

由于肾泌尿功能障碍,代谢产物、药物、毒物等在体内蓄积,水、电解质和酸碱平衡紊乱及肾脏内分泌功能障碍的病理过程称为肾功能不全。其晚期阶段称为肾衰竭(renal failure),根据起病缓急分为急性肾衰竭和慢性肾衰竭两种。

一、急性肾衰竭

急性肾衰竭是指各种原因导致肾脏泌尿功能急剧降低致使机体内环境出现严重紊乱的病理过程。主要临床表现有水中毒、氮质血症、高钾血症和代谢性酸中毒。根据发病后尿量的多少,可分为少尿型与非少尿型两种,临床上少尿型多见。

(一) 病因和分类

1. 肾前性急性肾衰竭　肾前性急性肾衰竭见于各种休克及急性心力衰竭。由于机体有效循环血量减少和肾血管强烈收缩,导致肾血液灌流量急剧减少,肾小球滤过率显著降低,出现尿量减少和氮质血症等表现。早期为功能性肾衰竭,晚期为器质性肾衰竭。

2. 肾性急性肾衰竭　毒物、长时间缺血和再灌注损伤等可引起急性肾小管坏死,这是引起肾性急性肾衰竭最常见的因素。另外,急性肾炎、狼疮性肾炎、恶性高血压等均可引起弥漫性肾实质损害,导致急性肾衰竭。

3. 肾后性急性肾衰竭　肾后性急性肾衰竭是指从肾盏到尿道口的任何部位梗阻所引起的急性肾衰竭。常见于双侧尿路结石、盆腔肿瘤和前列腺增生等引起的尿路梗阻。

(二) 发病机制

不同原因引起的急性肾衰竭,其发病机制不尽相同,但关键环节是肾小球滤过率下降。

1. 肾血流减少

(1) 肾灌注压下降:肾血流灌注压受全身血压影响很大,当动脉血压低于50~70mmHg时,肾血流量显著减少,肾小球滤过率降低。

(2) 肾血管收缩:当全身血容量减低时,交感-肾上腺髓质系统兴奋,肾素-血管紧张素系统活性增强,使肾入球小动脉明显收缩,肾小球滤过率降低。

2. 肾小球病变　急性肾炎、狼疮性肾炎等疾病均可使肾小球受累,滤过膜面积减少,导致肾小球滤过率降低。

3. 肾小管阻塞　肾小管坏死细胞脱落碎片可阻塞肾小管;异型输血时的血红蛋白、挤压综合征时的肌红蛋白、磺胺结晶等均可在肾小管内形成各种管型,阻塞肾小管管腔,管腔内压升高,从而使肾小球有效滤过压降低而产生少尿。

4. 原尿反流　肾小管上皮细胞变性、坏死,原尿即可经受损处反流回周围肾间质,除直接造成尿量减少外，还引起肾间质水肿，间质压力升高，压迫肾小球，造成囊内压升高，使肾小球滤过率减少，进一步加重少尿。

考点：少尿和无尿的标准

（三）机体功能和代谢变化

少尿型急性肾衰竭的发展过程可分为 3 个阶段。

1. 少尿期　少尿期是病情最危重的阶段。一般可持续 1～2 周，持续时间越久预后越差。

（1）尿变化：①少尿或无尿。24h 尿量为 100～400ml 称为少尿，若<100ml/24h，则称为无尿。主要原因是肾小球滤过率降低。②血尿、蛋白尿、管型尿。肾小球毛细血管壁通透性增大，红细胞、蛋白质及坏死脱落的上皮细胞等可出现在尿液中，形成血尿、蛋白尿和管型尿。③尿钠增高。与肾小管上皮细胞对钠的重吸收障碍有关。

（2）水中毒：由于尿量减少，加上体内分解代谢增强致内生水增多，以及输液过多等可引起水潴留，引起稀释性低钠血症和细胞水肿。

（3）高钾血症：是少尿期最常见的致死原因，也是急性肾衰竭最严重的并发症。原因有：①少尿导致肾排钾减少；②组织损伤、缺氧和酸中毒使细胞内钾外逸；③输入库存血或摄入富含钾的药物、食物等。

（4）代谢性酸中毒原因是：①肾小球滤过率降低，体内酸性代谢产物排出减少；②肾小管受损，排酸保碱功能降低；③体内分解代谢加强，酸性物质生成增多。

（5）氮质血症：是指血液中尿素、肌酐、尿酸等非蛋白氮含量显著升高。由于尿量减少，肾不能充分排出代谢产物及机体蛋白质的分解代谢增强，导致氮质血症。

2. 多尿期　患者尿量增加到 400ml/24h 以上时，表示已进入多尿期。此期肾小管上皮细胞开始再生，病情趋向好转。患者尿量逐渐增加，甚至可达每日 3000ml 以上，可持续 1～2 周。早期，由于肾功能未彻底恢复，体内潴留的代谢产物未排除干净，氮质血症、高钾血症和酸中毒并不能立即得到改善。后期，由于水、电解质大量排出，易发生脱水、低钾血症和低钠血症。

3. 恢复期　尿量渐恢复正常，血中非蛋白氮含量下降，水、电解质和酸碱平衡紊乱得到纠正。但肾功能需较长时间才能完全恢复。少数患者由于肾脏受损严重可转变为慢性肾衰竭。

非少尿型急性衰竭患者的肾脏病变和临床表现较轻，病程较短，并发症少，预后较好，其主要特点是：①尿量不减少，可为 400～1000ml/24h；②尿渗透压、尿密度低。

临床链接：透析指征

①急性肺水肿；②高钾血症；③高分解代谢状态；④无高分解代谢状态，但无尿 2 天或少尿 4 天以上；⑤二氧化碳结合力在 13mmol/L 以下；⑥血尿素氮 21.4～28.6mmol/L 或血肌酐 442μmol/L 以上；⑦少尿 2 天以上，并伴有体液过多、持续呕吐、烦躁或嗜睡等任一症状。

二、慢性肾衰竭

各种慢性肾脏疾病使肾单位发生进行性、不可逆性破坏，残存肾单位不能充分排出代谢废物和维持机体内环境稳定，导致代谢废物和毒物潴留，水、电解质和酸碱平衡紊乱及肾内分泌功能障碍的病理过程称为慢性肾衰竭。病程可迁延数月、数年，最后发展为尿毒症。

考点：慢性肾衰竭的原因

（一）病因

1. 肾疾病　最常见的病因是慢性肾炎。

2. 肾血管疾病　如高血压性肾小动脉硬化、结节性动脉周围炎等。

3. 慢性尿路梗阻　如肿瘤、尿路结石、前列腺增生等。

(二) 发病机制

慢性肾衰竭的发病机制尚不清楚,主要有以下几种学说。

1. 健存肾单位学说　慢性肾病时,随着病变发展,肾单位不断被破坏,当健存肾单位少到不足以维持正常的功能时,机体内环境紊乱,出现慢性肾功能不全的临床表现。

2. 矫枉失衡学说　肾功能障碍时,血液中某些溶质含量增多,机体通过代偿活动促使这些溶质排出以维持内环境稳定。但机体的这种矫正活动会引起其他器官功能、代谢的变化,使内环境进一步紊乱。

3. 肾小球过度滤过学说　由于大量肾单位被破坏,健存肾单位滤过负荷加重,会导致肾小球硬化而丧失功能。

(三) 机体功能、代谢变化

1. 尿的改变

(1) 夜尿:患者出现夜间尿量增多,甚至超过白天尿量,称为夜尿。

(2) 多尿:成人 24h 尿量超过 2000ml 称为多尿。这是因为:①原尿流经肾小管时速度增快,肾小管重吸收不充分;②原尿中溶质增多出现的渗透性利尿及肾的浓缩功能降低。

(3) 低渗、等渗尿:早期因肾浓缩功能下降而稀释功能正常,出现低渗尿。晚期则肾浓缩和稀释功能均下降,尿的渗透压接近血浆渗透压,称为等渗尿。

(4) 少尿:晚期,由于肾单位极度减少,滤过率极度降低,患者出现少尿。

(5) 尿液成分的变化:由于肾小球滤过膜通透性增加和肾小管上皮细胞受损,患者可出现蛋白尿、血尿。

2. 氮质血症

慢性肾衰竭患者,由于肾小球滤过率降低,血中肌酐、尿素等非蛋白含氮物质增加,出现质血症。

3. 水、电解质和酸碱平衡紊乱

(1) 水代谢紊乱:由于肾脏对水的调节能力下降,患者可出现脱水、水中毒和水肿等。

(2) 电解质代谢紊乱:由于肾脏对电解质的调节功能减退,可导致钠、钾、钙、磷代谢的失调。例如,多尿、呕吐及腹泻等可引起钠、钾丢失,出现低钠、低钾血症。少尿、酸中毒及感染等可造成钠水潴留及高钾血症。因尿排出的磷减少而出现高磷血症,并继发引起低钙血症。

(3) 代谢性酸中毒:由于肾小管排酸保碱功能降低,对 $NaHCO_3$ 的重吸收减少,以及磷酸、硫酸等排出减少。此外,机体分解代谢增强,酸性代谢产物生成增多,亦可促进酸中毒的发生。

4. 肾性高血压　因肾脏病变所引起的高血压称为肾性高血压。机制包括:①钠水潴留引起血容量和心输出量增多;②肾素-血管紧张素系统活性增强,外周血管收缩,阻力增大导致血压升高;③肾单位大量破坏,肾间质细胞合成扩血管物质减少。

5. 出血倾向　患者常表现为皮下瘀斑、牙龈出血、鼻出血及月经过多等。主要是由于体内蓄积的毒性物质能抑制血小板功能。

6. 肾性贫血　肾性贫血是最常见的并发症,且贫血程度与肾功能损害程度一致。发生机制是:①肾实质破坏,促红细胞生成素分泌减少;②毒性物质在体内蓄积可抑制骨髓的造血功能,破坏红细胞;③出血加重贫血。

三、尿 毒 症

尿毒症(uremia)是急、慢性肾衰竭的最严重阶段,除了水、电解质、酸碱平衡紊乱及肾脏内分泌失调外,还出现代谢产物和内源性毒物在体内蓄积而引起的一系列中毒症状。

考点:尿毒症的概念及机体主要变化

(一) 病因与发生机制

研究发现,尿毒症患者的血中有 200 多种代谢产物或毒性物质,其中很多可引起尿毒症的特异性症状，称为尿毒症毒素，常见的有甲状旁腺素、尿素、胍类、多胺等。

（二）机体功能、代谢变化

1. 神经系统　神经系统症状是尿毒症患者的主要表现，有以下两种形式。

（1）尿毒症性脑病：患者有头痛、头昏、烦躁不安、理解力和记忆力下降、幻觉等症状，严重时出现抑郁、嗜睡、昏迷等症状。发生机制可能与毒物潴留引发的脑水肿、脑缺血等有关。

（2）周围神经病变：可表现为下肢麻木、疼痛、腱反射减弱等，最后可出现运动障碍。发病机制是毒物潴留引发周围神经受损。

2. 消化系统　消化系统症状为最早出现和最突出的症状。表现为厌食、恶心、呕吐、腹泻、黏膜溃疡、上消化道出血等。发生机制可能与毒物潴留有关。

3. 心血管系统　主要表现为充血性心力衰竭和心律失常，晚期可出现心包炎。发生机制与水钠潴留、肾性高血压、酸中毒、高血钾、贫血及毒性物质作用等因素有关。

4. 呼吸系统　酸中毒时可因呼吸中枢兴奋出现深大呼吸，严重者可出现潮式呼吸，呼出氨味气体；因尿素刺激胸膜引起纤维素性胸膜炎。严重者因心力衰竭、水钠潴留等导致肺水肿。

5. 皮肤变化　因贫血可出现面色苍白；因毒性产物在体内蓄积对皮肤神经末梢刺激，引起皮肤瘙痒；因尿素随汗液排出沉积于汗腺口而形成白色结晶，称为尿素霜。

6. 免疫系统　主要表现为细胞免疫功能下降，中性粒细胞吞噬和杀菌能力下降，导致患者容易出现严重感染，是尿毒症患者的主要死因之一。

7. 内分泌系统　患者除了有肾脏内分泌功能障碍的表现外，还可因性激素代谢异常出现性功能障碍。男性患者可出现阳痿、精子量减少等表现；女性患者可出现月经异常等症状。

情境案例 15-3 诊断分析

①患者患慢性肾炎 10 年，出现尿毒症的表现，如头晕目眩、氮质血症、低钙血症等尿毒症表现。②患者血压 180/110～200/120mmHg，结合病史可诊断为肾性高血压。③周身水肿、胸闷气短等表现可诊断患者为心衰。

诊断结论：尿毒症、心力衰竭、肾性高血压。

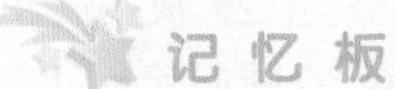

急性肾衰竭是指肾脏泌尿功能急剧降低，引起机体内环境出现严重紊乱。多表现为少尿型，常死于高钾血症。慢性肾衰竭常有各种代谢废物和毒物潴留，水、电解质和酸碱平衡紊乱及肾内分泌功能障碍。肾衰竭晚期出现尿毒症，突出表现为厌食、恶心、呕吐等消化系统症状，呼气有氨臭味。

自测题

一、名词解释

1. 心力衰竭　2. 端坐呼吸　3. 呼吸衰竭　4. 肝性脑病　5. 急性肾衰竭　6. 尿毒症

二、填空题

1. 心力衰竭根据其受损部位分为________、________、________。
2. 肝性脑病的发病机制主要有________和________学说。
3. 急性肾衰竭根据病因分为________、________和________3 类。
4. 少尿型急性肾衰竭一般可分________、________和________3 个阶段。
5. 慢性肾衰竭的患者常出现钙、磷代谢障碍，可表现为________和________。
6. 尿毒症患者一般________系统症状出现最早，可表现为________、________、________等。
7. 假性神经递质包括________和________，与正常神经递质________和________结构类似。
8. 呼吸衰竭根据________可分为Ⅰ型和Ⅱ型，其特点分别是________和________。

三、单项选择题

1. 呼吸衰竭最常见的原因是
   A. 上呼吸道急性感染　B. 肺栓塞
   C. 异物阻塞气道　D. 过量使用麻药
   E. 寒冷
2. 左心力衰竭时最常见的临床表现是
   A. 颈静脉怒张　B. 呼吸困难
   C. 发绀　D. 胃肠道淤血
   E. 肝区疼痛
3. 呼吸衰竭的诊断标准是
   A. 动脉血氧分压低于 70mmHg
   B. 动脉血二氧化碳分压高于 60mmHg
   C. 动脉血氧分压低于 60mmHg 伴有或不伴有动脉血二氧化碳分压高于 50mmHg
   D. 动脉血二氧化碳分压低于 60mmHg
   E. 以上均不对
4. 急性肾衰竭患者出现电解质紊乱中,最为严重的是
   A. 低钠血症　B. 高血磷
   C. 低血钙　D. 高钾血症
   E. 低血氯
5. 患者,男性,50 岁,因全身水肿 18 天入院。入院后 24h 的尿量为 320ml,其排尿情况为
   A. 无尿　B. 少尿
   C. 正常　D. 尿潴留
   E. 多尿
6. 患者如果气道阻塞出现吸气性呼吸困难,那么阻塞部位应该位于
   A. 胸外段　B. 胸内段
   C. 支气管　D. 细支气管
   E. 以上都不对
7. 患者,男性,65 岁,慢性阻塞性肺病史 20 年。近 1 年咳嗽加重,痰多,黏稠脓痰,呼吸困难。血气分析:PaO_2 45mmHg,$PaCO_2$ 90mmHg,应诊断为
   A. 慢性肺炎　B. Ⅰ型呼吸衰竭
   C. Ⅱ型呼吸衰竭　D. 急性呼吸窘迫综合征
   E. 左心衰竭
8. 心力衰竭最常见的诱因是
   A. 过度劳累　B. 脱水
   C. 摄入盐过多　D. 感染
   E. 药物影响
9. 下列哪项是左心衰竭的临床表现
   A. 颈静脉怒张　B. 肝大
   C. 皮下水肿　D. 呼吸困难
   E. 肝区胀痛
10. 肝性脑病最常见的诱因是
    A. 发热　B. 大量放腹水
    C. 感染　D. 上消化道出血
    E. 饮酒

四、简答题

1. 简述心力衰竭的原因与诱因。
2. 简述呼吸衰竭的发生机制。

五、情境案例讨论

病历摘要:患者,男性,75 岁,30 余年前始出现反复咳嗽、咳痰,冬春季节多发,每年发作 3~5 次,每次持续 2~3 周经治疗后好转。10 年前出现活动后气促,进行性加重。2 年前始出现双下肢水肿,多在午后出现,次晨消失。1 周前上述症状加重,咳脓性痰,不能平卧,并双下肢水肿,感头昏,精神、食纳差。既往有吸烟史 30 年。查体:T 38℃, P 124 次/分, R 25 次/分, BP 135/80mmHg,颈静脉怒张,桶状胸,双肺叩诊呈过清音,双肺呼吸音减弱,呼气相延长,双肺可闻及散在性干湿啰音。肝肋下 2cm,有压痛。心界向左扩大,心率 124 次/分,双下肢胫前以下呈凹陷性水肿。

问题:该患者患有哪些疾病?

(田　玮)

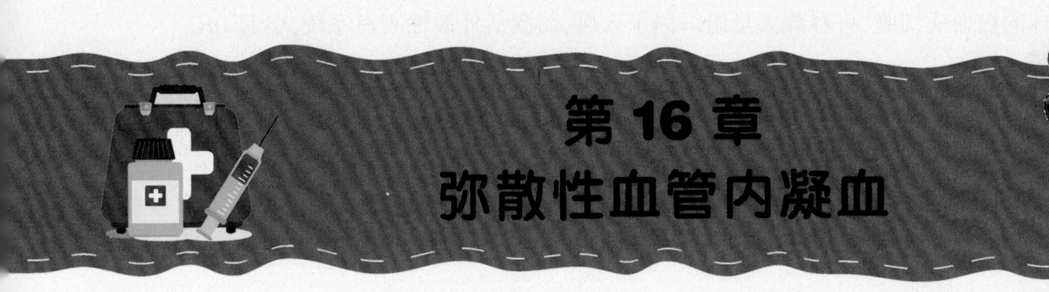

第 16 章 弥散性血管内凝血

休克晚期往往难以逆转，是因为此期微循环衰竭，一旦并发 DIC，则病情会进一步恶化。什么是 DIC？为什么 DIC 如此凶险？哪些病因可以引起 DIC？通过本章学习将为你揭开 DIC 的神秘面纱！

第 1 节　概　　述

弥散性血管内凝血（disseminated or diffuse intravascular coagulation，DIC）是指机体在致病因子的作用下，引起的一种以凝血系统激活为始动环节，以广泛微血栓形成、继发性纤维蛋白溶解功能亢进和相继出现的止、凝血功能障碍为病理特征的临床综合征。DIC 是临床上常见的病理过程，见于很多严重疾病发病的中间环节，是一种危重的临床综合征，并不是一种独立的疾病。

情境案例 16-1

女性患者，29 岁，孕 38 周，因胎盘早剥、胎儿宫内窘迫行剖宫产术，术中发现子宫不完全破裂，腹腔积血 300ml，血尿 100ml，胎儿娩出已死，产妇状况差。行子宫全切，血压仍不稳，抽血化验：PT（凝血酶原时间）>60s，血小板 80×10^9/L，TT（凝血酶时间）>60s，Fbg（纤维蛋白原定量）<1000mg/L，3P 试验阳性。输血及抢救，血压仍进行性下降，2h 后因抢救无效死亡。

考点：DIC 的概念

第 2 节　DIC 的病因和发生机制

一、DIC 的病因

引起 DIC 的病因很多，其中以感染性疾病最常见，其次是恶性肿瘤、产科意外、严重的组织损伤等，见表 16-1。

表 16-1　DIC 的常见病因

病因	常见病
感染性疾病	细菌感染、败血症、病毒性肝炎、流行性出血热、病毒性心肌炎等
恶性肿瘤	肺、消化及泌尿系统癌，白血病，绒毛膜上皮癌，子宫颈癌，恶性葡萄胎，各种转移癌等
产科疾病	流产、妊娠高血压综合征、子痫及先兆子痫、羊水栓塞、胎盘早剥、宫内死胎等
严重组织损伤	大手术、器官移植术、严重软组织创伤、挤压综合征、大面积烧伤等

二、DIC 的发生机制

DIC 发病机制较为复杂，但都是通过各种途径激活内源性或外源性凝血系统，引发一系列以凝血功能失常为主的病理生理改变。

（一）组织因子释放

大手术、严重创伤、烧伤、感染、产科意外等导致的组织损伤，恶性肿瘤或实质脏器坏死，白血病放疗、化疗后被破坏的白血病细胞,可释放大量组织因子入血,而激活外源性凝血系统,引起 DIC。

知识拓展

组织因子

组织因子是一种脂蛋白复合物,含有大量磷脂,广泛存在于人、动物的组织细胞中,脑、肺和胎盘的含量尤为丰富。感染、组织损伤、内毒素血症时组织因子释放入血浆,在 Ca^{2+} 存在的条件下,组织因子与因子Ⅶ结合,形成复合物,后者激活因子Ⅹ生成活化的Ⅹa,并与 Ca^{2+}、因子Ⅴ和血小板磷脂相互作用形成凝血酶原激活物,逐步完成凝血过程。

(二) 血管内皮细胞损伤

血管内皮细胞广泛损伤是 DIC 发生发展的关键环节。严重感染、内毒素、缺氧、酸中毒、抗原抗体复合物等,均可损伤血管内皮细胞,可导致:①受损的血管内皮细胞释放组织因子,启动外源性凝血系统;②血管内皮受损可引起血小板黏附、聚集和释放反应,使凝血过程加速;③内皮下胶原纤维等组织成分暴露,接触并激活凝血因子Ⅻ为Ⅻa,同时Ⅻa 又可激活激肽系统,进一步激活Ⅻ因子,使内源性凝血系统反应加速,引起 DIC。

(三) 血细胞的大量破坏及血小板被激活

1. 红细胞的大量破坏　在急性溶血性贫血时,如恶性疟疾、异型输血等,红细胞大量破坏可释放出大量 ADP 等促凝物质,促进血小板黏附和聚集,促进凝血。

2. 白细胞的破坏　中性粒细胞和单核细胞含有促凝物质,在严重感染、体外循环,或急性早幼粒细胞性白血病大剂量放、化疗时,致白细胞大量杀伤,释放组织因子,启动外源性凝血系统。

3. 血小板的激活　内毒素、免疫复合物、补体成分等可直接损伤血小板,促进血小板的激活、黏附、聚集,可加速血凝,促进血栓形成,引起 DIC。

(四) 促凝物质入血

急性坏死性胰腺炎时,大量胰蛋白酶入血,促使凝血酶原激活生成凝血酶,蛇毒的促凝成分可激活或加强凝血因子的活性,促进 DIC 发生。某些肿瘤细胞可分泌促凝物质。

综上所述,引起 DIC 的机制并不是单一的,通常是多个环节综合作用的结果。

考点:导致 DIC 的病因、发生机制

第 3 节　影响 DIC 发生发展的因素

凡能改变正常血液凝固与抗凝血系统动态平衡的因素,都可直接影响 DIC 的发生发展。下述因素在 DIC 发生发展中较为常见且重要,应尽可能及早采取相应措施。

一、单核-巨噬细胞系统功能损害

单核-巨噬细胞系统具有强大的吞噬功能,可清除血液中凝血酶、纤维蛋白原、纤溶酶、纤维蛋白降解产物(FDP)、激活的凝血因子及内毒素等,当机体出现感染性休克、创伤时,单核-巨噬细胞系统因吞噬大量细菌、坏死组织,使其功能受到抑制或损害,可促进 DIC 的发生。

二、肝功能严重障碍

正常肝细胞既能生成又能清除凝血与抗凝物质。当肝功能严重障碍时,可使凝血、抗凝及纤溶物质生成减少,破坏了凝血与抗凝血系统之间的动态平衡。当肝细胞大量坏死时,可释放组织因子入血,增加了血液的凝固性,易导致 DIC 的发生。

三、血液高凝状态

某些生理或病理情况下,血液中凝血因子及血小板含量或活性升高,形成有利于血栓形成的状态,称为血液高凝状态。通常,妊娠末期的妇女呈生理性高凝状态,因此,当发生宫内死胎、胎盘早剥

和羊水栓塞等产科意外时，极易导致 DIC。肾病综合征、白血病、恶性肿瘤晚期及妊娠高血压综合征引起的继发性高凝状态，均可造成血液凝固性增高而促发 DIC。酸中毒可损伤血管内皮细胞，启动内源性凝血系统，可诱发 DIC 的发生。

四、微循环障碍

休克等导致微循环障碍，使毛细血管通透性增强，血浆成分外渗，血流缓慢或停滞、血液黏度增高，又因严重缺氧、酸中毒和白细胞的介质作用使内皮细胞损伤，有利于 DIC 的发生。低血容量时，肝、肾血流量减少，清除凝血及纤溶产物的功能降低，也可促使 DIC 的发生。

考点：影响 DIC 发生发展的因素

第 4 节　DIC 的分期与分型

一、DIC 的分期

根据 DIC 的病理生理特点及发展过程，典型病程可分为以下 3 期。

1. 高凝期　因各种病因导致机体凝血系统被激活，促使凝血酶生成明显增多，血液呈高凝状态，各脏器微循环内可有微血栓形成。但部分患者（尤其是急性 DIC 者）临床症状不明显。实验室检查：凝血时间缩短，血小板黏附性增高等。

2. 消耗性低凝期　继高凝期之后，因微循环内广泛微血栓形成，造成凝血因子大量消耗，血小板明显减少。此期常继发性纤溶系统激活，血液转入低凝状态，患者出现不同程度的出血倾向。实验室检查：出血时间、凝血时间及凝血酶原时间延长，血小板数量及纤维蛋白原含量明显减少。

3. 继发性纤溶功能亢进期　此期，因凝血酶及活化凝血因子Ⅻa 激活了纤溶系统，使纤溶酶原转变为纤溶酶，促使纤维蛋白降解产物（FDP）大量生成，纤溶酶和 FDP 有很强的抗凝作用，患者可出现严重的出血倾向。实验室检查：血小板数量及纤维蛋白原含量明显减少，凝血时间、凝血酶原时间延长，FDP 形成增多，血浆鱼精蛋白副凝固试验（3P 试验）阳性等。

考点：DIC 典型病程各期特点

临床链接：3P 试验

鱼精蛋白副凝固试验（plasma protamine paracoagulation test）简称 3P 试验。凝血过程中形成的纤维蛋白单体可与 FDP 形成可溶性纤维蛋白单体复合物，鱼精蛋白具有使纤维蛋白单体从可溶性复合物游离出来的特性，纤维蛋白单体再聚合成不溶性纤维蛋白丝，呈纤维状，絮状或胶冻状态沉淀，这种不需要加凝血酶使血浆发生的凝固，称为副凝固。该试验阳性反映纤溶亢进，纤维蛋白单体增多。正常值为阴性。3P 试验阳性，常见于 DIC 伴继发性纤溶的早期。而在 DIC 后期，因纤溶物质极为活跃，纤维蛋白单体及大分子 FDP 均被消耗，3P 试验反呈阴性。

二、DIC 的分型

（一）按临床经过分型

1. 急性型　可在数小时或 1～2 天发生，多见于严重感染、休克、羊水栓塞、异型输血及器官移植后排斥反应等。主要临床表现为出血和休克，分期不明显，病情恶化快。

2. 亚急性型　可在数天内逐渐发生，临床表现介于急性型和慢性型之间，常见于恶性肿瘤转移，宫内死胎等。

3. 慢性型　发病缓慢，病程较长，临床表现不明显，常以某些实验室检查异常或某器官功能不全为主要表现，此类病例往往在尸检后才被发现。

（二）按照机体的代偿状态分型

1. 失代偿型　失代偿型常见于急性型 DIC。由于凝血因子和血小板消耗过度，机体一时难以充分代偿，患者出现明显的出血和休克症状，实验室检查：血小板及纤维蛋白原等凝血因子明显减少。

2. 代偿型 代偿型常见于轻症 DIC,此时凝血因子和血小板的消耗与代偿处于动态平衡状态,临床表现为不明显或仅有轻度出血,实验室检查也常无明显异常,易被忽视。

3. 过度代偿型 过度代偿型主要见于慢性型 DIC 或 DIC 恢复期。此型凝血因子和血小板的代偿型生成超过消耗,临床症状不明显,实验室检查:纤维蛋白原及凝血因子呈暂时性升高。

考点:DIC 的分型及各型的主要特点

第 5 节 DIC 时机体的功能变化及临床表现

一、凝血功能障碍——出血

凝血功能障碍——出血为大多数 DIC 患者(70%~80%)的初发症状,多为突然发生,可出现皮瘀斑或紫癜、牙龈出血、呕血、黑便、咯血、血尿、阴道出血等。出血程度不一,轻者创口(手术创面或采血部位)渗血不止,重者可有胃肠道、肺及泌尿生殖道等内脏器官出血。主要与凝血物质大量消耗、继发性纤溶亢进及纤维蛋白(原)降解产物形成等因素有关。

二、微循环功能障碍——休克

急性型 DIC 常引起休克,而休克的后期又常继发 DIC,两者互为因果,形成恶性循环。导致休克的机制:①广泛微血栓形成和多部位出血,造成微循环障碍和回心血量急剧减少;②因广泛而严重出血,血容量下降,引起有效循环血量不足;③心肌缺血,收缩力减弱,导致心排血量减少;④由于补体、激肽、纤溶系统的激活及 FDP 形成,促进微血管舒张,外周阻力降低,导致血压下降。

情境案例 16-1 诊断分析

1. 病因:胎盘早剥、子宫不完全破裂、宫内死胎。
2. 体征:腹腔积血、血尿,子宫切除输血后血压仍进行性下降。
3. 实验室检查:各项指标结果支持 DIC 诊断。

诊断结论:休克,弥散性血管内凝血(DIC)。

三、微血栓形成——多器官功能障碍

DIC 发生时,因微血管中广泛的微血栓形成,使许多器官血液灌流量减少,致使组织缺氧,局灶性变性坏死,并逐步导致受累器官功能障碍。轻症者造成个别器官部分功能障碍,重症者则可引起多器官功能衰竭,甚至死亡。

四、红细胞机械性损伤——贫血

贫血是 DIC 患者通常伴有的一种特殊类型的贫血,称微血管病性溶血性贫血,其特点是:患者有急性溶血的表现,如发热、黄疸、皮肤黏膜苍白及血红蛋白尿,外周血涂片中可见裂体细胞,呈盔形、星形、新月形等外形的红细胞碎片,因碎片脆性高易发生溶血。裂体细胞产生的机制是由于微血管内广泛微血栓形成时,红细胞流过纤维蛋白网孔时,受到血流冲击、挤压和扭曲作用,因机械性损伤而变形(图 16-1,图 16-2)。

五、DIC 的防治原则

积极预防和迅速去除导致 DIC 的致病因素,针对 DIC 的不同病因进行防治。主要通过疏通被微血栓阻塞的微循环,扩充血容量,解除血管痉挛,早期应用抗血小板药物等方法,有效防止新的微血栓形成,并尽快建立起凝血与纤溶之间新的动态平衡。

通过应用人工心肺机、血液透析等办法,保护和维持心、肺、脑、肾等重要器官功能。应做好各项基础护理,定时测量体温、脉搏、呼吸、血压,观察尿量、尿色变化。严密观察病情变化,预防并发症发生。

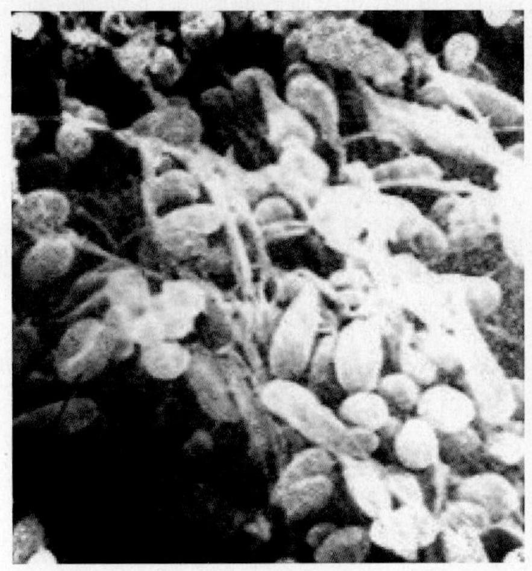
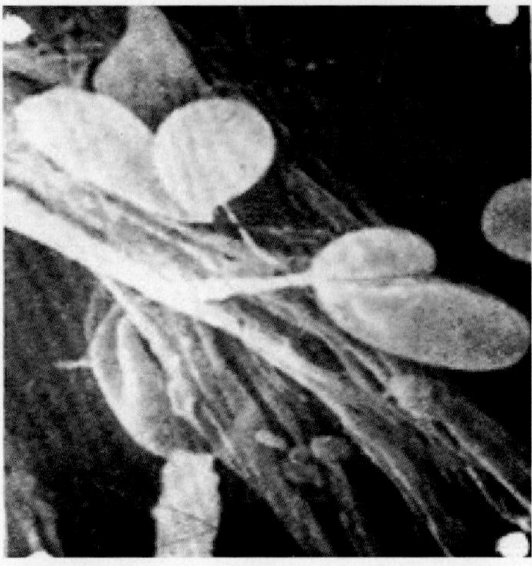

图 16-1　红细胞悬挂在纤维蛋白索上(电镜)

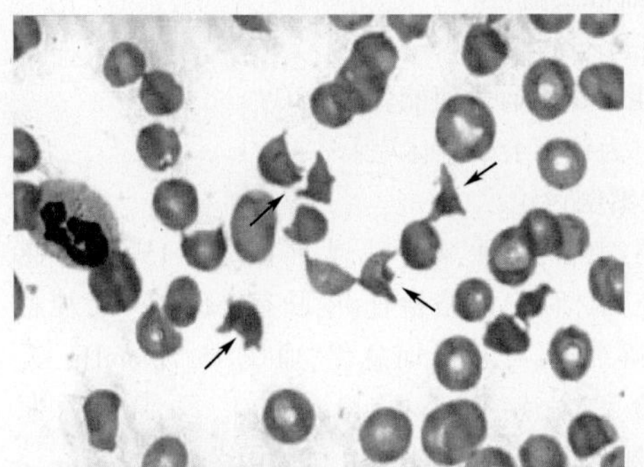

图 16-2　DIC 血象(裂体细胞)

记忆板

DIC 的病因:感染性疾病、恶性肿瘤、产科意外、严重的组织损伤等,感染性疾病最多见。

DIC 主要表现:出血、休克、多器官功能障碍和微血管病性溶血性贫血。

情境对话

学生: 老师,我在产科实习时遇到一位 DIC 的患者,非常危险,庆幸的是,经过多科室联合及时抢救,保住了性命。

老师: 我也参加了抢救,当时产妇胎盘早剥引起大出血之后就出现了 DIC。

学生: 老师,如何才能及早发现 DIC 呢?

老师: 医护人员的警惕性很重要。凡是严重创伤入院的患者都要引起注意,例如,孕妇在妊娠末期血液处于高凝状态,本身就存在发生 DIC 的风险,一旦有胎盘早剥、产后出血等产科意外发生,应定时测量生命体征,抽取凝血系列、血常规、血生化标本送检很重要,必要时预防性用药也非常有价值。

学生: 我懂了,老师,预防和治疗一样重要。作为实习护士,我一定要密切观察每一位患者的生命体征,做好各项护理,一旦发现异常及时汇报……

自测题

一、名词解释

DIC

二、填空题

1. DIC 发生发展的影响因素有________、________、________和________。
2. 根据 DIC 发生后的血液凝固性变化特点,典型病程可分为________、________和________等三期。
3. 临床上,DIC 患者主要表现为________、________、________和溶血性贫血。
4. 按 DIC 的病程及发生速度,可将其分为________、________和________等三型。
5. 根据机体代偿状态可将 DIC 分为________型、____

____型和________型。

三、单项选择题

1. DIC 的最主要特征是
   A. 广泛微血栓形成　B. 凝血因子大量消耗
   C. 纤溶过程亢进　D. 凝血功能紊乱
   E. 严重出血
2. 下述哪项不是 DIC 的病因
   A. 细菌感
   B. 恶性肿瘤转移
   C. 严重挤压伤
   D. 单核-巨噬细胞系统损坏
   E. 白血病
3. 妊娠期高凝状态与下述哪项无关
   A. 凝血因子及血小板增多
   B. 纤溶活性增高
   C. 脂血症
   D. 抗凝活性降低
   E. 高胆固醇血症
4. 大量组织因子入血的后果是
   A. 激活内源性凝血系统
   B. 激活外源性凝血系统
   C. 激活补体系统
   D. 激活激肽系统
   E. 激活纤溶系统
5. 下列哪项是导致 DIC 的关键环节
   A. 血液高凝状态
   B. 肝功能障碍
   C. 血管内皮细胞受损
   D. 单核-巨噬细胞功能抑制
   E. 脂血症
6. 在 DIC 引起出血的原因中，下列哪一项是错误的
   A. 血小板数目减少
   B. 凝血因子大量消耗
   C. 纤维蛋白降解产物(FDP)减少
   D. 毛细血管壁通透性增加
   E. 继发性纤溶活性加强
7. 下述哪项不是 DIC 时产生休克的机制
   A. 回心血量减少　B. 出血
   C. 补体激活　D. 儿茶酚胺增加
   E. FDP 形成
8. DIC 造成的贫血属于
   A. 缺铁性贫血
   B. 中毒性贫血
   C. 大细胞性贫血
   D. 微血管病性溶血性贫血
   E. 失血性贫血

四、简答题

1. 肝功能严重障碍为何能促发 DIC？
2. DIC 时为什么会发生休克？

五、情境案例讨论

病例摘要：患者，女性，45 岁。大面积烧伤 15 天，伴感染性休克而入院。体格检查：皮肤有瘀斑、瘀点，神志不清、脉搏细速、呼吸浅而急促、血压 75/50mmHg，无尿。实验室检查：血小板 40×10^9/L，纤维蛋白原 1.0g/L，凝血酶原时间延长，3P 试验阳性。

问题：

1. 患者处于休克的哪一期？
2. 该患者出血原因可能是什么？为什么？
3. 休克与 DIC 有什么关系？

（黄海珊）

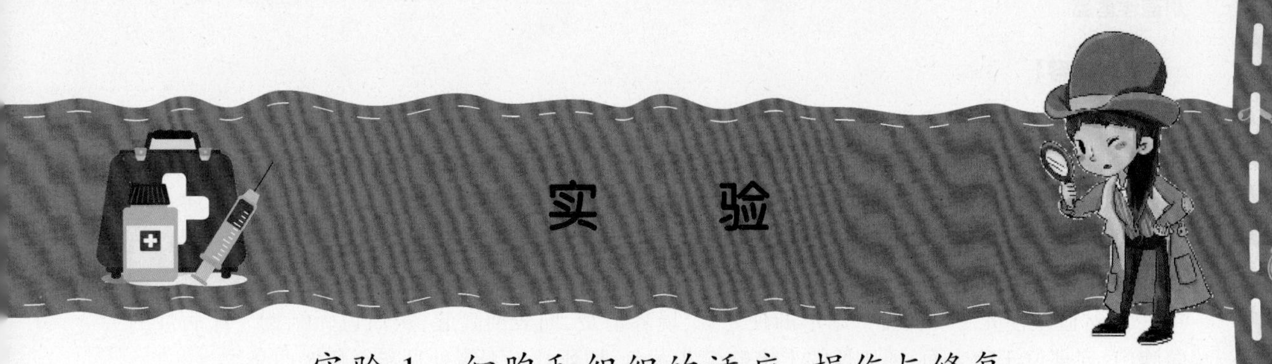

实验

实验1　细胞和组织的适应、损伤与修复

【实验目的与要求】

1. 能识别常见的萎缩、变性、坏死大体标本的形态变化。

2. 会分辨肾小管上皮细胞水肿、肝脂肪变、肉芽组织的镜下病变特点。

【实验内容】

一、大体标本观察

1. 肾盂积水　肾体积增大，切面见肾盂肾盏明显囊性扩张，肾实质萎缩变薄，皮髓质分界不清。

2. 肾(小管上皮细胞)水肿　肾体积增大，包膜紧张，颜色变淡，切面隆起，切缘外翻。

3. 肝脂肪变　肝体积增大，包膜紧张，淡黄色，切面隆起，边缘外翻，有油腻感。

4. 干酪样坏死　肾标本切面。肾体积缩小，切面见多个大小不等坏死灶。坏死灶形状规则呈圆形，与周围组织分界清，坏死物黄白色，质松软，似干酪样。

5. 足干性坏疽　标本为外科截肢的单足整体。坏死部足趾体积缩小，黑色，干燥，质硬，与趾根部正常组织分界清楚。

二、病理切片观察

1. 肾小管上皮细胞水肿　肾小管管腔狭窄，不规则。肾小管上皮细胞体积增大，胞质内有大量红染的细颗粒状物。

2. 肝脂肪变　肝细胞大小不一，肝索排列紊乱，肝血窦受压变窄。部分肝细胞体积明显增大，胞质内出现圆形或椭圆形空泡。空泡大小不等，边缘清晰。空泡较大时，核被挤向一侧。

3. 肉芽组织　近创面有大量新生的毛细血管向创面呈袢状弯曲，其间有较多的成纤维细胞、渗出液和各种炎细胞。深部肉芽组织血管、渗出液及炎细胞数量减少，而出现较多与创面平行的胶原纤维。

【实验报告】

1. 描述肝脂肪变性或肾(小管上皮细胞)水肿肉眼形态变化。

2. 绘出肾细胞水肿、肉芽组织病变镜下简图。

(张国江)

实验2　局部血液循环障碍

【实验目的与要求】

1. 观察肝、肺淤血的病变特点。

2. 能识别混合血栓的形态特点及血栓的类型，并了解可能引起的后果。

3. 能辨认梗死的类型及形态特点，并了解其发生原因和后果。

4. 观察家兔空气栓塞的表现及后果。

【实验内容】

一、大体标本观察

1. 慢性肝淤血,又称槟榔肝　肝脏体积增大,切面可见暗红色条纹与浅黄色条纹相间。呈暗红色区域为肝小叶中央静脉及窦状隙的淤血,淡黄色区域为肝细胞脂肪变性。

2. 脑出血　大脑水平切面,显示内囊及脑室。右侧内囊区严重出血,破坏部分脑组织,呈黑色。出血灶的血液破入脑室。

3. 脾贫血性梗死　切面见一扇形的梗死灶,境界清楚,向表面隆起,灰白色无结构。此病灶的尖端向脾门,底部位于脾表面,梗死灶的上缘略带灰黄色,梗死灶近下缘处见灰红色弯曲条纹。

4. 肺出血性梗死　切面见 3 个略呈三角形的病灶,病灶底部位于肺表面,病灶尖端向肺门,境界分明,呈黑褐色,实变。

5. 肠出血性梗死　小肠一段,灰白、壁较薄,黏膜皱襞清晰的为正常肠段;梗死的肠段呈黑褐色,无光泽,肠壁肿胀增厚,黏膜皱襞增粗或消失;与正常肠壁无明显界限。

二、病理切片观察

1. 肺褐色硬化　肺泡壁增厚,肺泡壁毛细血管扩张充血;部分肺泡腔内含心衰细胞或含铁血黄素(褐色),部分肺泡内有淡红色水肿液;部分肺泡壁内可见红染的胶原纤维束(硬化)。

2. 槟榔肝　肝小叶内中央静脉及其周围肝血窦扩张,其中充满红细胞;中央静脉周围肝索萎缩,小叶边缘的肝细胞轻度脂肪变性。严重时相邻肝小叶的淤血区相互连接。

3. 混合血栓　低倍镜,血管腔内可见淡红色不规则小梁与暗红色区域交织存在。高倍镜,淡红色区域为均匀无结构的血小板梁,呈不规则的平行条纹;血小板梁边缘附有中性粒细胞,血小板梁之间有纤维蛋白网及红细胞。

三、动物实验(家兔空气栓塞)

实验动物:家兔。

实验器械:兔台、注射器(10ml)、剪刀、血管钳、托盘等。

【实验步骤】

1. 观察并记录正常家兔呼吸、角膜反射、瞳孔大小、口唇颜色。

2. 用 10ml 注射器向家兔耳缘静脉迅速推注空气 5~10ml。

3. 观察家兔表现并做记录。

4. 家兔呼吸停止后即剖开胸腔,通过扩张的右心耳薄壁可见空气泡,结扎心脏周围血管取下心脏,放在盛水的玻璃器皿中,在水面下切开右心房,注意观察泡沫状血液的流出。

5. 实验结果记录。

家兔空气栓塞实验记录

分类	呼吸	角膜反射	瞳孔大小	口唇
注空气前				
注空气后				
解剖观察				

【实验报告】

1. 手提重物时指端会有何变化？如何解释。

2. 血栓、栓塞、梗死、坏死相互间的关系和异同点有哪些？

3. 绘出慢性肺淤血、慢性肝淤血镜下病变简图。

4. 解释家兔死亡原因及观察到的现象。

（许煜和）

实验3　炎　　症

【实验目的与要求】

1. 能识别纤维素性炎、化脓性炎、变质性炎（急性重型肝炎）、增生性炎（子宫颈息肉）等的病变特点。

2. 会分辨各类炎细胞的特点。

【实验内容】

一、大体标本观察

1. 纤维素性炎（纤维素性胸膜炎、绒毛心）　胸膜不光滑，失去正常光泽，表面有薄层灰白色纤维素覆盖。心包脏层及壁层不光滑，失去正常光泽，有一层灰白色渗出物附着，呈绒毛状。

2. 假膜性炎（菌痢）　结肠黏膜表面有一层灰黄色、糠皮样假膜，部分假膜有脱落形成大小不一、形状不规则的浅表溃疡。肠壁因充血水肿而增厚。

3. 脑、肝及肺脓肿　切面有脓腔，腔内脓液大部已流失，只在脓肿壁上附有少许脓性物质，周围有纤维组织包绕，边界清楚。

4. 化脓性阑尾炎（蜂窝织性阑尾炎）　阑尾肿胀变粗，浆膜面充血，附有黄白色脓性渗出物。切面阑尾壁增厚，腔内亦见脓性渗出物。

5. 急性重型肝炎　肝脏体积明显缩小，包膜皱缩，切面呈黄色或红褐色，有些区域呈红黄相间的斑纹状。

6. 增生性炎（子宫颈息肉）　子宫颈外口突出、下垂一个带蒂的肿物，蒂与宫颈内口相连，呈粉红色。

二、正常白细胞形态辨认

粒细胞圆形，大小为10～15μm，分为杆状核粒细胞和分叶粒细胞，根据颗粒的着色性质不同，粒细胞又可分为中性粒细胞、嗜酸粒细胞、嗜碱粒细胞。

中性粒细胞为数量最多的白细胞，占白细胞的50%～70%，核呈深染的弯曲杆状（马蹄铁形）或分叶状，分叶核一般为2～5叶，叶间有纤细的缩窄部相连，正常人以2～3叶者居多，核染成紫蓝色，细胞质中有许多大小一致、分布均匀、染成紫红色的细小颗粒；嗜酸粒细胞较中性粒细胞略大，细胞核多为2叶，细胞质中充满大小一致、分布均匀、染成橘红色的圆形粗大的嗜酸性颗粒；嗜碱粒细胞大小与中性粒细胞近似，细胞核的形状很不规则，着色较浅，常被紫蓝色的嗜碱性颗粒掩盖，轮廓不明显，细胞质中可见大小不等、分布不均匀、染成紫蓝色的圆形嗜碱性颗粒。

淋巴细胞是大小不等（6～15μm）的圆形或椭圆形细胞。小淋巴细胞（直径6～9μm）数量最多，细胞核呈圆形或椭圆形，着色很深（紫蓝色），细胞质很少，着天蓝色。分为B淋巴细胞和T淋巴细胞，B淋巴细胞经多次分裂，变为浆细胞。大多数浆细胞呈椭圆形，核偏位于一侧，核染色质呈车轮状，胞质较丰富，略带嗜碱性染色。

单核细胞是血液中最大的细胞，圆形或椭圆形，直径14～20μm，大多数细胞核呈肾形或马蹄形，染色质颗粒较细而且疏松，呈着色较浅的网状，细胞质较多，染成灰蓝色。

三、病理切片观察

1. 化脓性阑尾炎　切片中央为阑尾腔，腔内有脓细胞、血浆和红细胞，阑尾各层均有充血、水肿及大量中性粒细胞浸润。

2. 炎性息肉（宫颈息肉或鼻息肉）　息肉表面被覆单层柱状上皮，上皮下间质充血、水肿，并伴有腺体增生及各种炎细胞浸润。

【实验报告】

绘出各种炎细胞镜下简图。

（夏慧慧）

实验4　肿　　瘤

【实验目的与要求】

1. 观察常见肿瘤的形态特征及生长、转移和扩散方式。
2. 能辨认常见肿瘤大体标本形态特点。
3. 会识别常见肿瘤标本镜下病理变化特点。

【实验内容】

一、大体标本观察

1. 皮肤乳头状瘤　肿瘤呈乳头状突出于皮肤表面，其根部狭窄形成蒂与基底部正常皮肤相连。

2. 卵巢囊腺瘤　肿瘤呈多房性、表面光滑，切面有许多大小不等的囊腔，腔内充满了灰白色半透明的黏液。

3. 脂肪瘤　肿瘤外观呈分叶状，包膜完整，切面黄色，类似脂肪组织，内有纤细的纤维结缔组织间隔。

4. 子宫平滑肌瘤　子宫增大，可见多个大小不等的球形结节，结节切面灰白色，可见编织状条纹。结节与周围子宫肌层组织分界清楚（膨胀性生长），无包膜。

5. 皮肤鳞状细胞癌　肿瘤向皮肤表面生长，表面呈菜花状，根部向周围组织浸润并破坏周围组织。

6. 溃疡型胃癌　胃小弯近幽门处有一火山口状溃疡，边缘隆起，底部凹凸不平，伴有出血、坏死，周围黏膜皱襞中断。

7. 乳腺癌　乳腺局部呈结节状突起，表面溃烂形成不规则溃疡，质地较硬，乳腺皮肤呈橘皮样外观，乳头略下陷。肿物切面灰白色，呈蟹足状向周围脂肪组织延伸（浸润性生长），与周围乳腺组织分界不清。

8. 肺转移性癌　肺表面及切面可见多处散在分布的球形结节，大小较一致，边界尚清楚，但无包膜形成，结节中央发生出血坏死。

9. 原发性肝癌　肝右叶切面见一巨大结节状肿物，灰白色，部分区域有坏死出血，无包膜，质地较硬。

10. 纤维肉瘤　肿瘤边界尚清楚，但无包膜。切面呈灰红色，均匀细腻似鱼肉状，局部有出血坏死。

二、病理切片观察

1. 皮肤乳头状瘤　低倍镜观，见树枝样突起的乳头，表面由增生的鳞状上皮覆盖，中心为纤维组织、血管。高倍镜观，乳头表面见角质层、颗粒细胞层、棘细胞层、基底细胞层，排列规则。瘤细胞分化成熟，呈多边形，层次清楚，有细胞间桥。

2. 脂肪瘤　低倍镜观，肿瘤组织呈大小不规则的分叶，并有不均等的纤维组织间隔，有完整纤维性包膜包绕。瘤细胞分化成熟，与正常脂肪瘤细胞类似。

3. 食管鳞状细胞癌　低倍镜观，见大小不等的癌细胞团，呈片状或条索状排列，此为癌巢，位于结缔组织间质中。高倍镜观，癌巢由分化较好的鳞状上皮癌细胞构成，癌巢中央有粉红色同心圆排列的角化珠，即癌珠，有的可见细胞间桥。间质中常有浆细胞和淋巴细胞浸润。

4. 结肠腺癌　低倍镜观，癌细胞排列成腺管状，腺腔大小不等，形状不规则，排列紊乱，可见共壁现象和背靠背现象。高倍镜观，癌细胞染色较深，异型性大，核分裂现象易见，可见病理性核分裂象。

【实验报告】

1. 描述大体标本观察内容及病变特点。

2. 绘出典型瘤与癌镜下病理变化简图。

（黄光明　蒋异娜）

实验5　常见疾病

【实验目的与要求】

1. 会识别动脉粥样硬化及高血压的病理变化，熟悉其对其他器官的影响。

2. 能辨认风湿病典型的病变特点及风湿性心脏病的特点。

3. 能分辨大叶性肺炎和小叶性肺炎的病变特点。

4. 能分辨胃溃疡、门脉性肝硬化、弥漫性毛细血管内增生性肾小球肾炎的病理变化特点。

5. 会识别病毒性肝炎、弥漫性硬化性肾小球肾炎的病理变化特点。

【实验内容】

一、大体标本观察

1. 高血压病心脏　心脏体积增大，质量增大，左心室肌层明显增厚，乳头肌及肉柱均增粗，心腔不扩张（向心性肥大）。

2. 高血压病肾脏　肾脏体积缩小，质量减小，质地变硬，表面分布弥漫性细小颗粒。

3. 大叶性肺炎（灰色肝样变期）　病变肺叶肿大呈灰白色，质实如肝，切面干燥呈颗粒状。胸膜表面有纤维蛋白渗出。

4. 小叶性肺炎　肺内有多数散在大小形状不一的灰黄色实变区（脓性渗出），部分融合成片。

5. 胃溃疡　胃小弯近幽门处有一椭圆形溃疡，深达肌层，漏斗状，直径约2cm，边缘整齐，底部平坦，溃疡周围黏膜呈放射状排列。

6. 急性重型肝炎　肝体积缩小，包膜皱缩，呈黄色或红褐色。

7. 门脉性肝硬化　肝体积缩小，质量减小，表面和切面上弥漫分布大小相等的圆形灰白色结节，结节周围被灰白色的纤维间隔包绕。

8. 弥漫性毛细血管内增生性肾小球肾炎（急性肾炎）　肾体积增大，质量增大，颜色发红（大红肾）；表面光滑，可见弥漫分布的出血点，似蚤咬（蚤咬肾）。

9. 弥漫性硬化性肾小球肾炎（慢性肾炎）　肾体积缩小，质量减小，变硬。表面不光滑呈大小均匀的细颗粒状。

二、病理切片观察

1. 风湿性心肌炎　病变主要在心肌间质小血管旁形成风湿小体，即风湿性肉芽肿。其中央是纤维素样坏死，周围出现成堆的风湿细胞（Aschoff cell）和成纤维细胞，还伴有少量的淋巴细胞和单核细胞等。风湿细胞横切面似枭眼状，核的纵切面呈毛虫状。

2. 冠状动脉粥样硬化　冠状动脉粥样内膜呈半月形增厚，凸起斑块表层为大量胶原纤维、平滑肌细胞和细胞外基质组成的纤维帽，深部为大量粉染的坏死物质和胆固醇结晶。

3. 大叶性肺炎(灰色肝样变期)　肺泡腔内可见大量中性粒细胞、纤维蛋白渗出物。肺泡壁毛细血管受压,病变肺组织呈贫血状态。

4. 小叶性肺炎　病变呈灶性分布,病灶中央的小支气管管壁充血水肿,有脱落上皮及多量中性粒细胞浸润,周围组织肺泡腔内有上述炎性渗出物。

5. 急性重型肝炎　肝细胞坏死广泛而严重,小叶周围残留少量变性的肝细胞。肝窦明显扩张,大量淋巴细胞、单核细胞浸润,肝细胞再生不明显。

6. 肝硬化　假小叶形成。假小叶为周围增生的纤维包绕的圆形、类圆形的肝细胞团,其中肝细胞大小不一,排列紊乱,中央静脉缺如或偏位,周围结缔组织中可见新生的小胆管和炎细胞浸润。

7. 急性肾炎　低倍镜观,肾小球体积增大,肾小球内细胞数目增多,肾小管上皮细胞肿胀,管腔内可见各种管型,间质血管扩张充血。高倍镜观,毛细血管管腔狭窄或闭塞,见中性粒细胞和浆液渗出。

【实验报告】

1. 描述胃溃疡、急性肾炎大体标本的病变特点。

2. 绘出风湿性心肌炎、门脉性肝硬化病变的镜下简图。

(陈　刚　李晓杰)

实验6　传　染　病

【实验目的与要求】

1. 能识别结核结节、伤寒肉芽肿的镜下结构。

2. 会分辨继发性肺结核主要临床病理类型的病变。

3. 观察并了解伤寒典型肠道病变的发展过程。

【实验内容】

一、大体标本观察

1. 急性粟粒性肺结核　两肺表面及切面均可见弥漫分布、大小一致如粟粒大小、境界清楚、灰白带黄的小结节,质较硬。

2. 肺(慢性纤维空洞型肺结核)　肺切面上可见数个大小不等、形状不一的空洞,空洞内面可见干酪样坏死物,空洞附近组织有显著的纤维组织增生,胸膜增厚。

3. 回肠(肠伤寒)　回肠黏膜面肿胀,呈脑回状(髓样肿胀期),或坏死(坏死期)、脱落后形成溃疡(溃疡期)。

4. 结肠(细菌性痢疾)　结肠黏膜充血、水肿,表面被覆一层灰黄色或灰褐色糠皮状的假膜,有的假膜脱落后形成不规则的表浅溃疡,可见小的出血点,整个黏膜疏松水肿增厚。

二、病理切片观察

1. 结核结节　结节状病灶中央为红染无结构干酪样坏死,周围围绕着类上皮细胞和朗格汉斯巨细胞,外周聚集淋巴细胞浸润及成纤维细胞。

2. 流脑　蛛网膜下腔明显增宽,血管高度扩张充血,腔内见大量的中性粒细胞、浆液及纤维蛋白等脓性渗出物。

3. 肠伤寒　肠黏膜和黏膜下层可见淋巴滤泡增生,滤泡中巨噬细胞聚集成团,形成伤寒肉芽肿。

【实验报告】

1. 绘制结核结节的镜下病变简图,并能够识类上皮细胞和朗格汉斯巨细胞。

2. 绘制流脑的镜下病变简图。

(贺　玲)

实验7　缺　氧

【实验目的与要求】

1. 通过复制乏氧性、血液性、组织中毒性缺氧动物模型，初步探讨缺氧的类型及其发生机制。

2. 观察缺氧时实验动物的表现和血液颜色等的变化。

【实验原理】

【实验药品与器具】

钠石灰（NaOH・CaO），玻璃珠，甲酸，浓硫酸，5%亚硝酸钠，1%亚甲蓝，0.1%氰化钾，生理盐水。小白鼠缺氧瓶（或100~125ml带塞锥形瓶或广口瓶）6个，CO发生装置1套，广口瓶1个，5ml刻度试管6个放置在试管架上，吸管一个，1ml注射器4个，酒精灯1盏，剪刀1把，镊子1把等（以一个实验台为单位）。

【实验步骤】

1. 乏氧性缺氧

（1）在放有钠石灰及玻璃珠（同容积）的广口瓶内，放入体重相同的小白鼠各一只，观察动物的一般情况，皮肤和口唇的颜色，然后塞紧瓶塞，记录时间，直到动物死亡为止。

（2）动物死亡后打开腹腔剪开心脏取1~2滴血放入备有生理盐水的试管内，做记录。

2. 一氧化碳中毒性缺氧

（1）装好CO发生装置。

（2）将小白鼠一只放入广口瓶中，观察其正常表现，然后与CO发生装置连接。

（3）取甲酸3ml放于试管内，加入浓硫酸2ml，塞紧。

$$HCOOH \xrightarrow[\triangle]{H_2SO_4} H_2O+CO\uparrow$$

可用酒精灯加热，加速CO的产生，但不可过热以致液体沸腾，因CO产生过多过快，会使动物迅速死亡，血液颜色改变不明显。

（4）观察指标，动物处置同前。

3. 亚硝酸钠中毒性缺氧

（1）取体重相近的两只小白鼠，观察正常表现后，向腹腔注入5%亚硝酸钠各0.3ml，其中一只立即再向腹腔内注入1%亚甲蓝溶液0.3ml，另一只再注入生理盐水0.3ml。

（2）观察指标与方法同上，比较两鼠表现及死亡时间有无差异。动物处置同前。

4. 氰化钾中毒性缺氧

（1）取小白鼠一只，观察正常表现后，腹腔内注射0.1%氰化钾0.2ml。

（2）观察指标同上。动物处置同前。

【注意事项】

1. 缺氧瓶一定要密闭，可用凡士林涂在瓶塞外面。

2. 氰化钾（钠）有剧毒，勿沾染皮肤、黏膜，特别是有破损处，实验后将物品洗涤干净。

3. 小白鼠腹腔注射，应稍靠左下腹，勿损伤肝脏，但也应避免将药液注入肠腔或膀胱。

【实验结果】

正常	乏氧性缺氧	一氧化碳中毒	亚硝酸盐中毒		氰化物中毒
			中毒组	解救组	
唇、尾颜色					
死亡时间					
血液颜色					

【实验讨论】

根据上述实验结果，分析各型缺氧的发生机制。

（买买提·米音）

实验8 失血性休克

【实验目的与要求】

1. 复制失血性休克动物模型并观察其表现。

2. 熟悉失血性休克的发病机制。

3. 比较不同治疗方案对失血性休克的作用。

【实验原理】

一般快速大量失血超过总血量的20%左右（约1000ml）时即可引起失血性休克。如果失血量超过总血量的50%，会迅速导致死亡。失血后是否引起休克，取决于失血量和失血速度。失血性休克分期明显，其发展过程基本上遵循代偿期、失代偿期、难治期逐渐发展的特点。本实验通过复制失血性休克动物模型并观察其表现，验证失血性休克的发生发展过程。

【实验药品与器具】

1. 药品 3%戊巴比妥钠溶液、0.5%肝素钠溶液。

2. 器具 大动物手术器械、生物信号采集分析系统、压力传感器、微循环观察装置（显微镜、恒温灌流盒、电视监视器）、静脉输液装置、储血瓶、动脉导管和静脉导管、温度计、100ml烧杯、注射器、止血纱布、磅秤、狗手术台等。

【实验步骤】

1. 取成年狗1只，称体重后静脉注射3%戊巴比妥钠溶液（30mg/kg）全身麻醉。

2. 将动物仰卧固定于实验台上，剪去手术部位被毛，在甲状软骨下作颈部正中切口（长约8cm），分离气管，作气管插管并固定，保证呼吸通畅；分离一侧颈总动脉，插入动脉导管，经压力传感器（插管前在动脉导管和压力传感器导管部分充盈肝素钠，以防止凝血后堵塞血压传导通路）与生物信号采集与分析系统相连，记录MAP、Ps-d、HR。

3. 在左侧股三角区域触及股动脉后，沿动脉行走方向作约3cm切口，游离左股动脉，然后插入动脉导管（插管前在动脉导管和储血瓶内加入约20ml肝素钠溶液，以防止凝血后堵塞放血通道），在动脉导管前端用动脉夹夹闭股动脉（放血时再松开），导管另一端与储血瓶相连，以备放血。

4. 在右侧股三角区沿动脉行走方向作一长约3cm切口，游离右股静脉，插入长度约为50cm股静脉导管至下腔静脉入右心房处（在剑突上1~2cm处，深度约35cm），导管外端接三通管，一侧同输液瓶相连后，缓慢输入生理盐水（5~10滴/分）以保持导管及静脉通畅，另一侧通过压力传感器与生物信息系统相连，测量狗的CVP。

5. 在右侧腹直肌旁作一长约8cm腹部旁正中切口，钝性分离肌层，打开腹腔。推开大网膜，找出一段游离度较大的小肠肠袢，轻轻拉出，置于微循环灌流盒内，用显微镜观察肠系膜微循环情况。

6. 耻骨联合上2~3cm行垂直切口，分离膀胱，沿膀胱三角找到双侧输尿管，分离并插管，观察记录尿量。

7. 将温度计插入直肠，测量体温。

8. 记录各项指标后，降低储血瓶，松开动脉夹，快速从左股动脉放血，使MAP降低至40mmHg，并维持15~20min，记录各项指标及储血瓶内血量。

【注意事项】

1. 此实验手术操作多，应尽量减少手术性出血和休克。

2. 麻醉深浅要适度，麻醉过深抑制动物呼吸导致死亡，麻醉过浅动物疼痛可导致神经源性休克。

3. 动物套管和注射器中，事前应加一定量肝素，防止凝血。

4. 放血速度和输血输液速度都将影响到休克状态的维持及抢救的效果。

【实验结果与讨论】

1. 观察记录平均动脉压（MAP）、脉压（Ps-d）、心率（HR）、中心静脉压（CVP）、体温、皮肤黏膜颜色等的变化。

2. 分析实验动物失血量与血压、尿量的关系。

3. 讨论狗失血性休克时机体变化的机制。

（田晓露）

实验9　急性肾功能不全

【实验目的与要求】

1. 复制蟾蜍升汞中毒性肾功能不全模型。

2. 观察肾脏受损时泌尿功能的变化。

【实验原理】

肾脏是多功能器官，其主要功能是泌尿。尿液的生成包括肾小球的滤过、肾小管与集合管的重吸收和分泌3个环节，其中任何一个环节出现问题都会影响尿液的生成。急性肾功能不全是指各种原因导致肾脏泌尿功能急剧降低，引起机体内环境出现严重紊乱的病理过程。通过复制蟾蜍升汞中毒性肾功能不全模型，并与正常蟾蜍肾脏进行对比观察，观察肾衰竭时肾脏外形和泌尿功能的变化。

【实验药品与器具】

1ml及5ml注射器各1支、刻度试管、试管架1个、大漏斗、100g与500g天平各1台、小动物解剖器械1套（含剪刀、镊子、手术刀、探针、放大镜等）、纱布若干、1% $HgCl_2$溶液、0.6% NaCl溶液等。

【实验步骤】

1. 取蟾蜍2只，分别挤压其下腹部，将尿液排空，用纱布擦干后分别称重。

2. 在1只蟾蜍下肢皮下注射1% $HgCl_2$ 0.2～0.5ml，另1只注射相同量0.6% NaCl溶液作为对照。

3. 分别在2只蟾蜍背部皮下注射0.6% NaCl溶液4～8ml。

4. 将2只蟾蜍分别置于漏斗中2～3h，并用刻度试管收集此期间的尿量。

5. 挤压蟾蜍下腹部，将剩余尿排到漏斗中，分别称重，并观察两只蟾蜍的尿量有何不同。

6. 分别解剖后取出肾脏，观察两只蟾蜍的肾脏并分别称重，计算两只蟾蜍的肾体重比，将实验结果进行对比分析。

【注意事项】

1. 注射升汞的针头要细，注射速度要慢，勿使升汞从注射部位渗出而影响实验效果。

2. 操作过程中要防止升汞污染、中毒。

【实验结果与讨论】

1. 观察两组蟾蜍肾脏的外形及皮髓质的条纹和色泽等的不同之处。

2. 分析肌内注射升汞引起急性肾功能不全的发病机制。

3. 解释急性肾功能不全时发生少尿的机制。

（田　玮）

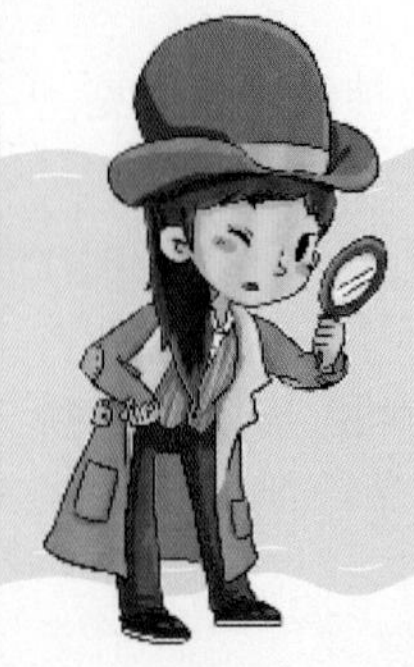

主要参考文献

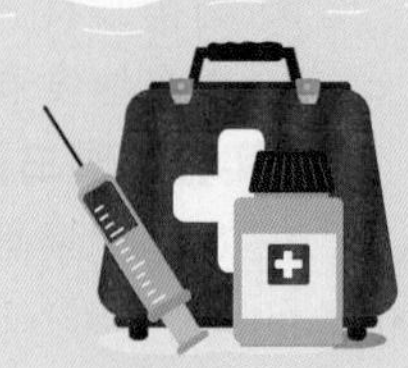

李玉林. 2008. 病理学. 第 7 版. 北京:人民卫生出版社
王斌,陈命家. 2014. 病理学与病理生理学. 第 7 版. 北京:人民卫生出版
王建中,黄光明. 2012. 病理学基础. 第 3 版. 北京:科学出版社
许煜和. 2011. 病理学基础. 北京:科学出版社
曾祥麒. 2010. 病理学基础. 北京:高等教育出版社

自测题参考答案

第 1 章　绪论
1. E　2. C　3. C　4. B
第 2 章　疾病概论
1. A　2. B　3. C　4. E　5. C　6. A　7. D　8. C
第 3 章　细胞和组织的适应、损伤与修复
1. B　2. B　3. E　4. E　5. D　6. A　7. D
8. A　9. A　10. D
第 4 章　局部血液循环障碍
1. D　2. E　3. B　4. A　5. B　6. D　7. D　8. D
9. C　10. C
第 5 章　炎症
1. C　2. A　3. C　4. A　5. E　6. A　7. D　8. B
9. D
第 6 章　肿瘤
1. D　2. E　3. C　4. B　5. A　6. E　7. D　8. C
9. E　10. E　11. B　12. D
第 7 章　常见疾病
1. D　2. A　3. E　4. B　5. D　6. C　7. D　8. C
9. B　10. B　11. D　12. E　13. A　14. E　15. B
16. A　17. C　18. B　19. C　20. B　21. B　22. A
第 8 章　传染病
1. C　2. D　3. A　4. B　5. A　6. B　7. E　8. C
9. C　10. D
第 9 章　水、电解质代谢紊乱
1. A　2. B　3. A　4. C　5. A　6. C　7. E　8. A
9. B 10. B　11. A　12. D　13. B　14. A　15. C
16. E
第 10 章　水肿
1. C　2. D　3. E　4. B　5. D　6. E　7. B　8. C
9. C　10. B
第 11 章　酸碱平衡紊乱
1. E　2. B　3. A　4. E　5. C
第 12 章　缺氧
1. B　2. A　3. D　4. D　5. A　6. C　7. A
8. A　9. B　10. A
第 13 章　发热
1. C　2. A　3. C　4. B　5. E　6. A　7. B
8. B
第 14 章　休克
1. C　2. B　3. B　4. A　5. C　6. D　7. A　8. B
9. A　10. D　11. C
第 15 章　重要器官功能不全
1. A　2. B　3. C　4. D　5. B　6. A　7. C　8. D
9. D　10. C
第 16 章　弥散性血管内凝血
1. D　2. D　3. B　4. B　5. C　6. C　7. D　8. D

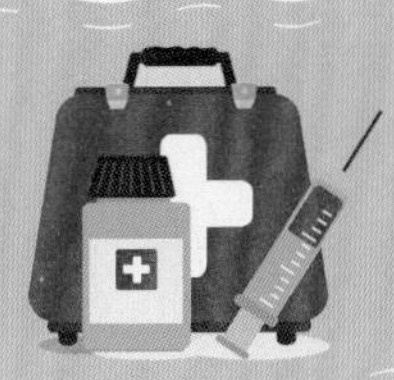

《病理学基础》教学大纲

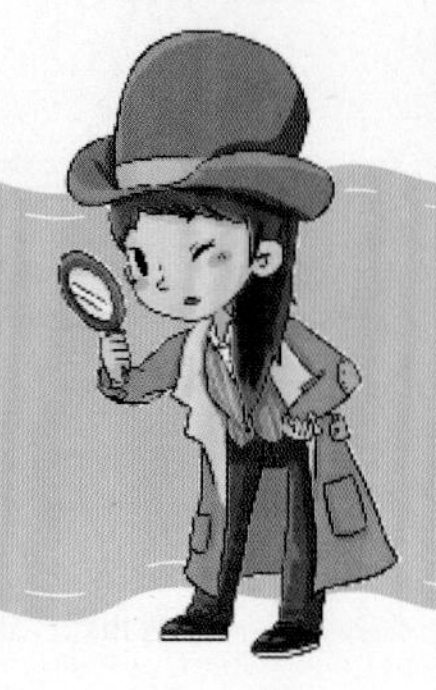

一、课程性质和任务

《病理学基础》是中等职业学校临床医学、护理、助产、医学检验、药学等医学相关专业的一门基础医学与临床医学的桥梁课程，其学科特点是以形态学为基础，同时具有较强的理论性与实践性，通过本课程的学习使学生初步掌握临床常见疾病的病理发展过程，培养科学的工作态度及思维方法，养成良好的职业素质及职业道德，为进一步学习专业课程、专业技能和临床课程奠定良好的基础。

二、课程目标

（一）知识目标

1. 理解病理学的基本概念。
2. 掌握病理学的基本理论及基础知识。
3. 掌握常见或典型疾病的病变特点和概念，熟悉其基本病理变化特征。

（二）能力目标

1. 具有基本的病理学操作技能，会观察、识别和描述常见病或典型疾病的大体标本和切片的病理变化。
2. 能运用基础医学及病理学必备的理论与实践知识，通过临床推理及思维方式分析和判断疾病。

（三）素质目标

1. 培养学生热爱专业、认真学习、科学严谨的作风，树立良好的职业素质和自主学习的态度。
2. 培养学生独立思考和逻辑思维能力，灵活应用本专业知识分析临床病例。
3. 培养学生热情服务患者的良好意识，并具有指导患者进行自我康复和保健的能力。

三、教学内容及要求

教学内容	教学要求			教学活动参考
	了解	理解	掌握	
第1章　绪论				理论讲授 多媒体演示 示教
第1节　病理学的内容与任务		√		
第2节　病理学的研究方法	√			
第3节　病理学的观察方法		√		
第4节　病理学的学习方法	√			
第2章　疾病概论				理论讲授 多媒体演示
第1节　健康与疾病		√		
第2节　病因学概论				
一、疾病发生的原因		√		
二、疾病发生的条件		√		
第3节　疾病发生发展的一般规律				
一、损伤与抗损伤			√	
二、因果转化			√	
三、局部与整体		√		
第4节　疾病的经过与转归		√		
第5节　衰老与疾病的关系				
一、衰老的原因和机体的变化		√		

续表

教学内容	教学要求			教学活动参考
	了解	理解	掌握	
二、衰老与疾病		√		
第3章　细胞和组织的适应、损伤与修复				理论讲授 多媒体演示
第1节　细胞和组织的适应				
一、萎缩			√	
二、肥大			√	
三、增生			√	
四、化生			√	
第2节　细胞和组织的损伤				
一、可逆性损伤——变性		√		
二、不可逆损伤——细胞死亡			√	
第3节　细胞和组织的修复				
一、再生		√		
二、纤维性修复			√	
三、创伤愈合		√		
实验1：细胞和组织的适应、损伤与修复（大体标本和镜下组织切片观察）	熟练掌握			技能操作实践
第4章　局部血液循环障碍				理论讲授 多媒体演示 案例讨论分析
第1节　充血和淤血				
一、动脉性充血			√	
二、静脉性充血			√	
第2节　血栓形成				
一、血栓形成的条件和机制			√	
二、血栓形成的过程及血栓的形态			√	
三、血栓的结局		√		
四、血栓对机体的影响			√	
第3节　栓塞				
一、栓子运行的途径		√		
二、栓塞的类型和对机体的影响		√		
第4节　梗死				
一、梗死形成的原因和条件			√	
二、梗死的病变及类型		√		
三、梗死对机体的影响和结局		√		
实验2：局部血液循环障碍（家兔空气栓塞演示、大体标本和镜下组织切片观察）	熟练掌握			技能操作实践
第5章　炎症				理论讲授 多媒体演示 案例讨论分析
第1节　炎症的概念			√	
第2节　炎症的原因		√		
第3节　炎症的局部基本病理变化				
一、变质		√		
二、渗出			√	
三、增生	√			
第4节　炎症的局部表现与全身反应	√			
第5节　炎症的类型及病理变化特点				
一、急性炎症		√		
二、慢性炎症		√		
第6节　炎症的结局		√		
实验3：炎症（大体标本和镜下组织切片观察）	熟练掌握			技能操作实践
第6章　肿瘤				理论讲授 多媒体演示 案例讨论分析
第1节　肿瘤的概念			√	
第2节　肿瘤的特征				
一、肿瘤的一般形态与组织结构			√	
二、肿瘤的异型性			√	
三、肿瘤的生长和扩散			√	
四、肿瘤的复发		√		
第3节　肿瘤对机体的影响				
一、良性肿瘤对机体的影响		√		
二、恶性肿瘤对机体的影响		√		
第4节　良性肿瘤与恶性肿瘤的区别			√	
第5节　肿瘤的命名与分类				
一、肿瘤的命名		√		
二、肿瘤的分类			√	
三、癌与肉瘤的区别				

续表

教学内容	教学要求			教学活动参考
	了解	理解	掌握	
第6节　癌前病变、原位癌和早期浸润癌				
一、癌前病变			√	
二、原位癌			√	
三、早期浸润癌			√	
第7节　常见肿瘤举例				
一、上皮组织肿瘤		√		
二、间叶组织肿瘤		√		
三、其他组织肿瘤		√		
第8节　肿瘤病因及发病机制				
一、致癌因素	√			
二、肿瘤发病机制		√		
实验4:肿瘤(大体标本和镜下组织切片观察)	熟练掌握			技能操作实践
第7章　常见疾病				理论讲授 多媒体演示 案例讨论 分析
第1节　动脉粥样硬化				
一、病因和发病机制		√		
二、基本病理变化		√		
三、冠状动脉粥样硬化及冠状动脉硬化性心脏病		√		
第2节　原发性高血压				
一、病因和发病机制			√	
二、病理变化及临床病理联系		√		
第3节　风湿病				
一、病因和发病机制		√		
二、基本病理变化			√	
三、各器官的病理变化及临床病理联系		√		
第4节　肺炎				
一、大叶性肺炎		√		
二、小叶性肺炎		√		
三、间质性肺炎		√		
第5节　消化性溃疡				
一、病因和发病机制		√		
二、基本病理变化			√	

教学内容	教学要求			教学活动参考
	了解	理解	掌握	
三、临床病理联系				
四、结局与并发症		√		
第6节　病毒性肝炎				
一、病因和发病机制	√			
二、基本病理变化		√		
三、临床病理类型及特点			√	
第7节　肝硬化				
一、门脉性肝硬化		√		
二、坏死后性肝硬化		√		
第8节　肾小球肾炎				
一、病因和发病机制		√		
二、病理变化及临床病理联系		√		
实验5:常见疾病(大体标本和镜下组织切片观察)	熟练掌握			技能操作实践
第8章　传染病				理论讲授 多媒体演示 案例讨论 分析
第1节　结核病				
一、概述			√	
二、肺结核病			√	
三、肺外器官结核		√		
第2节　伤寒				
一、病因和发病机制		√		
二、病理变化及临床病理联系		√		
第3节　细菌性痢疾				
一、病因和发病机制		√		
二、病理变化及临床病理联系		√		
第4节　流行性脑脊髓膜炎				
一、病因和发病机制	√			
二、病理变化及临床病理联系	√			
三、结局和并发症	√			
第5节　流行性乙型脑炎				
一、病因和发病机制	√			
二、病理变化及临床病理联系	√			
三、结局和并发症	√			
第6节　艾滋病				
一、病因和发病机制			√	
二、病理变化及临床病理联系		√		

续表

教学内容	教学要求			教学活动参考
	了解	理解	掌握	
三、结局和并发症			√	
实验6：传染病（大体标本和镜下组织切片观察）	学会辨认			技能操作实践
第9章　水、电解质代谢紊乱				理论讲授 多媒体演示 案例讨论分析
第1节　水、钠代谢紊乱				
一、脱水			√	
二、水中毒		√		
第2节　钾代谢紊乱				
一、低钾血症		√		
二、高钾血症		√		
第10章　水肿				理论讲授 多媒体演示 案例讨论分析
第1节　水肿的概念		√		
第2节　水肿的原因和发生机制				
一、血管内外液体交换失平衡			√	
二、体内外液体交换失平衡			√	
第3节　常见水肿举例				
一、心性水肿		√		
二、肾性水肿		√		
三、肝性水肿		√		
四、肺水肿		√		
第4节　水肿的病变特点及对机体的影响				
一、水肿的病变特点	√			
二、水肿对机体的影响	√			
第11章　酸碱平衡紊乱				理论讲授 多媒体演示 案例讨论分析
第1节　酸碱平衡紊乱的概念		√		
第2节　酸碱平衡调节				
一、血液的缓冲作用		√		
二、肺在酸碱平衡中的调节作用		√		
三、肾在酸碱平衡中的调节作用		√		
四、组织细胞在酸碱平衡中的调节作用	√			
第3节　反映血液酸碱平衡的常用指标及其意义				
一、血液的pH和H^+浓度			√	
二、动脉血CO_2分压		√		
三、标准碳酸氢盐和实际碳酸氢盐		√		
四、阴离子间隙		√		
第4节　单纯型酸碱平衡紊乱				
一、代谢性酸中毒			√	
二、呼吸性酸中毒		√		
三、代谢性碱中毒	√			
四、呼吸性碱中毒	√			
第5节　混合型酸碱平衡紊乱	√			
第12章　缺氧				理论讲授 多媒体演示 案例讨论分析
第1节　缺氧的概念			√	
第2节　常用的血氧指标和意义		√		
第3节　缺氧的类型、原因及血氧变化的特点				
一、乏氧性缺氧		√		
二、血液性缺氧		√		
三、循环性缺氧		√		
四、组织性缺氧	√			
第4节　缺氧时机体代谢和功能的变化				
一、组织细胞和代谢的变化	√			
二、呼吸系统的变化	√			
三、循环系统的变化	√			
四、血液系统的变化	√			
五、中枢神经系统的变化	√			
第5节　氧疗和氧中毒				
一、氧疗		√		
二、氧中毒	√			
实验7：缺氧（观察实验动物——小白鼠对各型缺氧的耐受性）	验证观察			技能操作实践
第13章　发热				理论讲授 多媒体演示 案例讨论分析
第1节　发热的概念			√	
第2节　发热的原因和发生机制				

续表

教学内容	教学要求			教学活动参考
	了解	理解	掌握	
一、发热的原因		√		
二、发热的发生机制		√		
第3节　发热的分期	√			
第4节　机体代谢和功能变化				
一、机体的代谢变化		√		
二、机体的功能改变		√		
三、发热的生物学意义	√			
第14章　休克				理论讲授 多媒体演示 案例讨论分析
第1节　休克的概念			√	
第2节　休克的原因与分类				
一、按休克的原因分类		√		
二、按休克的始动环节分类		√		
三、按休克时血流动力学特点分类		√		
第3节　休克发展过程及其发生机制				
一、微循环的结构与调节			√	
二、休克的发展过程及其发生机制			√	
第4节　休克时机体代谢和功能的变化				
一、细胞代谢的变化	√			
二、细胞损伤	√			
三、重要器官功能障碍	√			
第5节　休克的防治与监护		√		
实验8：失血性休克（复制狗的失血性休克模型并观察其表现）	验证观察			实践操作或多媒体演示
第15章　重要器官功能不全				理论讲授 多媒体演示 案例讨论分析
第1节　心功能不全				
一、病因、诱因与分类			√	
二、发病机制		√		
三、心力衰竭时机体代谢和功能变化		√		
四、防治心力衰竭的病理生理学基础	√			
第2节　呼吸功能不全				
一、病因和发病机制		√		
二、呼吸衰竭时机体代谢和功能的变化	√			
三、防治呼吸衰竭的病理生理学基础	√			
第3节　肝性脑病				
一、肝性脑病的发病机制	√			
二、肝性脑病的诱因		√		
第4节　肾功能不全				
一、急性肾衰竭			√	
二、慢性肾衰竭		√		
三、尿毒症	√			
实验9：急性肾功能不全（复制蟾蜍升汞中毒性肾功能不全模型或病案讨论）	验证观察			实践操作或多媒体演示案例分析讨论
第16章　弥散性血管内凝血				理论讲授 多媒体演示 案例讨论分析
第1节　概述				
第2节　DIC的病因和发生机制				
一、DIC的病因			√	
二、DIC的发生机制		√		
第3节　影响DIC发生发展的因素				
一、单核-巨噬细胞系统功能损害	√			
二、肝功能严重障碍	√			
三、血液高凝状态	√			
四、微循环障碍		√		
第4节　DIC的分期与分型				
一、DIC的分期	√			
二、DIC的分型	√			
第5节　DIC时机体的功能变化及临床表现				
一、凝血功能障碍——出血		√		
二、微循环功能障碍——休克		√		
三、微血栓形成——多器官功能障碍	√			
四、红细胞机械性损伤——贫血	√			
五、DIC的防治原则	√			

四、教学大纲说明

（一）适用对象与参考学时

本教学大纲可供临床医学、护理、助产、医学检验、药学等专业使用，教学建议时数为54学时，其中理论教学44学时，实验教学10学时。

（二）教学要求

1. 本课程教学的基本理论部分分为16章，分掌握、理解和了解三个层次，掌握：指要求学生对所学内容能够熟练应用，能综合分析并应用于临床实际；理解：指要求学生对所学内容能够理解并领会，会应用所学的技能；了解：指要求学生对学过的知识点能记忆和理解。

2. 本课程教学的实践部分有9项实验内容，主要采用观察大体标本和病理切片、动物实验或复制相应病理过程的动物模型来完成，要求学生初步掌握病理学的基本技能，分为：①理解掌握，指能识别和辨认常见和典型病例的大体标本和病理切片；②学会或验证，指在教师指导下通过观摩示教和验证示教，完成操作和理解实验结果。

（三）教学建议

1. 理论教学应注意病理与临床的联系，强化和提炼资格考试内容，充分利用教学资源，多采用现代化教学手段，应用多媒体及现场标本观摩、示教等直观的教学方法实施教学。

2. 通过设计临床案例分析讨论、情景对话、实践技能考核、目标测试等教学和考核形式，注重强化和培养学生的动手能力、观察能力和分析及解决问题的能力，有效调动学生主动学习的积极性。

3. 学生的知识和技能水平的测试，应通过平时测验、课堂讨论、技能考核、实验报告及期中考试等多种形式综合考评。

《病理学基础》学时分配

（54学时）

教学内容	学时			教学内容	学时		
	理论	实验	合计		理论	实验	合计
第1章　绪论	1		1	第10章　水肿	2		2
第2章　疾病概论	1		1	第11章　酸碱平衡紊乱	2		2
第3章　细胞和组织的适应、损伤与修复	4	1	5	第12章　缺氧	1	1	2
第4章　局部血液循环障碍	3	2	5	第13章　发热	2	1	3
第5章　炎症	4	1	5	第14章　休克	4	1	5
第6章　肿瘤	4	1	5	第15章　重要器官功能不全	2		2
第7章　常见疾病	6	1	7	第16章　弥散性血管内凝血			
第8章　传染病	4	1	5	机动	2		2
第9章　水、电解质代谢紊乱	2		2	合计	44	10	54

（实验课学时可根据授课情况灵活掌握）